LES ICTÈRES

ET LA

COLIQUE HÉPATIQUE CHEZ LES FEMMES

EN ÉTAT DE PUERPÉRALITÉ

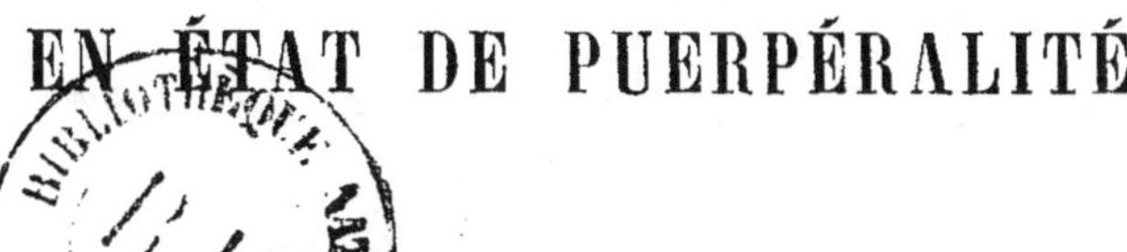

PAR

LE Dr Césari LE MASSON

ANCIEN EXTERNE DES HÔPITAUX
ET DE LA MAISON D'ACCOUCHEMENTS BAUDELOCQUE
MÉDAILLE DE BRONZE DE L'ASSISTANCE PUBLIQUE

PARIS

TYPOGRAPHIE DE E. PLON, NOURRIT ET Cie

RUE GARANCIÈRE, 8

1898

LES ICTÈRES

ET LA

COLIQUE HÉPATIQUE CHEZ LES FEMMES

EN ÉTAT DE PUERPÉRALITÉ

PAR

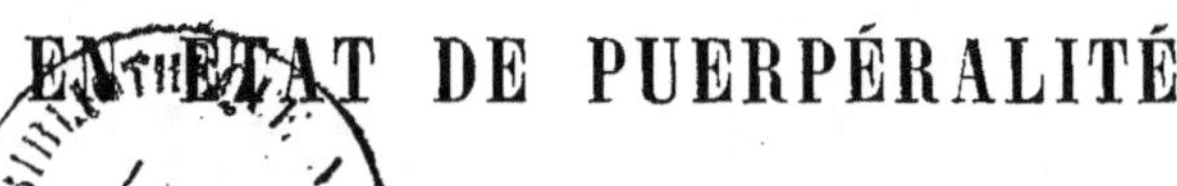

LE Dʳ Césari LE MASSON

ANCIEN EXTERNE DES HÔPITAUX
ET DE LA MAISON D'ACCOUCHEMENTS BAUDELOCQUE
MÉDAILLE DE BRONZE DE L'ASSISTANCE PUBLIQUE

PARIS

TYPOGRAPHIE DE E. PLON, NOURRIT ET Cⁱᵉ
RUE GARANCIÈRE, 8

1898

INTRODUCTION

Nous nous proposons d'étudier la pathologie du foie, chez les femmes en état de puerpéralité, dans ses deux manifestations les plus communes : les *ictères* et la *colique hépatique*.

Les *ictères* s'observent soit à l'état d'épidémies, soit à l'état de cas isolés ou sporadiques. De là, leur division générale en ictères épidémiques et en ictères sporadiques. Nous ne ferons que mentionner les premiers, en faisant l'historique de notre sujet, pour la raison suivante : pour bien étudier une épidémie, il faut avoir vécu au milieu d'elle. Qui dit épidémie, dit, en effet, diffusion d'une maladie, ordinairement contagieuse, à une localité, à une région, à un pays, et tirant sa gravité d'une foule de circonstances particulières, intrinsèques ou extrinsèques, mais passagères. Les épidémies varient à l'infini : les unes graves, les autres bénignes, toutes ayant leur cachet spécial ; et, leur relation ne peut être faite avec profit que par ceux qui les ont observées sur les lieux mêmes de leur production. Plusieurs épidémies d'ictère, chez les femmes en état de puerpéralité, ont été signalées dans la science à diverses époques. Elles sont relatées dans des travaux, mémoires et thèses ; elles ont été bien étudiées par leurs observateurs. Nous estimons donc que, pour elles, la question a été jugée, comme il convenait, au moment de leur apparition. Nous nous bornerons à les retracer dans l'historique, en faisant, toutefois, ressortir l'influence que peuvent avoir les découvertes pastoriennes sur l'étiologie de ces cas, mais sans entrer dans des considérations bactériologiques, c'est-à-dire en restant toujours sur le terrain clinique.

Les ictères sporadiques ont été moins étudiés, et les descriptions faites jusqu'à présent ont trop souvent été identifiées avec celles des épidémies d'ictère, confusion regrettable à notre point de vue. Ils sont, d'ailleurs, rares, tellement rares, que l'on trouve partout signalés les exemples de *Duncan,* de *Spaeth* et de *C. Braun* qui ont rencontré l'ictère grave : le premier, une fois sur 10,000 ; le deuxième, deux fois sur 33,000 femmes enceintes ; et le troisième, une fois sur 28,000 accouchements. Nous-même, dans le service de notre maître, le professeur Pinard, à la clinique Baudelocque, n'avons pu observer qu'un cas d'ictère grave chez une primipare alcoolique, terminé par l'accouchement prématuré suivi de mort. Et M. Champetier de Ribes, qui a bien voulu compulser à notre intention les archives de ses deux services, de Tenon et de l'Hôtel-Dieu, depuis l'année 1889, nous a procuré seulement quatre observations d'ictère : deux d'entre elles survenues au cours de la grossesse, disparurent sans en modifier le cours ; le troisième fit son apparition immédiatement après l'accouchement à l'occasion d'une injection intra-utérine de lysol ; le quatrième détermina un accouchement prématuré à huit mois. Est-ce à dire qu'il faille regarder cette extrême rareté comme absolue ? Évidemment non. Un certain nombre d'ictères peuvent passer inaperçus, parce qu'ayant été bénins et fugaces, ils n'ont pas été mentionnés par les malades, ni recherchés par les observateurs. D'autres, encore, échappent aux accoucheurs, les malades se faisant soigner dans les services de médecine ; et alors, l'ictère absorbe presque exclusivement l'attention, la grossesse passant au second plan. D'un autre côté, les notions plus exactes que nous avons, sur la physiologie normale et pathologique du foie, nous permettront d'envisager la question sous un jour plus élevé ; et, l'époque n'est peut-être pas éloignée où il sera possible de ranger, dans un très important chapitre des maladies de la grossesse, non seulement les états pathologiques du foie, comme ceux qui nous intéressent actuellement, mais, en outre, un certain nombre d'états : les uns, bien connus dans leur ensemble comme l'*éclampsie ;* d'autres, dont la pathogénie nous échappe encore, comme les *vomissements* dits *incoercibles,* le *ptyalisme,* etc., dont le facteur étiologique principal peut très bien avoir sa source dans le foie. C'est là un champ d'observation qu'il serait intéressant de défricher, mais trop vaste pour que nous l'abordions dans son ensemble. Nous n'en parlerons qu'incidemment. Il nous restera, d'ailleurs, assez à faire de chercher *à mettre au point* la seule question des ictères et de la colique hépatique pendant la puerpéralité ; et, nous croirons avoir fait œuvre utile, si, après avoir montré *toute l'importance de l'insuffisance hépatique* au point de vue pathogénique, nous avons ainsi placé quelques jalons sur la route de ceux que des recherches plus complètes sur ce sujet pourraient tenter dans l'avenir, et si nous avons indiqué au médecin et à l'accoucheur une ligne de conduite rationnelle dans les cas de la pratique courante.

La *colique hépatique* nous arrêtera moins longtemps. La symptomatologie est faite partout. Elle diffère peu de celle de la colique hépatique en général, et, les travaux de

MM. Bouchard, Cyr et Huchard, pour ne citer que les principaux, ont élucidé plusieurs points de son étude, comme nous le verrons plus loin. Nous nous bornerons à la faire rentrer dans la pathogénie et le traitement, en montrant qu'elle n'est peut-être qu'une des manifestations de l'insuffisance hépatique, et que le traitement peut avoir une grande influence pour la modifier dans son évolution.

Nous devons aussi préciser ce que nous entendons par cette expression : *chez les femmes en état de puerpéralité*. Il ne s'agit pas seulement, en effet, à nos yeux, d'un stade quelconque de la vie de la femme, pendant lequel elle se trouve grosse, en travail et accouchée; nous voulons aussi montrer que, pendant cette succession d'états, la femme puerpérale n'est pas une femme ordinaire. Nous voulons établir que si, *à juste raison, on ne doit pas la considérer comme une malade*, elle est toujours en imminence de surmenage par le fait de sa grossesse; que, partant, on la doit surveiller étroitement; car, à un moment donné, cette surmenée peut devenir un excellent terrain pour le développement des maladies, et sa puerpéralité sera une circonstance, toujours aggravante, pour les états pathologiques concomitants.

Enfin, dans le cours de ce travail, les circonstances nous amèneront souvent à une foule de détails et de discussions. Celles-ci, nous l'espérons, ne sembleront pas trop oiseuses, si l'on veut bien remarquer que nous avons eu comme principal objectif la mise au point d'une question à la fois fort complexe et pleine d'inconnues.

PREMIÈRE PARTIE

CHAPITRE PREMIER

Historique.

Nous ferons successivement dans ce chapitre :
§ Ier. *L'historique de la colique hépatique.*
§ II.　　— 　　*des épidémies d'ictère.*
§ III.　　— 　　*des ictères sporadiques.*

§ Ier

Historique de la colique hépatique.

La plupart des accoucheurs des siècles précédents sont muets sur les rapports de la colique hépatique et de la puerpéralité. Mauriceau (1), le plus illustre du dix-septième siècle, n'en parle pas; et parmi ceux du dix-huitième, seuls, Puzos (2) et Deleurye (3) consacrent quelques lignes de généralités aux symptômes et au diagnostic de la colique hépa-

(1) Mauriceau, *Traité des maladies des femmes grosses.* Paris, 1681.
(2) Puzos, *Traité des accouchements.* Paris, 1759, p. 80.
(3) Deleurye, *Traité des accouchements en faveur des élèves,* 1770, p. 108.

tique pendant la grossesse. Même silence dans la première
moitié du dix-neuvième siècle. Ce fut un médecin d'eaux,
et non un accoucheur, Willemin (1), qui semble avoir
recherché le premier la relation pathogénique unissant la
puerpéralité et la colique hépatique : « *Dans aucun travail,*
— dit-il dans la préface de sa première édition (1862), — *je
n'ai trouvé d'indications sur la part que pouvait avoir cette
période importante de la vie de la femme qui est représentée par
la grossesse, les couches et l'allaitement.* » Willemin montre à
l'aide d'observations très intéressantes l'influence de la gestation sur la colique hépatique, tantôt en étant le point de
départ de la première crise, tantôt exerçant plus manifestement son influence « *par l'apparition fréquente des crises à
la suite de l'accouchement* ». Parfois, il est vrai, la grossesse
paraît produire des résultats fort opposés, puisque chez
quelques femmes, « *les coliques n'ont pas reparu pendant cette
période* ». Mais, quelle est l'explication de cette influence si
différente? Pourquoi, chez certaines malades, l'arrêt? pourquoi chez d'autres, « *le retour, ou même l'apparition toute nouvelle de ces manifestations critiques* » ? Willemin n'en trouve la
raison, ni dans la constitution, ni dans l'état de santé générale, car la grossesse exerce une action bien différente sur
la santé des femmes, activant la nutrition des unes, débilitant
les autres. « *Les sympathies plus ou moins vives qu'elle éveille et
qui entravent la nutrition dépendent généralement de conditions
pathologiques.* »

Après Willemin, Durand-Fardel (2), dans son ouvrage sur

(1) WILLEMIN, *Les coliques hépatiques et leur traitement par les eaux de
Vichy.* Paris, 1886, 4ᵉ édit., p. 30 et suiv.

(2) Max. DURAND-FARDEL, *Traité pratique des maladies chroniques,* Paris,
1868. t. II, p. 273.

les maladies chroniques, pense que la grossesse constitue une prédisposition formelle aux calculs biliaires. « *J'ai vu la colique hépatique se montrer pour la première fois dans le cours de la grossesse ou après l'accouchement, un trop grand nombre de fois pour qu'il n'y ait pas là autre chose qu'une simple coïncidence.* »

C'étaient là notions précieuses, signalant nettement l'influence exercée par la grossesse sur la colique hépatique, mais laissant la porte grande ouverte à l'explication des faits. Dans une communication faite le 5 novembre 1879 à la Société médicale de Reims, le docteur Bax (de Corbie) (1), observant dans un milieu où la colique hépatique régnait à l'état endémique, vise des faits généraux et des faits particuliers. Les premiers sont les cas de lithiase biliaire frappant indistinctement toutes les classes de la société, tous les âges, toutes les professions, tous les sexes, les femmes surtout. Les faits particuliers sont les cas qu'il a observés chez des femmes enceintes et dont il rapporte les observations. Bax insiste sur la note symptomatique : la douleur, dans la colique hépatique, pouvant avoir une grande violence et la perte de connaissance et les convulsions en résulter; mais les crises les plus fortes peuvent éclater dans le cours d'une grossesse sans l'entraver et sans nuire, en aucune façon, au produit de la conception. Y avait-il une cause capable d'expliquer cette grande fréquence et applicable à tous les cas? Bax l'attribue à l'« *humidité de la contrée, constante même dans les plus fortes chaleurs, et à l'eau potable du pays, fortement chargée de carbonate de chaux.* » Ces causes persistant, « *la*

(1) BAX (de Corbie), *Considérations sur les cas de coliques hépatiques.* (*Union médicale et scientifique du Nord-Est*, 1879, 3ᵉ année, p. 327.)

colique hépatique récidive très facilement et peut se manifester par des séries de très longue durée. » Ces explications n'étaient pas très loin de la vérité, puisque dès 1892, à l'époque où M. Chauffard écrivait son article *Foie* du *Traité de médecine,* on avait tendance à admettre l'angiocholite microbienne, résultat d'une infection biliaire et capable de « *favoriser la formation d'un noyau complexe composé à la fois d'épithélium, de pigment, de sels minéraux et peut-être de microorganismes* » (1). Ce peut-être a disparu; la doctrine microbienne de la lithiase biliaire est aujourd'hui démontrée. Or, à Corbie, les conditions étaient en partie réalisées : l'eau potable était une eau riche en sels terreux; elle pouvait très bien l'être aussi en microorganismes.

Néanmoins, l'étude de Bax n'eut d'autre portée que celle d'un article intéressant. Les travaux que nous allons maintenant analyser, par l'autorité des noms et des faits, imprimèrent à l'histoire des rapports de la colique hépatique et de la puerpéralité un caractère de précision et de vérité qu'elle n'avait pas encore eu, et marquèrent un progrès incontestable dans le bilan des connaissances jusque-là acquises.

Le premier en date est celui de M. Huchard (2), paru en 1882. S'appuyant sur un certain nombre d'observations de MM. Guéniot, Pinard, A. Guéneau de Mussy, Cyr et Willemin, M. Huchard, après avoir mis en garde contre la possibilité d'erreurs de diagnostic pendant la grossesse et après l'accouchement, démontre la relation de cause à effet

(1) A. CHAUFFARD, *Maladie du foie et des voies biliaires.* (*Traité de médecine,* t. III, p. 718.)

(2) HUCHARD, *Coliques hépatiques et coliques néphrétiques de la grossesse et de l'accouchement.* (*Union médicale,* 1882, 3ᵉ série, t. XXXIII, nᵒˢ 52 et 55.)

entre la grossesse et l'accouchement et la production des
coliques hépatiques. « *La preuve est faite,* dit-il, *la grossesse et
l'accouchement sont souvent le point de départ de coliques hépatiques.* » Puis il signale ce fait que, si les coliques hépatiques
sont, dans ces deux états, plus fréquentes chez les femmes
du monde que chez les femmes du peuple, c'est que, chez
les premières, le genre d'alimentation et d'existence, l'oisi-
veté et le repos prolongé sont des conditions favorables à
leur production. Enfin, il insiste sur ce point que, dans la
production des coliques hépatiques de la grossesse et de
l'accouchement, « *la cause prédisposante et capitale est* TOUJOURS
*la diathèse arthritique, dont les manifestations sont mises en jeu
par l'état gravide ou par l'état puerpéral* ».

Deux choses étaient indiscutables dans l'article de M. Huchard : la possibilité d'erreurs de diagnostic, et la relation
de cause à effet entre la grossesse et l'accouchement, et les
coliques hépatiques. En revanche, d'autres points de vue,
tels que la plus grande fréquence des coliques hépatiques
chez les femmes du monde et l'influence prépondérante de
l'arthritisme comme cause prédisposante, pouvaient être
matière à controverse. La riposte vint de suite, et, le 28 mars
1883, un médecin de Vichy, le Dr J. Cyr (1), faisait à la
Société médico-pratique une communication basée sur 51 cas
de sa pratique hospitalière, à la fois réponse et correctif aux
assertions peut-être trop exclusives de M. Huchard.

En ce qui concerne la plus grande fréquence des coliques
hépatiques chez les femmes du monde, Cyr admet que, si
elles y semblent plus sujettes que les femmes du peuple,

(1) J. CYR, *Rapports des coliques hépatiques avec la grossesse et l'accouchement.* (Voir *Ann. de gyn.*, 1883, t, XIX, p. 241.)

c'est parce qu'elles consultent le médecin dès le début des douleurs, tandis que les autres attendent, pour consulter, la production d'accidents sérieux ou de crises fréquentes. Il en résulte que, dans nombre de cas, les malades du peuple échappent à l'observation des médecins d'hôpitaux : considérations fort justes, applicables non seulement aux coliques hépatiques, mais à beaucoup d'autres maladies. Cyr ne nie pas davantage l'influence de l'arthritis, mais il *« conteste l'influence prépondérante »* de cette diathèse. Dans le milieu où il a observé, il ne la relève, après enquête minutieuse, que tout au plus dans 1/6 des cas, et cela se comprend d'ailleurs, les classes pauvres et laborieuses étant beaucoup moins souvent que les classes riches, entachées d'arthritisme. A son tour, Cyr s'attache à démontrer l'influence pathogénique de la gestation sur la production des coliques hépatiques : la *« suppression de la lactation »*, le *« défaut ou la diminution d'activité »*, les *« écarts de régime »* sont autant de causes qui perdent, à ses yeux, beaucoup de l'importance qu'on leur avait prêtée. Débarrassée de ces facteurs, la gestation a une action pathogénique primordiale, et s'il est difficile d'en expliquer directement le mécanisme, on peut supposer que le foie, *qui est le laboratoire de la bile,* ayant subi à un certain degré la dégénérescence graisseuse, fabrique de la bile modifiée dans sa composition normale, et par suite favorable à la formation des calculs. A ce mécanisme peut d'ailleurs s'ajouter la *« compression de l'appareil biliaire et d'une partie du système porte, compression dont le degré peut varier, mais dont le fait est indéniable »*. Le résultat en serait *« le ralentissement de la circulation de la bile, et par suite la tendance à la séparation des éléments de ce liquide et à la précipitation de la cholestérine »*.

Ces deux travaux eurent une portée considérable; ils furent, en quelque sorte, la clef de voûte des descriptions ultérieures consacrées à ce sujet dans les ouvrages classiques d'accouchement. Ils furent aussi le point de départ d'une thèse inspirée par M. Landouzy, et qui parut quelques mois après la communication de Cyr. L'auteur, Mme Berline-Hering (1), traite d'abord de l'influence exercée par la grossesse sur la lithiase biliaire. Les causes déjà invoquées par MM. Huchard et Cyr : erreurs d'alimentation et de régime, vie sédentaire, compression du foie avec ses conséquences, sont pour elle secondaires. S'appuyant sur l'autorité du professeur Bouchard (2), qui venait d'établir que la lithiase biliaire se développe chez ceux (femmes et vieillards) qui sont atteints *de ce vice nutritif dont l'une des conséquences est d'empêcher la destruction des acides, de permettre leur accumulation dans l'organisme, de diminuer l'alcalinité des humeurs, de soustraire la chaux aux éléments anatomiques* , et dont une autre conséquence est la cristallisation de la cholestérine, non dissoute, *autour de quelques grumeaux constitués par la combinaison de la chaux avec les acides ou avec le pigment biliaire* , Mme Berline-Hering admet que la cause *prédisposante et capitale* de la lithiase pendant la grossesse est le ralentissement de la nutrition provoqué par cet état. Comme, d'autre part, l'arthritisme et ses manifestations relèvent éminemment d'un vice de nutrition, *ainsi s'explique l'influence de la diathèse arthritique sur la production de la lithiase biliaire de la grossesse ou de l'accouchement* . Dans la seconde partie

(1) Mme BERLINE-HERING, *Contribution à l'étude de la lithiase biliaire dans ses rapports avec la grossesse et l'accouchement.* Thèse de Paris, 1883.

(2) Ch. BOUCHARD, *Maladie par ralentissement de la nutrition.* Paris, 1882, p. 86, et 2ᵉ édit., 1885, p. 86.

de sa thèse, Mme Berline-Hering étudie l'influence de la lithiase biliaire sur la grossesse ; elle insiste sur la difficulté du diagnostic, cause de nombreuses erreurs soit pendant la grossesse, soit après l'accouchement ; puis elle aborde le pronostic : les crises les plus violentes peuvent éclater, dit-elle, au cours d'une grossesse, sans l'entraver, ni nuire en aucune façon au produit de la conception (fait déjà signalé par Bax de Corbie). Mais il n'en est pas de même de l'ictère survenu au cours d'une lithiase : « *C'est toujours une complication sérieuse ; l'avortement, l'accouchement prématuré peuvent en être la conséquence* », et cet ictère calculeux « *peut, sous l'influence des modifications que la gestation fait subir au foie et aux reins, revêtir la forme grave et amener une mort rapide au milieu d'accidents dus vraisemblablement à l'insuffisance hépatique.* »

Tels sont les travaux que suscita, à cette époque, l'histoire des rapports de la colique hépatique avec la puerpéralité et dont une revue critique de M. Dreyfus-Brissac (1), parue à la fin de 1883, souligna toute l'importance. Ce sont eux encore qui inspirèrent, dans la suite, les auteurs classiques, dans la rédaction des chapitres consacrés à la question, dans les divers traités d'accouchement (Tarnier et Budin ; Vinay ; Ribemont-Dessaignes et Lepage).

(1) L. DREYFUS-BRISSAC, *Des relations de la lithiase biliaire avec la grossesse et l'accouchement. (Gazette hebdomadaire de médecine et de chirurgie*, 1883, t. XX, n° 50, p. 817.)

§ II

Historique des épidémies d'ictère.

Sept epidémies d'ictère chez les femmes enceintes sont actuellement décrites :

1° *L'épidémie de Lüdenscheid* (1) dans le Margraviat (1794). Sur 70 malades, 5 femmes enceintes furent atteintes; 3 d'entre elles avortèrent, et 2 moururent les 4ᵉ et 5ᵉ jours après l'expulsion du fœtus.

2° *L'épidémie de Roubaix* (1853-1854) : « *Depuis quelques années*, dit Carpentier (2), *de nombreux cas d'ictère se sont fait remarquer dans nos contrées* » ; dans la presque totalité des cas, cette affection était sans gravité, mais il n'en a pas été de même chez les femmes enceintes, « *j'ai remarqué que toutes celles qui accouchaient dans le cours de cette maladie succombaient un ou deux jours après au milieu de phénomènes cérébraux les plus graves* ».

3° *L'épidémie de Saint-Pierre de la Martinique* (1858) est signalée dans les travaux de deux observateurs : la thèse de Rouillé (Montpellier, 1861), et un travail de Saint-Vel (3). L'ictère offrit alors tous les caractères de l'ictère essentiel, « *et surprit les médecins par son caractère épidémique et sa gravité chez les femmes enceintes, et seulement chez elles* ». Alors qu'en dehors de la grossesse la terminaison était presque constam-

(1) Dʳ Kerksic, *Journal d'Hufeland*, 1799, t. VII, p. 94.

(2) Carpentier (de Roubaix), *Du danger de l'ictère chez les femmes enceintes.* (*Revue medico-chirurgicale de Paris*, 1854, t. XV, p. 268.)

(3) O. Saint-Vel, *Note sur une forme d'ictère grave chez les femmes enceintes.* (*Gazette des hôpitaux*, 1862, t. XXXV, p. 538.)

ment heureuse, « *sur trente femmes atteintes d'ictère à Saint-René, dix seulement arrivèrent au terme de la grossesse, sans autres symptômes que ceux de l'ictère essentiel ; les vingt autres succombèrent dans le coma après l'avortement ou l'accouchement prématuré* » .

4° *L'épidémie de Limoges*, observée à la fin de 1859 et au commencement de 1860 par Bardinet, fut relatée une première fois par cet auteur dans l'Union médicale de 1863 (1). L'année suivante, la communication de Bardinet était l'objet d'un rapport de Blot (2) à l'Académie de médecine, et, en 1868, Bardinet publiait son travail complet dans la Revue médicale de Limoges (3). Cette épidémie sévit sur la population de Limoges en général et sur les femmes enceintes : dans la première catégorie, bénignité à peu près absolue ; dans la seconde, au contraire, sur 13 femmes enceintes, 5 menèrent à bien leur grossesse, 5 autres avortèrent ou accouchèrent prématurément, 3 enfin succombèrent rapidement à des accidents ataxiques et comateux.

5° *L'épidémie de la Maternité et de l'hôpital des Cliniques* (1871-72), observée dans les services de MM. Hervieux et Depaul, a inspiré la thèse de Meunier (4) et porte sur 16 cas. Cette épidémie bénigne, si on la compare à celles de la Martinique et de Limoges, puisque deux femmes seulement moururent sur 16, fut une épidémie grave quant à l'évolu-

(1) Bardinet (de Limoges), *De l'ictère épidémique chez les femmes enceintes. De son influence comme cause d'avortement et de mort.* (*Union médicale*, 1863, t. XX, p. 242-260.)

(2) Blot, *Bulletin de l'Académie de médecine*, 1864-1865, t. XXX, p. 55.

(3) Bardinet, *De l'ictère épidémique.* (*Revue médicale de Limoges*, 1868, 1re année, nos 10, 11 et 12, et 2e année, nos 1, 2 et 3.)

(4) J. Meunier, *Essai critique sur l'ictère des femmes enceintes, à propos de l'épidémie de Paris*, 1871-1872. Thèse de Paris, 1872.

tion de la grossesse, puisque, sur 12 de ces femmes qui
étaient enceintes, 10 avortèrent ou accouchèrent prématurément.

6° *La 6ᵉ épidémie* survint en Amérique, à Saint-Paul (1873-
1874). Sa relation est due à Ch.-E. Smith (1). Des 10 femmes
atteintes, 8 avortèrent, 5 guérirent et 3 moururent.

7° *La 7ᵉ épidémie, enfin, est celle d'Heusenstamm* (1876),
observée par Klingelhöffer et dont la relation a été faite en
France par M. Vinay (2). Klingelhöffer, sur 35 cas d'ictère, en
observa 5 chez des femmes enceintes. Mais l'échelle de gravité fut très différente suivant les deux catégories. En effet,
tandis que les malades ordinaires guérissaient tous, des
5 femmes enceintes, 4 avortèrent ou accouchèrent prématurément (une mourut). La 5ᵉ seule mena sa grossesse à
terme, mais elle fùt très malade pendant les suites de
couches. Deux enfants vinrent au monde avec la teinte ictérique.

Ces divers observateurs ont décrit et interprété leurs épidémies comme ils devaient le faire à l'époque de leur apparition. Kerksig, le premier, signale la grossesse comme circonstance aggravante de la maladie, et l'avortement comme
conséquence. Carpentier décrit bien les phénomènes adyna-
miques au milieu desquels moururent les femmes qui accouchèrent pendant l'ictère. Saint-Vel, en retraçant la marche de
l'épidémie de Saint-Pierre, insiste sur les conditions climatériques, distingue l'ictère de la fièvre jaune et décrit bien aussi

(1) Ch.-E. Smith, *Vue générale sur dix cas d'ictère survenus chez des femmes
enceintes. (Northwestern medical and surgical journal minn.*, 1873-1874,
vol. IV, p. 436-440.) Traduit de l'anglais, par le Dᵣ H. Dubois.

(2) Ch. Vinay, *Traité des maladies de la grossesse et des suites de couches*,
1894, p. 247.

le coma final des femmes qui succombent. Bardinet, dans son important mémoire, après un exposé complet des faits de l'épidémie et des rapprochements fort intéressants entre celle-ci et les précédentes, consacre le reste de son travail à la question de l'avortement provoqué et de l'accouchement prématuré artificiel dans les cas où la maladie prend la forme d'ictère grave. Mais aucun de ces auteurs ne s'occupe sérieusement de la nature de l'épidémie. Il y a épidémie; ils l'observent et la décrivent bien; en revanche, le pourquoi reste enveloppé de toutes les obscurités : pour Bardinet, la véritable cause reste inconnue. Meunier, à propos de l'épidémie de la Maternité, « voit *une relation de cause à effet entre cette épidémie et l'abaissement extrême de la température* » qui survint à cette époque. Le « *processus* » intermédiaire entre cette cause et l'ictère serait une « *angiocholite catarrhale intrahépatique que l'on pourrait dénommer, pour distinguer nettement cette variété épidémique, une grippe des voies biliaires* » . Smith attribue les 10 cas d'ictère qu'il a observés à quelque cause externe ayant rapport au sol et au mauvais écoulement des eaux. M. Vinay ne mentionne pas la cause attribuée par Klingelhöffer à l'épidémie d'Heusenstamm; mais, après un tableau comparatif des diverses épidémies, il termine ainsi le paragraphe qu'il leur consacre : « *L'ictère s'est donc présenté sous des aspects très variables : tantôt bénin, tantôt sévère l'ictère épidémique peut ainsi servir de transition entre les formes simples catarrhales que nous avons signalées tout d'abord et les formes graves qui vont être décrites.* » Est-ce bien là une transition naturelle? M. Vinay nous semble créer ainsi une confusion regrettable entre les épidémies d'ictère et les ictères sporadiques. Sans doute, en tant que syndrôme, les premières, qu'elles soient bénignes ou

graves, ne diffèrent pas des formes sporadiques correspon-
dantes ; mais il y a entre elles une différence essentielle, précisément basée sur l'existence ou la non-existence de l'épidémicité. Sans pouvoir expliquer cette notion, d'anciens auteurs
en avaient cependant bien compris toute l'importance, et, à
une époque où la bactériologie était encore inconnue, l'un
d'eux écrivait les lignes suivantes : « *Le mode suivant lequel
s'exerce l'action pathogénique de l'épidémicité nous échappe,
mais il ne nous répugne nullement de considérer les épidémies
d'ictère comme étant déterminées par la présence, dans le milieu
ambiant, d'un ferment morbide spécial, d'un principe toxique que
la respiration fait pénétrer dans le torrent circulatoire et qui
amène une modification du sang et du système nerveux, par suite
de laquelle la moindre cause occasionnelle, compression mécanique, commotion morale, etc., fait éclater l'ictère* (1). »

Les événements ont, comme on le sait, pleinement justifié
ces prévisions : depuis les découvertes pastoriennes, le mot
épidémie éveille immédiatement l'idée d'infection. Si chaque
épidémie a des allures variables sur lesquelles les conditions
telluriques et climatériques d'une part, le terrain des sujets
atteints d'autre part, ne sont pas sans exercer une influence
certaine, les points d'interrogation d'autrefois : « *le génie épidémique* » des uns, « *le ferment morbide spécial* » des autres, ont
disparu pour faire place aux notions plus précises des théories
microbiennes et des intoxications, celles-ci pouvant venir du
sujet lui-même (origine gastro-intestinale) ou de foyers géné-
rateurs étrangers (eaux et sol). Y avait-il, dans les épidémies
d'ictère déjà signalées chez les femmes en état de puerpéra-

---

(1) E. Hervieux, *Ictère puerpéral*. (*Gazette médicale de Paris*, 1867, 3ᵉ série,
t. XXII, p. 217 et suiv.)

lité, des microbes ou des poisons coupables? Nous n'en pouvons rien savoir. Mais nous pouvons appliquer à l'étiologie
des épidémies d'ictère chez les femmes en état de puerpéralité ce que M. Chauffard (1) dit à propos des ictères infectieux bénins : cette étiologie « *sent l'infection* ». Nous n'en connaissons pas le ou les microbes. Ils peuvent vivre « *à l'état de
soprophytes dans les eaux impures et les matières en putréfaction* » . C'est peut-être un microbe de l'intestin, comme le *bac-
terium coli commune ;* c'est peut-être aussi le *streptocoque*, car,
la porte d'entrée une fois ouverte, l'on sait « *combien la toxine
du streptocoque est nocive à la cellule hépatique et comment elle
achève souvent une cellule par ailleurs déjà compromise* » (2).

§ III

Historique des ictères sporadiques.

L'histoire des ictères sporadiques peut se diviser en deux
périodes : l'une va jusqu'en 1867, époque à laquelle parut
l'important travail de M. Hervieux sur l'ictère puerpéral ;
l'autre s'étend de 1867 jusqu'à nos jours. L'historique de la
première période ayant été fait dans le travail de M. Hervieux, sauf quelques points que nous signalerons chemin
faisant, nous nous bornerons à le résumer, renvoyant le lecteur à la source pour les détails complémentaires (3).

PREMIÈRE PÉRIODE. — Le premier nom cité par M. Hervieux est celui de Joseph Frank, qui (au commencement du

(1) A. CHAUFFARD. *Loc. cit.*, p. 749.
(2) A. CHAUFFARD, *La perméabilité rénale au cours des ictères infectieux.*
(*Presse médicale*, 8 janvier 1898, p. 13.)
(3) E. HERVIEUX. *Loc. cit.*

dix-neuvième siècle) établit que les femmes enceintes sont sujettes à la jaunisse à trois périodes de la grossesse : 1° *aussitôt après la conception* (altération indéfinissable du système nerveux et peut-être du sang); 2° *vers le troisième mois* (état pléthorique général); 3° *vers la fin de la gestation* (pression exercée par l'utérus sur les viscères abdominaux et surtout sur l'appareil biliaire).

Villeneuve, et Ferrus, qui le reproduit intégralement, attribuent l'état de jaunisse à un écoulement difficile de la bile dans le duodénum, provoqué par le refoulement, la pression exercée par l'utérus gravide sur les viscères abdominaux. Comme Sauvages et Portal, ils estiment que la jaunisse tient encore à la pléthore sanguine ou bilieuse du foie (suppression des menstrues, gêne circulatoire de la veine porte, orgasme utérin pendant la gestation).

Suivant L.-Ch. Roche, l'ictère survenant dans le cours de la grossesse ne peut être rattaché à aucune cause, « *il n'offre jamais de gravité* » et ne réclame en général aucun traitement particulier.

Burns, cité dans l'Encyclopédie des sciences médicales de 1839, émet cette opinion que « *la jaunisse des femmes enceintes est liée à un état morbide du canal alimentaire* » , et qu'elle paraît à une époque peu avancée de la grossesse. Chez les jeunes femmes mariées, cet état demande une médication anodine (laxatifs, infusions amères), preuve de son peu de gravité. Mais, lorsque la jaunisse survient à la fin de la grossesse (pression exercée sur le conduit cystique le plus souvent, quelquefois maladie du foie), le danger est très grand. Burns est le premier qui semble avoir entrevu cette gravité de l'ictère chez les femmes enceintes, car Grisolle, bien qu'il ait souvent rencontré l'ictère simple chez les femmes grosses ou chez celles qui allaitaient, ne le vit jamais « *exercer d'action fâcheuse, ni sur l'enfant ni sur la mère* » .

Les auteurs du Compendium, Monneret et Fleury, se bornent à révoquer en doute les causes auxquelles on avait, jusque-là, attribué l'ictère gravidique, c'est-à-dire le développement de l'utérus et la compression qu'il exerce sur le foie ; la distension de l'estomac et du gros intestin par des matières fécales accumulées. « *Il faut de nouveaux faits pour mettre hors de doute ces causes d'ictère.* »

Hardy et Béhier pensent que le mécanisme de l'ictère des femmes enceintes est le même que celui de l'ictère ordinaire : l'utérus développé comprime les canaux excréteurs, d'où la rétention de la bile et l'ictère. Béhier disait même, dans une clinique, qu'il ne fallait attribuer qu'une importance secondaire à l'ictère des femmes enceintes.

Cazeaux observa plusieurs cas d'ictère simple n'ayant en rien troublé la marche de la grossesse. Il admet, cependant, une forme grave de l'ictère des femmes grosses entrainant le plus souvent l'avortement et la mort de la mère. L'enfant né prématurément est fort compromis, mais il n'a jamais rencontré de fœtus ictérique, bien que le liquide aminotique fût plus ou moins coloré. Cazeaux signale encore l'observation de Fournier sur un cas d'avortement suivi de mort chez une femme grosse atteinte d'ictère et les trois observations d'Ozanam. Mais, comme au sujet de ce dernier, M. Hervieux se borne à le citer d'après Cazeaux, voici les documents que nous avons extraits du travail d'Ozanam (1) ;

____

(1) A. Ozanam, *De la forme grave de l'ictère essentiel.* Thèse de Paris, 1849.

étudiant l'ictère dans ses rapports avec les autres maladies et la grossesse, Ozanam pense que ce symptôme a une influence funeste sur la grossesse ; il en arrête le développement et détermine l'avortement de la mère non seulement dans les cas d'ictère grave, mais même dans les cas les plus simples. Cet ictère peut aussi causer la mort de l'enfant, comme nous en rapportons des exemples.

Selon Churchill, les jaunisses des femmes grosses sont presque toujours fort simples. Cependant, la jaunisse liée à l'inflammation du foie peut devenir fatale à la mère ; c'est ainsi qu'il vit un cas mortel au quatrième mois de la grossesse, dans la semaine qui suivit le début de la jaunisse. Churchill cite également le cas du docteur Imbert, dans lequel une IX⁰ pare de quarante ans eut un ictère au deuxième mois de sa grossesse, lequel disparut au bout de quinze jours.

Le docteur Davis rapporte deux exemples de jaunisse pendant la grossesse. L'une des femmes, mariée, et au cinquième mois de sa grossesse, avorta, et deux jours après la jaunisse avait disparu. La seconde, non mariée, cacha sa grossesse. Traitée d'abord par des émétiques, les vomissements entraînèrent un avortement partiel et une perte considérable. Elle finit alors par avouer sa grossesse. Au lieu d'émétique, on donna des lavements calmants ; la jaunisse disparut, et quelques jours après elle termina son avortement.

Machelard, en 1858, communiqua à la Société du III⁰ arrondissement une observation d'ictère émotif survenu chez une jeune femme enceinte de huit mois qui accoucha prématurément quarante-huit heures après.

Bedford, parlant incidemment de l'ictère chez les femmes

enceintes, insiste cependant sur sa gravité à propos d'une de ses malades atteintes de la jaunisse.

En 1862, Woillez communiqua à la Société des Hôpitaux une observation que l'on trouvera plus loin. Wirchow observa l'ictère chez une femme enceinte chez laquelle un lobe artificiel du foie et la vésicule étaient refoulés en haut et disposés de telle manière que, par suite de la tension des conduits, il y avait eu une stase de la bile.

Frerichs (1), dans son Traité des maladies du foie, admet deux formes d'ictère : la première, simple, bénigne et sans conséquence grave, se montre le plus souvent pendant les premiers mois de la grossesse et disparaît avec elle. Elle est causée par la compression de l'utérus sur les canaux biliaires, quelquefois par un catarrhe des conduits hépatiques et une émotion vive. La seconde forme s'accompagne de troubles nerveux graves, de lésions profondes du parenchyme hépatique (atrophie aiguë), ordinairement de troubles rénaux, et se termine sans exception par la mort.

M. Hervieux termine son exposé historique de l'ictère sporadique des femmes enceintes par un résumé succinct des observations du mémoire de Caradec. Ce résumé mérite ici une analyse un peu plus complète.

S'appuyant sur ses observations, que nous citons plus loin, Caradec (2) pense que l'ictère, simple d'ordinaire dans ses conséquences, pour la mère et l'enfant, a aussi une gravité

---

(1) Fr.-Théod. Frerichs, *Traité pratique des maladies du foie, des vaisseaux hépatiques et des voies biliaires.* Traduit de l'allemand par les D⁰⁰ L. Duménil et J. Pellagot. Paris, 1877, 3ᵉ édit., p. 174.

(2) Dʳ L. Caradec, *De l'ictère grave chez les femmes enceintes.* (Mémoire lu à la *Société de médecine pratique de Paris.* (*Archives générales de médecine,* 1863, t. I, p. 289-300.)

variable suivant son époque d'apparition pendant la grossesse. Au fur et à mesure que celle-ci s'avance, la compression agit pour entraver le cours de la bile ou la modifier dans sa composition, produit l'ictère et des lésions de la glande hépatique, « *la bile concentrée s'extravase dans le sang pour l'altérer profondément* ».

« *Suivant le degré de concentration de la bile, ses qualités physiques et chimiques, l'état pathologique du foie et son degré de compression, le tempérament de la personne, etc., il pourra survenir diverses formes d'ictère* » que les auteurs divisent en deux variétés, l'ictère bénin et l'ictère malin. Le premier est connu et se développe dans les premiers mois de la grossesse. Le second, très rare, apparaît « *chez les personnes atteintes d'hypérémie, d'inflammation du foie, quand cet organe est devenu plus rouge, plus friable, renferme un foyer purulent au milieu de sa substance* », etc.

Caradec admet aussi, avec quelques auteurs, un ictère nerveux, grave ou léger suivant les circonstances.

L'ictère qui survient le sixième mois peut provoquer l'avortement, « *mais cet effet ne se produit en général que chez les femmes très impressionnables, chez celles surtout qui ont le foie malade* ». A cette époque, l'ictère, bénin en apparence, peut prendre les formes les plus graves, parce que la bile, par ses propriétés irritantes, sera capable d'altérer le sang, « *de déterminer des foyers purulents, l'atrophie, la dégénérescence du foie et la mort* ». De grands désordres nerveux peuvent en être la conséquence : le délire, la somnolence, le coma, et « *la malade succombera bientôt avec tous les signes d'un véritable empoisonnement dû à une* ALTÉRATION PROFONDE DU SANG, *à une véritable infection purulente* ». Les commentaires qui suivent les observations de Caradec seront examinées plus loin.

M. Hervieux ne mentionne pas la thèse d'Arsène Petit (1), qui rattache également l'ictère grave à une lésion du foie et à une altération du sang. C'est d'ailleurs un aperçu succinct de la question, dont les principaux traits sont empruntés aux travaux précédemment analysés.

A cette première période de notre historique appartiennent encore les observations de Evan Thomas (1848), Freeman (1865), Kastagrec (1866) et Nelson (1867). Nous y reviendrons au chapitre : Description, et nous terminons cette première étape par l'exposé du travail de M. Hervieux, que nous avons pris comme pivot de notre division historique.

M. Hervieux divise l'ictère puerpéral en deux espèces très distinctes : *l'un,* protopathique essentiel et qui s'observe chez les femmes grosses ; — *l'autre,* secondaire et symptomatique de l'empoisonnement puerpéral et particulier aux femmes en couches.

I. — L'ictère deutéropathique des femmes en couches ne joue qu'un rôle très secondaire dans les maladies puerpérales graves. Sans doute, il existe des cas d'ictère protopathique chez des femmes récemment accouchées, mais, en général, cette jaunisse, bien que franche, qu'elle se produise au début ou à une période avancée de la maladie puerpérale qu'elle complique, « *ne paraît exercer aucune influence sérieuse* » sur sa marche ; elle « *n'entre que pour une bien faible part* » dans l'issue funeste, pour trois raisons : 1° la coexistence de l'ictère ne modifie en rien la maladie puerpérale ; 2° cet ictère n'a

____

(1) Arsène Petit, *De l'ictère grave pendant l'état puerpéral.* Thèse de Paris, 1864.

aucun des symptômes propres à l'ictère primitif malin;
3° la péritonite purulente généralisée n'est pas toujours la
maladie primitive initiale, et celle-ci peut très bien revêtir
une autre modalité et être, par exemple, une phlébite avec
infection purulente, comme dans un cas de M. Béhier. Quant
au rôle pathogénique dans ces cas, la commotion morale
semble parfois être entrée en ligne de compte; M. Hervieux,
sans la nier absolument, admet cependant plus volontiers que
l'ictère soit dû aux troubles fonctionnels résultant d'un degré
plus élevé dans l'altération hépatique, *« si commune dans les
affections graves des femmes en couches et notamment dans la
phlébite utérine et la péritonite généralisée »*. L'ictère deutéropathique des femmes en couches n'est donc qu'un simple
épiphénomène tardif, sans action manifeste sur l'issue fatale;
il ne comporte pas d'indications thérapeutiques spéciales.

II. — Il n'en est pas de même de l'ictère puerpéral protopathique ou primitif (ictère des femmes grosses, ictère gravidique de Baumes). Adoptant les divisions du mémoire de
Bardinet sur l'ictère épidémique, M. Hervieux étudie successivement les trois formes, bénigne, abortive, maligne ou
ataxique, que peut revêtir cet ictère primitif.

Contrairement à ce qui a lieu pour l'ictère épidémique, il
est incontestable, dit M. Hervieux, que, dans l'ictère sporadique simple, la bénignité ne soit la règle et les variétés
abortive et maligne ne soient infiniment moins fréquentes.
Toutefois, les ictères en apparence les plus simples peuvent,
après cinq, six, huit et même dix jours de durée, se transformer en ictère grave, produire l'avortement et, dans un
espace de temps très court, amener la mort.

Mais un indice quelconque peut-il laisser entrevoir la

transformation d'un ictère simple en ictère abortif? Ce dernier a-t-il quelques caractères distinctifs? M. Hervieux n'en trouve pas, car « *les accidents soit locaux, soit généraux qu'il détermine, ne sont ni plus nombreux ni plus graves* ». L'un et l'autre ne comportent donc, comme traitement, qu'un ensemble de moyens exclusivement médicaux, agissant surtout en tant que prophylactiques.

L'ictère ataxique ou malin, quelle que soit la cause à laquelle on le rattache, qu'il débute insidieusement ou brusquement, évolue suivant deux périodes : l'une convulsive ou délirante, l'autre comateuse. La mort est la règle, et « *dans le petit nombre de cas où l'autopsie a été faite, on a trouvé, sur le cadavre des femmes que l'ictère grave a surprises dans l'état de grossesse, toutes les lésions qui se rattachent à l'atrophie aiguë du foie* ». Quant au traitement, l'ictère ataxique est justiciable de tous les traitements médicaux convenables. La question de l'opportunité de l'accouchement prématuré artificiel, très longuement étudiée par Bardinet lorsque l'ictère devient ataxique, ne semble pas de mise pour M. Hervieux, car « *la marche rapide de la maladie ne permet guère de compter sur l'efficacité de cette ressource suprême* ». Il n'est d'ailleurs pas sans danger, et, dans les cas où l'accouchement prématuré s'était produit, on n'en a pas moins vu « *l'explosion ultérieure des accidents ataxiques* ».

Telles sont les grandes lignes du travail de M. Hervieux, vue d'ensemble sur cette première période. Nous avons vu les auteurs étudier surtout la coexistence de l'ictère pendant la puerpéralité, en décrire les symptômes et chercher l'explication des faits, ou bien dans des causes banales, comme les émotions, la pléthore sanguine, la compression ; ou bien dans une lésion unique du foie, comme l'atrophie aiguë. Dans la seconde période, nous allons voir surgir de nouvelles théories, et le côté pathogénique se dessiner plus nettement.

Deuxième période. — Pendant quelques années, la question reste en suspens; puis, dans la même année 1872, parurent les trois thèses de Pouchet, Meunier et Lavoix, que nous citons dans l'ordre chronologique :

A. Pouchet (1) étudia l'ictère des femmes enceintes à deux points de vue : il rechercha d'abord comment l'ictère arrive à provoquer l'avortement ou l'accouchement prématuré, et, s'appuyant sur divers expérimentateurs, il incrimine la présence des sels biliaires dans le sang et leur action sur le système musculaire et nerveux; il recherche ensuite l'influence de l'ictère sur la puerpéralité et l'explication de cette influence. Ici encore, il invoque ces mêmes sels biliaires, lesquels détruisent les globules sanguins et d'autres tissus (cellules hépatiques, épithéliums rénaux) et amènent, par leur présence dans le sang, de grands troubles dans la nutrition générale et dans le système nerveux, parce que celui-ci n'est plus alimenté convenablement par le sang.

La thèse de J. Meunier (2) se divise en deux parties : l'une est consacrée à l'épidémie de la Maternité dont nous avons parlé plus haut; l'autre, à l'ictère sporadique. Meunier étudie successivement l'ictère bénin ou cholémie et l'ictère grave ou acholie. Pour lui, l'ictère gravidique, c'est-à-dire un ictère spécial aux femmes enceintes, n'existe pas, à propre-

---

(1) A. Pouchet, *Quelques considérations sur l'ictère des femmes enceintes.* Thèse de Paris, 1ᵉʳ mars 1872.

(2) J. Meunier, *loc. cit.*

ment parler ; une femme enceinte devient ictérique comme toute autre, lorsqu'elle se trouve affectée d'une maladie susceptible de mettre obstacle à la sécrétion de la bile ; la compression des voies biliaires par l'utérus gravide ne lui semble pas être une cause bien efficace.

Meunier avait évidemment raison de n'attacher à la compression de l'utérus qu'une médiocre importance dans la production de l'ictère gravidique, mais il avait tort de nier l'existence de ce dernier, car nous verrons qu'il existe bien réellement des cas d'ictère chez les femmes enceintes, cas dans lesquels la grossesse a été relevée comme le seul facteur étiologique. L'acholie ou ictère grave se complique plus souvent que tout autre d'accidents comateux : la stéatose du foie y prédispose ; l'avortement en est souvent la conséquence (il peut aussi résulter d'une cholémie simple), et il est vraisemblablement dû à « *l'action des acides biliaires* » tant sur les nerfs que sur les fibres lisses de l'utérus. Cet avortement spontané n'amenant aucune amélioration dans les symptômes de l'acholie, il en résulte qu'on ne doit pas le provoquer artificiellement. Les enfants naissent en général vivants et non ictériques

Un mot seulement de la thèse de Lavoix (1) : trois observations fort instructives sans doute, s'il s'était agi de montrer le rôle de l'ictère survenant chez des femmes accouchées et en état d'infection puerpérale, constituent, en revanche, des documents très insuffisants pour embrasser, dans une aussi courte monographie, *tous* les chapitres de cette importante question. Lavoix prend soin de constater au début

(1) A.-P. Lavoix, *De l'ictère grave pendant l'état puerpéral.* Thèse de Paris, 25 juillet 1872.

« *qu'il est peu de maladies dans le cadre nosologique dont l'histoire soit environnée d'autant d'obscurité* » . Force nous est de constater qu'il a fait bien peu de chose pour y substituer la lumière.

L'année suivante (1873), dans une étude consacrée à rechercher l'influence de la grossesse sur l'étiologie des maladies chroniques d'origine puerpérale (corps thyroïde, cœur, foie et reins), A. Ollivier (1) estime que, chez la femme enceinte, les troubles de circulation et de nutrition peuvent engendrer l'ictère simple, l'ictère grave et la cirrhose. Certains ictères survenant chez la femme enceinte ne reconnaissent, à coup sûr, pas d'autre cause que la grossesse. A la compression, cause donnée par tous les auteurs, Ollivier ajoute la congestion hépatique, déjà invoquée par Churchill et Monneret et qui est en effet réflexe. L'ictère grave peut être la conséquence de l'irritation gravidique lorsqu'elle est très intense. Enfin, la congestion subaiguë du foie accompagnée d'ictère peut, chez la femme enceinte, aboutir à la cirrhose ; mais cette cirrhose elle-même se présente parfois comme lésion primitive, sans avoir été précédée d'ictère ; on peut rencontrer chez la femme un état cirrhotique du foie qu'il est impossible de rattacher à une autre cause que la grossesse.

Carl Schröder (2), après avoir constaté que « *l'atrophie jaune aiguë présente une prédisposition toute particulière à se manifester pendant la grossesse* » , qu'elle « *peut être le symptôme culminant d'une infection septique chez la femme en couches* » , admet, pour la majorité des cas, l'explication de Davidson comme

(1) Auguste OLLIVIER, *Étude sur les maladies chroniques d'origine puerpérale*. (*Archives générales de médecine*, 1873, t. XXI, § 3, p. 567.)

(2) Carl SCHRÖDER, *Manuel d'accouchement*. Traduction de Charpentier, Paris, 1875, p. 342.

étant la plus vraisemblable. « *D'après lui, le fait primitif, c'est un ictère catarrhal, et comme pendant la grossesse l'excrétion des acides de la bile qui agissent d'une façon pernicieuse est entravée dans les reins, cela détermine très facilement pendant la grossesse un empoisonnement général du sang, avec dégénérescence graisseuse consécutive des grandes glandes abdominales et des muscles, en particulier de ceux du cœur.* »

La pathogénie entrait donc dans une phase nouvelle, et cette « *excrétion des acides* » de la bile « *entravée dans les reins, cet « empoisonnement général du sang avec dégénérescence graisseuse consécutive* » , étaient un acheminement vers des théories plus précises. Decaudin (1), dont la thèse si remarquable à plus d'un titre parut en 1878, étudiant la concomitance des maladies du foie et des reins, eut le grand mérite d'attirer l'attention sur l'état des reins dans l'ictère, mais il alla plus loin et décrivit une théorie nouvelle : *la théorie rénale* de l'ictère grave. Sa thèse est d'ordre général, mais elle contient un chapitre spécial, et non le moindre, sur l'ictère des femmes en couches. Decaudin ne veut pas discuter, dit-il, « *la malignité des maladies survenant dans le cours de la grossesse* » ; mais, comme souvent « *chez la femme grosse et en dehors de toute malignité* » il y a coexistence d'une affection rénale avec un foie, sinon malade, du moins modifié, et qu'il faut une cause presque banale pour l'altérer d'une façon notable, au point que l'ictère survienne, il recherche la cause de sa gravité, et il croit la trouver « *dans l'altération concomitante du rein... la puerpéralité unie au génie épidémique dans certain cas, crée sans doute le*

(1) Eug. Decaudin, *Commentaire des maladies du foie et des reins, et en particulier des reins, dans l'ictère. Contribution à l'étude de l'anatomie et de la physiologie pathologique de l'ictère grave. (Théorie rénale.)* Thèse de Paris, 1878, p. 59 et suiv.

danger, cela est vrai, mais il faut ajouter que la grossesse donne souvent lieu à une altération de la fonction rénale. Ne serait-ce pas là souvent le secret de la puerpéralité? »

Voilà donc la question nettement posée : « *Un ictère survenant dans le cours d'une néphrite, c'est là ce qu'offre souvent la femme enceinte atteinte d'albuminurie. Elle est prise subitement d'ictère avec d'autant plus de facilité que son foie est relativement surmené dans la période de gestation.* » Et ce surmenage du foie, c'est l'état graisseux et granité (Laënnec, Tarnier, Blot), c'est la glycosurie à peu près constante au début de la lactation, souvent même avant l'accouchement. C'est un excès de fabrication de l'urée, cause beaucoup plus importante que l'influence nerveuse, la pléthore sanguine, la dyspepsie, la gastro-duodénite, etc., invoquées avec un soin si minutieux par les vieux auteurs et qui sont tout au plus des causes occasionnelles.

Mais l'ictère des femmes enceintes ne reste malheureusement pas toujours un ictère bénin ; il passe facilement à l'état grave, et comme l'atrophie jaune aiguë n'existe pas toujours, comment donner l'explication de ce fait ? Decaudin rejette la malignité (Ozanam), l'intoxication phosphorée (Rokitansky), la sidération du système nerveux (Gubler); il insiste de nouveau sur le surmenage du foie. Pendant cet état d' « *imminence morbide* », une cause banale (embarras gastrique, gastro-duodénite, émotion vive, etc., etc.) peut être l'occasion d'une gêne dans le cours de la bile, et un ictère survenu dans ces conditions passe à l'état grave, « *surtout si le génie puerpéral y ajoute son influence* ». Mais ce génie puerpéral s'efface, aux yeux de l'auteur, devant les altérations rénales, plus fréquentes à mesure que la femme avance vers le terme.

Les idées de Decaudin, furent, à la fin de cette même année 1878, reprises et défendues par Hébert (1), qui se montre, lui aussi, partisan de la théorie rénale. Les reins altérés et ne servant plus à éliminer les produits de désassimilation, tout ictère bénin chez la femme enceinte peut devenir un ictère grave. C'est encore cette lésion rénale qui explique les accidents éclamptiques observés chez les femmes grosses atteintes d'ictère. Comme M. Hervieux, Hébert estime enfin que l'avortement ou l'accouchement prématuré ne sauraient être provoqués dans le but d'imprimer une modification heureuse de la maladie. Car ce sont des moyens qui, en raison dé la marche extrêmement rapide de la maladie, doivent rester impuissants.

L'article Ictère de Bernheim (2) dans le *Dictionnaire encyclopédique des sciences médicales*, est empreint des mêmes idées sur les relations qui existent entre l'ictère et la grossesse. Avec Decaudin et Hébert, Bernheim trouve dans une altération préexistante du foie et des reins la raison de la gravité de l'ictère chez les femmes enceintes. L'insuffisance rénale empêche l'élimination des acides biliaires résorbés et des produits de décomposition liés à l'activité de la glande hépatique. De là la toxémie consécutive à l'ictère simple.

En revanche, M. Rendu (3), dans l'article *Foie* du même dictionnaire, et M. Raymond (4), dans sa thèse d'agrégation (1880), sont beaucoup moins explicites sur cette question

(1) J. Hébert, *Essai sur l'ictère grave dans la grossesse*. Thèse de Paris, décembre 1878.

(2) Bernheim, *Dictionnaire encyclopédique des sciences medicales*. Article *Ictère*. Paris, 1878, 4ᵉ série, t. XV, p. 445.

(3) H. Rendu, *ibid*. Paris, 1878. Article *Foie*, 4ᵉ série, t. II, p. 660.

(4) Raymond, *De la puerpéralité*. Thèse de Paris, 1880, p. 74.

pathogénique. D'accord, l'un et l'autre, pour constater (et en cela ils se conformaient à l'opinion générale) les relations étroites existant entre l'ictère grave et la puerpéralité et l'extrême gravité de cette maladie, déterminant toujours l'avortement et souvent la mort du fœtus, ils le sont encore quand il s'agit d'expliquer la pathogénie de ces relations; il y a une nuance, cependant, dans l'exposé d'une même opinion : en effet, tandis que M. Rendu fait table rase des causes invoquées jusqu'alors, les considérant comme de simples hypothèses et disant que « *la relation pathogénique de l'ictère grave avec la grossesse est encore à découvrir* », M. Raymond se borne à regarder les théories avancées comme inapplicables à tous les cas, et il ajoute : « *Peut-être faudrait-il faire intervenir ici le rôle des lésions rénales sur les maladies du foie, mais ces lésions elles-mêmes sont encore à démontrer, au moins dans la majorité des cas.* »

Mentionnons, en passant, la classification de l'ictère adoptée par M. Queirel (1) dans une note lue, en 1884, à l'Académie de médecine, classification en vertu de laquelle il existerait trois variétés d'ictère :

1° Un ictère du début de la grossesse lié à un état morbide du canal alimentaire;

2° Un ictère très rare de la fin de la grossesse, dû à la compression des canaux sécréteurs.

3° Un ictère, enfin, pouvant se montrer à toutes les époques de la grossesse, et dû à une maladie du foie, lésions qu'il ne spécifie pas, mais qui, elle aussi, est sous l'influence gravide.

---

(1) QUEIREL, *Ictère de la grossesse.* (*Arch. de toxicologie*, 1884, p. 46.)

Arrêtons-nous maintenant sur l'opinion émise par Harley (1) dans son Traité des maladies du foie.

Après avoir constaté, avec les auteurs, *« qu'il existe un rapport évident entre les affections du foie et les modifications apportées à l'économie par la grossesse »*, Harley combat l'opinion de ceux qui vont *« jusqu'à prétendre que la grossesse s'accompagne d'une dégénérescence parenchymateuse du foie »*. Cela, dit-il, *« est contraire à toutes les lois de la nature »*. C'est dans les modifications du sang et du système nerveux qu'il faut rechercher les rapports étiologiques de la grossesse avec les maladies du foie. Il établit une très grande différence entre l'ictère qui survient pendant la grossesse, mais en est indépendant, et l'ictère qui en est le résultat.

Dans le premier cas, c'est l'ictère seul qui devra attirer l'attention ; dans l'autre, ce sera l'utérus qu'il faudra surveiller, car l'avortement ou l'accouchement prématuré en sont la conséquence. *« C'est malheureusement tout ce que nous savons sur ces sujets, car rien ne nous prouve que l'utérus agisse par lui-même d'une façon préjudiciable sur les fonctions du foie, soit mécaniquement, soit physiologiquement. »*

Harley discute ensuite la nature de l'ictère grave. Pour lui, *« l'atrophie jaune aiguë, bien qu'étant une maladie des climats tempérés, est simplement une forme sporadique de l'ictère jaune des tropiques »*. Cette atrophie aiguë a une prédilection pour l'état puerpéral, surtout dans les quatre premiers mois de la grossesse. Cette prédilection ne doit pas induire en erreur et faire prendre l'ictère, auquel l'atrophie donne lieu, pour l'ictère de la grossesse, qui est tout à fait différent. Reste la

(1) G. HARLEY, *Traité des maladies du foie*. Traduit de l'anglais par le Dr Paul Rodet. Paris, 1890, p. 110 et 111.

cause : Harley doute que la dépression morale soit une cause efficiente, et, d'après lui, « *la véritable cause est la pénétration de germes morbides dans l'économie* ». Le pronostic lui semble moins grave qu'on ne le croit généralement ; tous les cas d'atrophie aiguë ne sont pas nécessairement mortels, et l'on voit « *quelquefois les symptômes graves céder graduellement et, comme dans la fièvre jaune, la guérison survenir après une débâcle intestinale* ».

Ce qui n'était qu'une hypothèse très plausible de Harley, à savoir que la véritable cause de l'atrophie aiguë est la pénétration de germes morbides dans l'économie, devint une notion plus exacte et plus précise dans le travail de Girode (1) en 1891. Sur les cinq cas d'ictère infectieux qu'il rapporte, deux, et ce ne sont pas les moins importants, ont trait à des femmes en couches. Ces observations permettent à Girode de conclure à un groupe d'ictères infectieux basés sur l'examen bactériologique, sur l'examen nécropsique, qui montre « *le retentissement direct de l'infection sur le foie, le conflit du micro-organisme et de la cellule hépatique* », si bien que, « *sans absorber toute la pathologie de l'ictère aigu, la notion d'infection paraît appelée à mieux éclairer un certain groupe de cas dans les symptômes fondamentaux, comme dans la phénoménalité accessoire.*

A mesure que les notions d'infection gagnaient du terrain, des auteurs classiques en faisaient l'application à leurs descriptions. Dans son *Traité des maladies de la grossesse et des suites de couches*, M. Vinay (2) (de Lyon) distingue deux modes pathogéniques de l'ictère puerpéral : l'un, par obstacle

____

(1) Girode, *Quelques faits d'ictère infectieux. (Archives générales de médecine*, 1891, t. XXVII, p. 26 et suiv.)
(2) Ch. Vinay, *loc. cit.*, p. 241.

mécanique (calculs, utérus gravide, colon transverse, congestion du foie, influence nerveuse, angiocholite) ; l'autre infectieux, que les recherches bactériologiques entreprises ont permis d'attribuer au *Bactérium coli,* applicable surtout à l'ictère grave, *« qu'il est difficile de considérer autrement qu'une maladie infectieuse et miasmatique »*, et pour lequel *« la grossesse constitue une condition aggravante en raison des modifications de texture qu'elle imprime au foie et au rein »*.

Pour le reste de la description, M. Vinay, comme l'avait déjà fait Tarnier (1), et comme le firent, dans leurs éditions successives, MM. Ribemont-Dessaigne et Lepage (2), admet, avec nombre d'auteurs, trois formes d'ictère : un ictère simple, un ictère épidémique et un ictère grave. Étant données les idées admises aujourd'hui sur l'ictère, il serait peut-être bon de modifier une division purement arbitraire, passible de laisser supposer d'abord qu'il existe une maladie ictère, et que cette maladie peut avoir trois natures différentes : une nature catarrhale, une nature épidémique et une nature grave. Ce sont là des points que nous discuterons au moment voulu.

Enfin, dans cette deuxième période, outre les travaux cités, on a aussi publié, tant en France qu'à l'étranger, un certain nombre d'observations d'ictère puerpéral. Nous n'avons pas la prétention de les avoir toutes recueillies ; cependant leur groupe, auquel viendront se joindre les quelques observations inédites que nous publions nous-même dans ce travail, nous paraît suffisant pour étayer une description d'ensemble des ictères sporadiques chez les femmes en état de puerpéralité.

(1) Tarnier et Budin, *Traité de l'art des accouchements.* Paris, 1886, t. II, p. 75.
(2) A. Ribemont-Dessaignes et C. Lepage, *Précis d'obstétrique,* 1897, p. 676.

CHAPITRE II

Description.

§ Ier

Préliminaires.

Ce chapitre devrait comprendre la description des coliques hépatiques et des ictères pendant la puerpéralité ; mais nous laisserons de côté les premières dont les descriptions antérieures ne laissent rien à désirer, et nous aborderons d'emblée celle des ictères sporadiques.

1° Critique des anciennes divisions. — Nous devons, toutefois, préciser d'abord comment nous comprenons ce mot ictères. Si l'on en juge par l'historique, les nombreuses divisions adoptées par les auteurs montrent sur quelles bases peu solides elles reposaient. Dans la première moitié du siècle, les auteurs distinguaient un ictère *bénin*, un ictère *malin*, voire même un ictère *nerveux*, *grave ou léger* suivant les circonstances. D'après M. Hervieux, il y avait un *ictère deutéropathique*, symptomatique de l'empoisonnement puerpéral, et un *ictère protopathique* essentiel des femmes grosses ; ce dernier pouvait lui-même être subdivisé en trois formes : bénigne, abortive et maligne ou ataxique. Suivant Meunier, l'ictère sporadique bénin devient synonyme de cholémie et l'ictère grave d'acholie. Avec M. Queirel, nouvelle division en trois catégories des ictères : ictère du début de la grossesse lié à un état morbide du canal alimentaire; ictère, très rare, de la fin de la grossesse dû à la compression des canaux excréteurs; ictère enfin, pouvant se montrer à toutes les époques de la grossesse et dû à une maladie du foie qu'il ne spécifie pas, mais laquelle est également sous l'influence gravide. Nous avons enfin la division classique des auteurs modernes en ictère bénin, ictère épidémique et ictère grave.

Ces divisions diverses sont passibles de plusieurs objections. Les premiers auteurs, en effet, ne s'entendent pas bien sur ce qu'ils appelaient ictère bénin, ictère malin ni surtout ictère nerveux. La division de M. Hervieux n'a plus sa raison d'être aujourd'hui, alors que l'ictère grave primitif est considéré comme un type clinique, de plus en plus rare, et que les ictères de la puerpéralité doivent toujours être considérés comme des ictères secondaires à une altération cellulaire préalable. Les divisions de Meunier et de M. Queirel tomberont d'elles-mêmes au chapitre pathogénie, lorsque nous aurons montré comment il faut interpréter la cholémie et l'acholie, comment les causes invoquées par M. Queirel peuvent être rattachées à la seule insuffisance hépatique. Enfin, dernière objection commune à toutes ces divisions, elles sont présentées sous une forme impliquant l'unité, ce qui semble les assimiler à autant de maladies différentes. Or, l'ictère n'est pas une entité morbide définie, comme la pneumonie franche aiguë, par exemple, laquelle se traduit anatomiquement par un bloc d'hépatisation, et cliniquement par des signes stéthoscopiques invariables. C'est un *syndrome,*

dans toute l'acception du terme, c'est-à-dire un groupe de
symptômes se succédant avec une durée et une intensité
variables suivant les circonstances, relevant de la maladie
hépatique causale, relevant du malade lui-même, et capable
de modifier la succession des faits si brusquement, que
l'ictère, en apparence le plus bénin, peut devenir grave, très
grave et mortel; et cela, avec une rapidité telle qu'aujourd'hui, comme autrefois, la parole de Trousseau est
toujours justifiée : « *Il en est de ce symptôme comme de
l'épanchement pleural, on ne peut jamais dire quelle en sera la
terminaison* (1). »

2° CHOIX D'UNE DIVISION. — Telles sont les critiques d'ensemble que l'on peut formuler contre les anciennes divisions de l'ictère de la puerpéralité. Mais nous allons nous
trouver nous-même aux prises avec des difficultés analogues
à celles de nos devanciers. Sans doute, la pathogénie des
ictères a fait de grands progrès depuis plusieurs années. La
théorie de l'insuffisance hépatique, ainsi que nous allons
tâcher de le montrer, est fort séduisante et explique bien la
série des ictères pendant la puerpéralité. Mais, actuellement
du moins, elle ne saurait servir de base à une division définitive, parce que, derrière elle, il y a les causes de cette
insuffisance, et que si nous les connaissons bien dans leurs
deux termes les plus fréquents : les *auto-intoxications* et les
infections, ces deux formules restent encore trop générales,
trop dans le vague, pour que nous puissions baser actuellement sur elles une division étiologique.

L'anatomie pathologique ne saurait nous servir davan-

(1) A. TROUSSEAU, *Clinique médicale de l'Hôtel-Dieu de Paris*, 3ᵉ édit.,
1868, t. III, leçon LXXX, *De l'ictère grave*, p. 277.

tage, car nous ne connaissons pas le degré des lésions correspondant aux différentes variétés d'ictères.

Reste la division clinique des ictères sporadiques en ictères bénins et ictères graves. Ainsi présentée, elle offre une nuance avec la division classique; le pluriel offre au moins sur le singulier l'avantage de montrer qu'il s'agit d'un syndrome et non d'une maladie. Mais, cette nuance mise à part, il faut bien avouer que dans l'un et l'autre cas, les épithètes de bénins et graves sont très factices. Où finit la bénignité? où commence la malignité? La ligne de démarcation est fort difficile à préciser. Certains ictères, aux allures franchement bénignes, deviennent, par une brutale volte-face, rapidement mortels; quelques-uns, dont le pronostic était regardé comme fatal, aboutissent à la guérison; d'autres enfin, s'ils respectent la vie de la mère, tuent le fœtus; le plus souvent ils tuent les deux, si l'on en juge par nos observations. Le côté factice de cette division, nous le rencontrons encore, si, à l'exemple de M. Chauffard (1), nous voulons faire pour les ictères de la grossesse ce qu'il a fait pour les ictères en général, c'est-à-dire appeler *ictères bénins* ceux dans lesquels *la perméabilité rénale sera conservée,* avec persistance au moins partielle ou même exaltation des fonctions chimiques de la cellule hépatique, et *ictères graves,* ceux dans lesquels *le filtre rénal deviendra insuffisant* avec altération cellulaire anatomique et fonctionnelle plus ou moins rapide et définitive. Or, la perméabilité rénale n'a pas toujours été signalée dans nos observations, et d'ailleurs elle nous semble devoir être subordonnée à l'altération cellulaire anatomique et

(1) A. Chauffard, *Loc. cit.*, p. 742.

fonctionnelle, subir les fluctuations de l'état de la cellule, se rétablissant parce que les produits livrés par elle deviennent moins nocifs, s'aggravant dans le cas contraire. Nous reviendrons plus tard sur ce sujet. Faisons seulement remarquer, pour l'instant, que, faute de pouvoir se rendre compte de l'état de la cellule hépatique et de faire un triage exact des causes toxiques ou infectieuses qui, chez la femme en état de puerpéralité, contribuent à l'œuvre de l'altération ou de la destruction cellulaire, force nous est de conserver la vieille division des ictères en ictères bénins et ictères graves, division d'attente qui disparaîtra sans doute, le jour où tous les états pathologiques, que l'on groupe aujourd'hui sous l'étiquette générale d'auto-intoxication gravidique, seront rattachés à leur véritable cause.

Cette première partie de notre description terminée, nous ferons un tableau plus rapide des ictères pendant les suites de couches. Nous n'établirons pas une différence de nature entre ces deux catégories d'ictères, car il n'y en a pas; et qu'il survienne pendant les suites de couches ou pendant la grossesse, l'ictère est toujours un ictère vrai. Nous n'admettrons pas davantage avec M. Hervieux un ictère *deutéropathique* symptomatique de l'empoisonnement puerpéral et un ictère *protopathique* essentiel des femmes grosses, puisque tous les ictères de la puerpéralité doivent être considérés comme des ictères secondaires. Toutefois, malgré ces analogies capitales, il y a forcément des dissemblances résultant du passage d'un état à l'autre : les suites de couches ne sont plus la grossesse. Survienne de l'ictère dans ces conditions, il est bien évident que les modifications apportées dans l'organisme pendant la grossesse continueront d'exercer leur influence pendant quelque temps encore après l'accouchement; mais si ce même ictère se déclare au cours d'une infection puerpérale, par exemple, les rapports de ces deux états pathologiques ne seront pas sans avoir l'un sur l'autre une action réciproque qu'il est intéressant de connaitre.

§ II

Description des ictères pendant la grossesse.

Sur nos 52 observations d'ictères pendant la puerpéralité, 39 sont des cas d'ictères pendant la grossesse; les 13 autres appartiennent à la période des suites de couches.

Les 39 cas d'ictère pendant la grossesse peuvent être subdivisés eux-mêmes en deux catégories, suivant qu'ils ont été ou non suivis de la guérison (13 cas) ou de la mort de la femme (26 cas). Les premiers seront donc les ictères bénins; les seconds, les ictères graves.

A

Ictères bénins.

1) ÉTIOLOGIE. — Les ictères bénins peuvent se manifester à tous les âges de la grossesse à partir du troisième mois. Dans nos observations nous les avons relevés :

2 fois du 3e au 4e mois,

5 fois du 4e au 5e mois,

4 fois du 7e au 8e mois,

2 fois dans les derniers mois.

Les jeunes femmes sont les plus atteintes ; l'ictère apparaît ordinairement de 19 à 25 ans. Il se manifesta même, dans l'observation de Harley, à 14 ans et 9 mois. L'âge permet d'entrevoir quelle sera la *parité;* et en effet, les malades atteintes sont surtout des *primipares :* 8 fois sur 13. Deux de ces femmes étaient une IIpare et une IIIpare, mais toutes deux avaient eu les mêmes accidents à leur première grossesse. Sur les 5 cas restants, deux fois, la parité n'a pas été signalée, si bien qu'à la rigueur, nous pourrions les considérer comme Ipares. Les trois autres femmes étaient une IIpare, une VIIpare et une XIIpare.

Chez les primipares, la *grossesse* a été le seul facteur étiologique (cause mise en doute par J. Meunier). On a signalé aussi le surmenage physique et moral (Le Duc) ; une infection probable du tube digestif (Frerichs) ; une visite à une famille dans laquelle tous les membres avaient la jaunisse (Nelson). Notons, en passant, cette particularité qui est en contradiction avec les données classiques sur la contagion de l'ictère. Dans la moitié des cas, les femmes ne présentaient aucune maladie antérieure ; dans l'autre moitié,—outre les maladies de l'enfance, — la variole, la fièvre typhoïde, des rhumatismes, des fièvres quartes ont été signalées ; la XIIpare avait travaillé 7 ans dans une manufacture de tabacs ; la VIIpare avait présenté à sa 6ᵉ grossesse de l'albuminurie et de l'éclampsie terminées par la guérison.

2) SYMPTÔMES. — *a) Début.* — Ce début est tantôt *brusque,* tantôt *accompagné de symptômes divers* et surtout de symptômes digestifs.

L'ictère peut être la première manifestation des accidents, et s'installer d'emblée chez une femme dont la grossesse s'était jusqu'alors très bien passée et qui s'aperçoit par hasard de sa jaunisse, sans la moindre douleur hépatique concomitante, sans aucun trouble de la santé générale. Dans un cas de M. Champetier de Ribes, cependant, la malade avait remarqué, plusieurs jours avant l'apparition brusque de son ictère, la teinte foncée de ses urines et la décoloration de ses garde-robes, fait d'ailleurs classique. D'autres fois, c'est une douleur hépatique aiguë subite, c'est une violente douleur épigastrique avec diarrhée et vomissements qui ouvrent la scène et que suit de très près un ictère plus ou moins accusé.

Lorsque l'ictère est précédé de prodromes, ce sont le plus souvent des *troubles digestifs*. Ici, la malade est sujette aux attaques bilieuses et syncopales; là pendant des semaines et même des mois, des nausées, des vomissements incessants alimentaires bilieux ou muqueux précèdent l'ictère; à ces vomissements peut succéder une période d'accalmie, en général, de courte durée; mais bientôt reparaissent des troubles dyspeptiques variés, de la gastralgie, des coliques. Dans certains cas (obs. de Frerichs) les troubles digestifs affectent les allures d'un état gastrique infectieux. Les malades ont des frissons, de la céphalalgie, de la fièvre; l'épigastre et l'hypochondre droit deviennent sensibles à la pression; le foie est augmenté de volume et douloureux, la rate molle et tuméfiée, et finalement apparaît l'ictère.

b) État. — L'*ictère* se réduit rarement à une teinte subictérique; d'ordinaire il est assez foncé, depuis la teinte jaune citron jusqu'au jaune verdâtre; il envahit les conjonctives et les sclérotiques, les gencives, les muqueuses sublinguale et palatine, la peau des diverses parties du corps. La *douleur* n'est pas un fait constant; elle peut même manquer complètement pendant toute la durée des accidents. Quand ceux-ci ont débuté par une douleur hépatique ou épigastrique aiguë et subite, la douleur spontanée ou provoquée continue parfois, ou au contraire diminue sensiblement; dans certains cas, la douleur très vive ne reste pas localisée à la région gastro-hépatique, elle s'irradie dans le dos et dans l'épaule. Parfois, les malades ont une sensation de gêne, de fatigue, de l'engourdissement, des fourmillements dans les membres et aussi des démangeaisons.

Le *volume* du foie, quand il est signalé, peut être fort difficile à déterminer par suite de la tension des parois et du tympanisme qui rendent la palpation extrêmement délicate. En général, dans les ictères bénins, le foie est plus ou moins augmenté de volume et il dépasse de un ou deux travers de doigt le rebord des fausses côtes. C'est donc une circonstance favorable si l'on en juge par les lignes suivantes de Hanot (1) : « *Dans les maladies hépatiques autres que le cancer, l'augmentation de volume de l'organe est souvent un indice plus favorable que son atrophie.* » On peut le vérifier, d'ailleurs, en lisant quelques-unes de nos observations dans lesquelles cette augmentation de volume a été signalée. Dans ces cas, la guérison a eu lieu sans entraîner d'avortement ni d'accouchement prématuré, tandis que dans d'autres cas où le foie n'était ni douloureux ni augmenté de volume, mais plutôt petit, l'accouchement prématuré eut lieu. Ce qui ne veut pas dire, évidemment, que la diminution de volume du foie fut la cause directe de l'accouchement prématuré ; mais ce qui

(1) V. Hanot, *Considérations générales sur l'ictère grave.* (*Semaine médicale*, 5 août 1893, n° 47, p. 376.)

veut dire, en revanche, qu'au point de vue clinique, il est possible de tirer, de l'état de volume du foie, des déductions pratiques intéressantes, concernant le pronostic pour la mère et pour l'enfant.

En même temps que l'imprégnation des muqueuses et des téguments par le pigment biliaire — symptôme constant, — la douleur et les variations de volume du foie — symptômes inconstants, — les nausées et les vomissements qui avaient précédé ou accompagné l'ictère continuent ou bien cessent complètement. La bouche est pâteuse et amère, la langue saburrale. La constipation est beaucoup plus fréquente que la diarrhée, et les matières fécales, le plus souvent décolorées, sont grisâtres comme du mastic.

Les urines peuvent conserver leur taux normal ou bien être rares. Mais elles ont toujours une coloration foncée, acajou, et tachent le linge. Elles présentent la réaction classique de Gmelin, peuvent contenir de l'albumine et s'accompagner d'un œdème plus ou moins marqué des membres inférieurs. Enfin, l'imprégnation biliaire peut s'étendre à la sécrétion lactée (obs. Hervieux), au liquide amniotique et au placenta (obs. Duplain et Bergeret).

Les symptômes suivants ont été signalés beaucoup plus rarement. Tels sont : une toux convulsive et une respiration précipitée sans altération bronchique ou pulmonaire; des impulsions très énergiques des battements du cœur perceptibles à la région précordiale; la lenteur du pouls à la période terminale de l'ictère (2 obs. d'Hervieux), lenteur beaucoup plus rare que l'accélération des pulsations artérielles; la vision jaune qui persiste toute la durée de la maladie (Nelson); les démangeaisons (Duplain et Bergeret). Enfin, dans une des observations de M. Champetier de Ribes, à l'ictère succéda l'apparition de taches jaunâtres, irrégulières, non surélevées, à surface plissée, inégalement réparties sur la région thoracique antérieure et la base du cou et non prurigineuses. Suivant les observateurs, l'éruption avait l'aspect du pityriasis et persista jusqu'à la fin de la grossesse.

3) MARCHE, DURÉE, TERMINAISON. — Dans la moitié des cas, environ, les ictères bénins de la grossesse ont une marche analogue à celle des ictères infectieux bénins. Après un début très tapageur, lequel peut être fébrile ou n'être que l'exagération des phénomènes sympathiques du début de la grossesse, les malades, de jeunes primipares en général, terminent leur ictère en quatre semaines environ, conduisent leur grossesse jusqu'à terme et guérissent.

A côté de ces formes bruyantes et à terminaison heureuse, se place une catégorie d'ictères, qui, sans entraîner la mort de la mère, aboutissent cependant à l'avortement ou à l'accouchement prématuré. Un des types les plus intéressants de cette catégorie est constitué par des ictères que nous pourrions appeler *à répétition*, mot n'impliquant aucune communauté avec ce qui a été décrit sous l'étiquette d'ictère à rechute, ou maladie de Weill, et dont nous retrouverons d'autres exemples encore dans la description des ictères graves. La répétition peut porter d'abord sur une succession de grossesses. Tel est le cas de l'observation de Duplain et Bergeret dans lequel une IIIpare de 25 ans eut deux attaques d'ictère au cinquième mois de ses deux premières grossesses, suivies de deux avortements à cinq mois et cinq mois et demi. Enceinte pour la troisième fois, la malade redevint ictérique à quatre mois. Mais, contrairement à ce qui s'était passé les fois

précédentes, l'avortement n'eut pas lieu immédiatement.
Malgré un état général mauvais (amaigrissement, anorexie, etc.), le foie resta normal, et le traitement (laxatifs,
diurétiques et eau de Vichy) sembla améliorer la malade, qui
arriva ainsi jusqu'aux environs du septième mois. A ce
moment, l'état général redevint mauvais, et l'accouchement
prématuré eut lieu. Les suites immédiates furent normales.
Pendant sept mois, cette jeune femme put reprendre ses
occupations, quand, passé ce laps de temps, fatiguée et
démoralisée, la malade, dont l'ictère n'avait jamais complètement disparu (et c'est ici que le mot de Trousseau peut trouver son application), fut prise de vomissements et de signes
d'une « hépatite aiguë ». Quinze jours après, elle succombait
avec de l'ictère généralisé, de la fièvre, du délire et une ascite
considérable.

La *répétition* de l'ictère peut porter non seulement sur une
succession de grossesses, mais encore sur l'évolution d'une
même grossesse. L'observation recueillie par M. Pissavy, dans
le service de M. Barth à l'hôpital Necker, en est un intéressant exemple. Il s'agit, cette fois, d'une IIpare de 27 ans,
dont l'ictère de la première grossesse avait débuté par des
vomissements, persista plusieurs mois et détermina un
accouchement prématuré à huit mois. Bien rétablie et de
nouveau enceinte, elle eut à trois mois et demi, à quatre mois
et demi et au neuvième mois de cette deuxième grossesse,
trois crises d'ictère dont la gravité allait s'atténuant sous
l'influence du traitement suivi à Necker, et finalement elle
vint accoucher à terme à la clinique Baudelocque. Nous
reviendrons sur cette observation à propos du *Traitement*.

Parfois, il n'y a pas eu d'ictère à une précédente grossesse, mais un état pathologique offrant, comme nous le montrerons plus loin, certaines affinités avec l'ictère, et caractérisé par de *l'albuminurie et de l'éclampsie*. Ainsi dans l'observation de Caradec, une VIIpare après douze jours d'un ictère survenu au cinquième mois avec foie gros, douloureux, céphalalgie et mauvaise dépuration rénale, est prise de vomissement bilieux, devient très agitée, et tombe dans un état comateux, tableau symptomatique qui fait craindre à l'entourage une mort imminente. L'avortement survient alors; une détente générale lui succède, et bientôt la guérison complète. L'amélioration se produit quelquefois à la suite d'une grosse débàcle intestinale (Nelson).

Il est des cas enfin dans lesquels l'accouchement prématuré suit de très près (*trois à cinq jours* au plus) l'apparition de l'ictère. Ce sont des cas bénins dont l'évolution ressemble, par plus d'un point, à celle des ictères graves; ou bien encore ce sont des cas dans lesquels l'étiologie semble avoir joué un rôle prépondérant; dans l'observation de Chamberlain, la brusquerie du début, l'ensemble des symptômes et l'aspect typhoïde lui avaient fait porter le diagnostic d'atrophie aiguë avec pronostic fatal, quand l'accouchement prématuré mit progressivement fin aux accidents. Dans leurs observations, Le Duc et Nelson font intervenir, dans la genèse des accidents ictériques, le premier, l'influence déjà lointaine de l'épidémie de 1871; le second, l'influence de la contagion (?), puisque l'ictère fut consécutif à une visite faite à une famille dont tous les membres avaient la jaunisse. Dans le premier cas, la notion de l'infection et de l'épidémicité se trouverait confirmée; dans le deuxième; la notion de la contagion se trouverait posée. Nous n'avons pas à conclure sur un fait aussi peu probant que celui de Nelson. Qu'il nous suffise de signaler la soudaineté possible de l'accouchement prématuré ou de l'avortement dans les cas analogues.

Lorsque les enfants naissent dans les deux derniers mois, ils peuvent vivre et se développer dans les conditions ordinaires. Dans l'une des observations de M. Champetier de Ribes le fœtus pesait 1,950 grammes à la naissance. Mis dans une couveuse, il était relativement en bon état, à sa sortie de l'Hôtel-Dieu. Dans l'observation de M. Pissavy, l'enfant pesait 3,220 grammes; il ne s'était donc nullement ressenti des crises d'ictère à répétition subies par la mère.

En résumé, on peut trouver tous les degrés et une marche des plus variées dans cette première catégorie d'ictères : depuis ceux qui évoluent à la façon des ictères catarrhaux, traduisent un faible degré d'insuffisance hépatique et entravent ou n'entravent pas l'évolution de la grossesse; depuis les ictères à répétition, jusqu'à ces ictères, graves d'allures, manifestations d'une altération cellulaire, sans doute voisine d'une destruction complète, et qui se terminent quand même, par la guérison de la femme après l'avortement ou l'accouchement prématuré. Tous ces ictères sont autant d'anneaux d'une chaîne dont les derniers sont représentés par les ictères graves que nous allons maintenant décrire.

B

Ictères graves.

Si les ictères graves ne sont que les degrés ultimes de la série des ictères, nous devons retrouver dans leur étiologie, leur mode de début et leur évolution tout entière, beaucoup d'analogie avec les précédents. Nous serons donc dans la nécessité de faire des redites ; par contre, les relations étroites qui existent entre ces deux catégories d'ictères n'en apparaîtront que mieux.

1) Étiologie. — Les ictères graves peuvent survenir au cours de la grossesse, à tous les âges. A ce point de vue, nos 26 cas se décomposent de la façon suivante :

1 fois à 6 semaines,

1 fois à 3 mois,

2 fois à 4 mois 1/2,

2 fois du 5e au 6e mois,

4 fois du 6e au 7e mois,

8 fois du 7e au 8e mois,

4 fois du 8e au 9e mois.

Dans 4 observations, l'époque d'apparition des accidents hépatiques, par rapport à la grossesse, n'a pas été signalée. C'est donc à partir du 6e mois, et surtout du 7e au 8e, que les ictères graves sont les plus fréquents.

Ici encore, ce sont les *jeunes* femmes qui payent le plus large tribut à la maladie et aussi les *primipares*. En effet, sur nos 29 cas, 18 fois la parité est précisée. Nous trouvons 11 primipares et 7 multipares ; les ictères graves ont éclaté :

9 fois chez des primipares.

1 fois chez une IIpare ayant eu, lors de sa première grossesse, un ictère intense terminé par un avortement de 2 mois.

1 fois chez une IVpare dont les précédentes grossesses peuvent se résumer de la façon suivante : 1re *grossesse* précédée d'une crise d'ictère. Évolution normale, accouchement à terme.

2° *grossesse*. Ictère au 3ᵉ mois ; avortement à 3 mois 1/2.

3ᵉ *grossesse*, normale, accouchement à terme d'un enfant vivant. Mais la malade avait suivi pendant toute la durée de la grossesse un régime sévère dirigé contre les accidents hépatiques.

4ᵉ *grossesse*. La malade ne suit aucun traitement. Ictère à 5 mois 1/2. Avortement. Mort avec symptômes d'angiocholite infectieuse.

4 fois chez des IIpares, dont une seulement avait accouché la première fois à terme, et dont les trois autres avaient avorté.

2 fois chez des IIIpares.

1 fois chez une IVpare.

Sur les 8 cas restants :

3 fois la parité n'a pas été signalée par les observateurs ; mais, en raison de l'âge de ces femmes : 17 ans et 2 fois 20 ans, il est permis de les considérer comme des primipares.

3 fois encore la parité n'a pas été signalée ; mais les femmes étaient un peu plus âgées : 2 fois 25 ans et 1 fois 35 ans.

2 fois enfin, il n'a été fait mention ni de l'âge ni de la parité.

On le voit donc, la *primiparité*, joue aussi un grand rôle dans l'étiologie des ictères graves, même en ne tenant pas compte des cas douteux qu'il est cependant logique de ranger dans cette catégorie.

Dans 15 cas sur 26, la grossesse a été le *seul* facteur étiologique. Parmi les autres causes, outre la grossesse, l'alcoolisme a été signalé trois fois : il était très net dans notre observation, très problématique dans les deux autres. Passons rapidement sur des causes aussi banales que les émotions, les contrariétés, le froid, l'humidité, etc., et notons, dans un certain nombre d'observations, la coexistence de l'albuminurie et de l'éclampsie avec les ictères graves sur laquelle nous aurons à revenir plus loin.

2) SYMPTÔMES. — *a*) *Début*. — Les ictères graves de la grossesse peuvent éclater brusquement ou s'installer plus ou moins insidieusement. Mais, quel que soit ce début, il y a presque autant de modalités que de cas. Signalons seulement les principales :

L'ictère peut apparaître avant tout autre symptôme, et pendant sept à huit jours conserver les allures de certains ictères bénins (perte d'appétit, constipation, etc.). Dans l'observation de Kastagree, la malade eut une véritable obstruction intestinale qui dura 6 jours.

Parfois, il est précédé, pendant trois ou quatre jours, des symptômes d'un catarrhe aigu de l'estomac; ou bien, il l'a été, quelques jours ou même une semaine avant, d'une violente douleur au creux de l'estomac, comparable à la douleur épigastrique de Chaussier.

Ailleurs, c'est une tertipare de 34 ans, qui, arrivée au septième mois de sa grossesse, reste deux heures sous une pluie battante, est prise le soir même de douleurs épigastriques et de vomissements, tombe la nuit dans le coma, et présente le lendemain une série d'attaques d' « éclampsie » et une teinte subictérique, qui se transforme bientôt en un ictère généralisé très prononcé. (Thèse de Decaudin.)

Lorsque les ictères graves débutent insidieusement, c'est, d'ordinaire, chez des femmes déjà malades depuis un temps plus ou moins long, ou chez lesquelles le surmenage poussé au delà de certaines limites a créé un *locus minoris resistentiæ* spécial devenant presque l'équivalent d'une maladie.

Une malade de Frerichs, IVpare de 33 ans, affaiblie par un squirrhe du sein, en butte à des émotions vives répétées, redevient enceinte, et, au cours de sa grossesse, a des accès répétés de lumbago consécutifs, sans doute, à des mouvements brusques. Cet état se prolonge, et en dernier lieu surviennent des douleurs hépatiques, puis l'ictère.

Une autre, dès le début de sa première grossesse, présente de l'anasarque, de l'albuminurie et des troubles dyspeptiques. Au bout de trois semaines de cet état, elle est prise brusquement d'un violent frisson, de douleurs dans l'hypochondre droit, de vomissements bilieux et d'ictère. (Obs. Cénas.)

Une « fille sans profession et de mœurs faciles » (th. Decaudin) se fait avorter une première fois, et, de nouveau enceinte, elle se livre à des excès de tout genre, fait une nouvelle tentative d'avortement, suivie de plusieurs métrorrhagies. Presque en même temps apparaissent de l'albuminurie et un ictère intense.

La femme de notre observation, primipare de 32 ans, alcoolique avérée, eut pendant toute sa grossesse des vomissements abondants et biliaires, et des troubles de la digestion plus ou moins intenses, suivis d'une accalmie passagère vers le milieu de la grossesse ; mais, dans les deux derniers mois, ces malaises prirent un caractère d'acuité extrême, et d'abondantes épistaxis eurent lieu presque chaque soir avant l'apparition de l'ictère.

b) État. — Les ictères graves ne comportent pas nécessairement une coloration tégumentaire très accusée. Il y a même dans cette imprégnation biliaire des tissus des différences d'intensité et des fluctuations assez grandes. Tantôt l'ictère reste pendant toute la durée de l'évolution à l'état de subictère ; tantôt le subictère du début se généralise subitement et devient très foncé. Ici, l'ictère, très foncé d'abord, pâlit et devient de moins en moins intense ; là enfin, foncé d'emblée, il reste tel jusqu'à la terminaison fatale.

La douleur hépatique a rarement les caractères d'une douleur aiguë et spontanée. Elle siège, soit au niveau du seul hypochondre droit, soit au niveau des deux à la fois, y compris la région épigastrique ; elle n'est guère perceptible qu'à la pression sous forme d'un peu de sensibilité cutanée.

Dans plusieurs observations, le volume du foie n'a pas été signalé. En règle générale, il est sensiblement diminué. Frerichs, dans l'une de ses observations, trouve seulement 3 centimètres de matité suivant la ligne axillaire, et mentionne que la sonorité intestinale se confond avec la sonorité pulmonaire. Woillez fait la même remarque ; et nous-même n'avons trouvé chez notre malade qu'un degré de matité insignifiant suivant la ligne mamelonnaire. Ces constatations cliniques sont d'ailleurs corroborées par le résultat des autopsies ; dans la très grande majorité des cas, le foie est trouvé plus ou moins atrophié, plus ou moins refoulé sous les côtes. Il faut y attacher une grande importance au point de vue du pronostic : « *Je vous conseille,* disait Hanot (1), *lorsque vous serez en présence d'un malade atteint d'ictère grave, de déterminer exactement le volume du foie, et cette constatation sera une des principales assises de votre pronostic.* »

Les symptômes relevant de l'appareil digestif ne sont pas constants ; et dans la moitié des cas environ, les symptômes

____

(1) V. Hanot, *Semaine médicale,* 1893, p. 376.

nerveux absorbent, à eux seuls, toute l'attention. Dans l'autre moitié, il y a des nausées et des vomissements : ou bien préexistant à l'ictère, et se continuant avec lui ; ou bien éclatant subitement avec les autres symptômes. Ces vomissements peuvent se réduire à un seul, tout à fait *initial* (obs. de Cénas), ou au contraire *terminal* (obs. d'Ozanam). D'ordinaire, ils se répètent, avec une intensité d'autant plus grande que la mort est plus proche. Leur aspect est très variable : dans certains cas, ils sont muqueux ; de couleur plus ou moins sale ou plus ou moins noirâtre ; dans d'autres, ils sont franchement biliaires. Ailleurs, ce sont des matières alimentaires semblables à des prunes crues (Frerichs). Quelquefois, ce sont de véritables hématémèses. La constipation est la règle. Nous n'insisterons pas sur la décoloration classique des fèces qui peut précéder l'apparition de l'ictère. Parfois, les garde-robes sont fortement teintées par la bile, comme il arrive dans les ictères pléiochromiques.

L'état de la perméabilité rénale doit être envisagé à un double point de vue :

1) Au point de vue de la quantité des urines.

2) Au point de vue de la qualité des urines.

1) *Au point de vue de la quantité*, il peut y avoir tous les degrés : depuis le taux normal jusqu'à l'oligurie et l'anurie la plus complète ; dans nos observations, nous relevons les chiffres de 500 grammes, 350 ou même 50 grammes contenus dans la vessie. Il est bon, toutefois, de songer à la possibilité de la *rétention d'urine*, dont l'explication est très naturelle chez une femme enceinte et plongée dans le coma, qui se trouve placée, de ce double chef, dans toutes les conditions pour ne pas uriner du tout. C'est ainsi que chez la

malade de notre observation nous retirâmes, par le catéthérisme, *un litre* d'urine qui séjournait dans la vessie depuis
vingt-quatre heures.

2) *Au point de vue de la qualité,* les urines ont le plus
souvent l'aspect rouge foncé; et le réactif de Gmelin y décèle
la présence des pigments biliaires. Dans ce cas, elles renferment des proportions variables d'albumine, depuis de
simples traces (0 gr. 20 par litre dans notre observation)
jusqu'à des flots (Decaudin). Les observations de Frerichs,
de Harley et de Duncan mentionnent la présence de produits d'oxydation incomplète comme la leucine et la tyrosine. Le taux de l'urée n'a généralement pas été signalé; il
était de 6 gr. 40 par litre seulement (obs. personnelle). La
recherche de l'urobiline avait été négative dans cette même
observation; elle ne pouvait être faite dans les autres, la
connaissance de l'urobiline étant postérieure à la plupart de
ces observations.

Les hémorrhagies, abstraction faite de celles qui sont liées
à l'accouchement, ne seraient pas très fréquentes. Nous
avons noté cependant des pétéchies; des plaques ecchymotiques plus ou moins nombreuses; des hématémèses; des
épistaxis fréquentes (obs. personnelle).

Les symptômes nerveux constituent le principal appoint
dans la symptomatologie des ictères graves. Ils peuvent être,
en effet, les seules manifestations du syndrome et embrasser
tout à la fois le début, la période d'état et la terminaison.
Ils se résument en deux mots : agitation et coma. Nous
décrirons en même temps la céphalalgie, tellement liée,
quand elle existe, aux symptômes nerveux, que nous n'avons
pas cru devoir l'en séparer.

La céphalalgie existe dans la moitié des cas environ. Elle peut être précédée de tristesse et d'abattement (Frerichs). Plus rarement, elle s'accompagne de courbature générale (Parish), ou de douleurs névralgiques dans les membres inférieurs, le dos et le bassin (Green). Elle peut revêtir des allures telles que l'entourage croit à une fièvre cérébrale (Ozanam). C'est qu'en effet, cette céphalalgie est violente, *intense*, disent la plupart des observateurs, sans localisation spéciale d'ordinaire, parfois, cependant, frontale ou occipitale. Elle peut persister avec la même intensité ou bien subir des alternatives d'apaisement et de recrudescence, alors atroce. Quand elle existe, elle est le signe précurseur de la période d'agitation.

Celle-ci revêt les formes les plus variées. Telle malade prononce à haute voix des mots vides de sens; telle autre pousse des cris et gesticule. Celle-ci veut quitter son lit en exécutant une série de mouvements désordonnés. Celle-là *« couchée sur son lit roulait, çà et là, en gémissant et proférant des paroles qui exprimaient sa souffrance, les yeux fermés »* (Kastagree). Le délire n'est pas constant; et au milieu de l'agitation la plus complète, certaines femmes conservent la connaissance, continuant de gémir et traduisant leur état douloureux par des réponses impatientes. Quelquefois, il affecte la forme de rêvasseries (Duncan), et de violentes convulsions avec torsions, contracture des membres, soubresauts des tendons, peuvent traduire l'extrême degré d'intoxication de l'organisme.

La mort peut survenir dans ces conditions; mais ces cas sont rares, et, le plus souvent, les malades passent de la période d'agitation à la période comateuse de deux façons

différentes. Ou bien, brutalement, à l'agitation la plus dés-
ordonnée succède l'anéantissement le plus complet. C'est
une véritable sidération ; l'effondrement cérébral s'achève
« *dans une tourmente qui, à elle seule, a tout brisé* » . Ou bien,
la transition se fait insensiblement : à l'agitation et au délire
succèdent un calme trompeur, l'immobilité et la somnolence. A de rares intervalles apparaissent encore quelques
mouvements convulsifs dans les muscles du visage, du cou
et des membres, pareils à ces éclairs de plus en plus espacés
qui terminent un violent orage. La malade de Kastagree,
déjà nommée, n'avait déjà plus conscience quand elle se
soulevait « *pour arranger ses vêtements* » , et elle descendait
du lit pour uriner, « *comme mue par l'impulsion instinctive
de l'habitude, gardant tout le temps les yeux fermés* » . Enfin,
l' « *édifice lézardé* » s'effondre définitivement, et le coma est
complet.

Dans cet état, la respiration est stertoreuse, saccadée,
bruyante, sans accélération notable, coupée parfois de
spasmes de la glotte (Green) et de hoquet (Duncan). Elle
peut présenter (Cénas) « *une inspiration brusque suivie d'une
pause, puis une expiration également brusque et courte, suivie
d'une autre pause* » , type respiratoire que l'on retrouve encore
dans une observation de Frerichs. L'état de la respiration ne
répond pas à une lésion pulmonaire. Le plus souvent, les signes
stéthoscopiques sont négatifs, si l'on en excepte une malade
de Frerichs qui mourut avec les symptômes d'un œdème
aigu des poumons, et celles de Cénas et de M. A. Robin (in
Decaudin) qui présentaient quelques râles à l'auscultation.

Avec pareil tableau, on peut prévoir ce que sera l'aspect
et l'état général de la malade. A part les cas où un frisson

plus ou moins violent a ouvert la scène, et où la température initiale était de 38° à 39°, le plus souvent, la température reste voisine de la normale. Il peut y avoir aussi de l'hypothermie. La bradycardie a été exceptionnellement notée dans nos observations. Le pouls, tantôt régulier, tantôt irrégulier, subit nombre de fluctuations ; en général, il oscille entre 80 et 120 pulsations, pour monter dans certains cas à 140, 150 et même 170 pulsations par minute. Le facies peut être rouge et vultueux au début des accidents ; mais, avec le coma, il devient pâle. La peau froide et mollasse se couvre de sueurs visqueuses au moment de la mort. Rarement les yeux demeurent grands ouverts, les pupilles normales. Quelquefois, la vue est troublée, le regard est altéré, fixe, stupéfié. En général, les yeux restent fermés, et si on soulève la paupière pour constater l'état de la pupille, on trouve beaucoup plus souvent de la mydriase que du myosis.

3) MARCHE, DURÉE, TERMINAISON. — L'ictère, les hémorrhagies et les symptômes nerveux, qui constituent la triade symptomatique de l'ictère grave, n'apparaissent pas toujours en même temps. Les hémorrhagies ne seraient pas constantes, si l'on en juge par la lecture des observations ; ou peut-être n'ont-elles pas été toujours mentionnées. En principe, dès lors que les phénomènes nerveux ont fait leur apparition, quel que soit le mode de début, la marche, pour tous les cas, est sensiblement la même : en 3, 4 ou 5 jours, la mort a lieu dans le coma, rarement dans la période d'agitation. Début brusque, marche suraiguë en 3 à 5 jours, mort : tels sont les trois termes qui résument toute la marche d'un certain nombre d'ictères graves. Mais ils peuvent affecter d'autres allures qu'il est très important de bien connaître

aussi. Pendant une à trois semaines, ou même davantage, l'ictère se comporte à la façon des ictères bénins, et rien ne fait supposer aux malades ni à leur entourage qu'elles sont en imminence de danger, quand brusquement les accidents graves surviennent et les emportent en 3 ou 4 jours, quelquefois même subitement. L'observation de Barnes mérite, à ce point de vue, une mention particulière. La malade, en effet, en dehors de l'ictère et des troubles digestifs, ne présentait aucun symptôme net d'une lésion hépatique avancée. Elle parut même se rétablir; l'accouchement eut lieu à terme, sans présenter d'autres particularités qu'un peu de lenteur et de faiblesse du pouls et une très légère hémorrhagie, quand, brusquement, et contre toute attente, la malade mourut dans les 24 heures qui suivirent l'accouchement. Quelle a été la part exacte du foie dans cette mort subite? Elle est difficile à préciser, puisque l'autopsie n'a pas eu lieu; mais elle caractérise fort bien la traîtrise de certains ictères aux allures bénignes, sans qu'il soit possible d'en soupçonner la gravité. Seconde et pleine justification de la parole de Trousseau.

Les *ictères à répétition* que nous avons décrits avec les ictères bénins ont aussi quelquefois une terminaison fatale. Dans l'observation de Duncan, la femme fit un avortement de deux mois (suppose-t-on), à la suite d'une première attaque d'ictère. Dès le début de la deuxième grossesse, elle fut prise de maux de tête et surtout de vomissements continuels qui durèrent cinq semaines. Sur ces entrefaites, apparut l'ictère; l'imprégnation biliaire fut peut-être moins accusée qu'à la première attaque; mais l'ensemble des symptômes prit bientôt une telle gravité qu'on jugea opportun de proposer l'avortement. La malade s'y refusa et mourut trois jours après. Dans les deux observations de Caradec, la *répétition* porta sur la même grossesse : une IIpare de 25 ans, dont la première grossesse avait été quelque peu pathologique, et une primipare de 19 ans, résistèrent à une crise hépatique avec ictère survenue au sixième mois et au septième mois. Les mêmes accidents, bénins lors de la première crise, reparurent au neuvième mois, entraînant, cette fois, et l'accouchement prématuré et la mort.

En règle générale, les ictères graves le sont d'emblée ; mais ils peuvent se cacher sous des apparences d'une bénignité trompeuse. Leur terminaison a lieu, d'ordinaire, suivant la progression suivante : *rarement* dans le calme, *quelquefois* dans la période d'agitation, dans un effort de vomissement par exemple, *le plus souvent* dans le coma.

Les ictères graves, en frappant la mère, frappent aussi le fœtus ; l'avortement et l'accouchement prématuré sont la règle, et la soudaineté des accidents est parfois telle que la mort peut survenir avant que l'accouchement ait eu le temps de s'effectuer. Dans ces conditions, il est bien évident qu'il ne faut pas s'attendre à rencontrer ni un mécanisme ni un travail régulier ; c'est, en effet, un état voisin de l'anarchie dans tout le chapitre de l'accouchement. Qu'on en juge par les exemples suivants : dans certains cas, la malade meurt avant tout début de travail. Dans d'autres, il y a début de travail ; quelques douleurs ont suivi de près l'éclosion des accidents ictériques, mais la mort survient avant la dilatation complète (Lanceraux). Woillez raconte qu'à l'autopsie de la femme dont M. Hervieux rapporte l'observation, il trouva le fœtus, d'environ sept mois, à moitié passé dans l'excavation pelvienne, par suite d'un travail de parturition effectué probablement dans les derniers temps de la vie.

D'ordinaire, cependant, l'avortement, l'accouchement prématuré, ou même l'accouchement à terme, se font en pleine phase du syndrome : du deuxième au cinquième jour après le début de l'ictère, très souvent le deuxième jour ; mais il y a lieu d'insister sur leur soudaineté. Les médecins sont parfois en train de discuter l'opportunité d'une intervention quand la femme accouche. Dans l'observation de Cénas, *« depuis trois heures les bruits fœtaux étaient devenus très obscurs, le col était resté ferme, on se préparait à l'opération césarienne qui n'a pu être pratiquée à cause de la rapidité de la terminaison fatale »*. Même remarque, à peu de chose près, en ce qui concerne l'observation de Green : l'intervention était décidée pour trois heures de l'après-midi, et, à une heure et demie, l'accouchement avait lieu prématurément, après un travail d'une heure et demie seulement. Si encore, après semblable terminaison, il était permis d'escompter la guérison ! Le calme relatif, la sensation de bien-être, une certaine amélioration, qu'il est possible de rencontrer, pourraient faire porter un pronostic favorable. Mais ce calme est bien trompeur, et l'amélioration de courte durée ; les accidents ne sont qu'endormis ; ils reparaissent au bout d'un temps qui varie de quelques heures à vingt-quatre heures, et alors ils conduisent à la mort avec une effrayante rapidité. Toutes ces considérations permettent d'entrevoir déjà combien il sera délicat de poser les indications d'une intervention et d'un traitement.

Peu de chose à dire de la période de délivrance. Nos

observations sont très sobres de détails à cet égard. Elle peut, dans certains cas, se trouver retardée pendant 48 heures (cas de Decaudin). Notons également qu'elle peut être marquée par des hémorrhagies considérables. (Obs. de Frerichs, Harley, Dessoliés.) Nous savons aussi que dans deux cas d'ictère grave, Tarnier vit mourir d'hémorrhagies incoercibles deux de ses clientes pendant la période de délivrance. (Communication orale de M. Pinard.)

Le fœtus est né vivant dans deux cas : l'un des accouchements avait eu lieu près du terme (Caradec); l'autre au septième mois (Parish). Ces deux enfants moururent quelques instants après la naissance. L'observation de Barnes ne mentionne pas ce qu'il advint du fœtus; mais, comme l'accouchement avait été normal, il y a lieu de supposer qu'il naquit vivant. Dans tous les autres cas, il était mort à la naissance; ou bien depuis très peu de temps (obs. personnelle), puisque dans l'après-midi qui précéda l'accouchement, nous avions encore entendu les bruits du cœur; ou bien souvent depuis plusieurs jours, ayant subi déjà la macération. Dans la plupart des observations, le fœtus n'était pas ictérique. Ozanam mentionne toutefois que l'amnios était jaune. Il en était de même de la peau du fœtus au niveau des plis où avait séjourné le liquide amniotique.

Les lésions constatées aux autopsies sont, pour la plupart, des lésions d'atrophie jaune aiguë à différents degrés. On en trouvera les détails dans les Mémoires spéciaux à propos de nos observations déjà publiées; car il n'entre pas dans notre programme de faire une anatomie pathologique descriptive complète. Ce sont des lésions dégénératives frappant surtout le foie, puis les reins, sur l'interprétation desquelles nous aurons à revenir longuement dans les chapitres suivants. Nous ferons seulement remarquer maintenant que les lésions du foie ne sont pas toujours calquées sur le type décrit par Frerichs. Les ictères peuvent être tout à fait graves, et les lésions hépatiques auxquelles ils donnent lieu, complexes comme le syndrome lui-même et ses causes. A l'appui de ce dire, nous ne saurions mieux faire que d'attirer toute l'attention du lecteur sur l'examen histologique si complet et si intéressant que M. Letulle a bien voulu faire à notre intention. On y verra précisément, dans un cas d'ictère grave indubitable, un ensemble de lésions hépatiques ne répondant pas absolument aux types classiques, et des reins presque sains, bien qu'ayant été soumis aux mêmes causes pathologiques que celles qui avaient frappé le foie.

§ III

Description des ictères pendant les suites de couches.

Les ictères qu'il nous reste à décrire peuvent être bénins ou graves, comme les ictères de la grossesse. Leur apparition est liée le plus souvent à une complication survenant dans la période des suites de couches. Ils traduisent comme les précédents l'altération fonctionnelle de la cellule hépatique. Suivant la remarque de M. Hervieux qui en donnait, à l'époque où il écrivait son Mémoire, une interprétation différente, ils ont bien tous les caractères de l'ictère ; mais ils ne sont pas *simplement symptomatiques de l'empoisonnement puerpéral ;* ils ne sont pas davantage des ictères aggravés, ni des pseudo-ictères. Ils sont bien de même nature que les ictères de la grossesse, en relation étroite avec l'état puerpéral. Ce sont des ictères vrais et secondaires comme eux ; il n'y a aucune raison pour en faire une catégorie à part au point de vue pathogénique.

Nous ne nous attarderons donc pas à en décrire les symptômes d'une façon minutieuse. Après quelques considérations étiologiques importantes, nous tàcherons seulement de mettre en lumière la façon dont se comportent ces ictères vis-à-vis de la complication concomitante au triple point de vue du début, de la marche et de la terminaison.

Considérations étiologiques. — Il est assez intéressant de constater encore, ici, que sur les 13 observations de cette catégorie, ces ictères secondaires ont eu lieu 7 fois chez des primipares, 4 fois chez des multipares. Dans deux cas, la parité n'a pas été signalée, il s'agissait de deux femmes de 29 et 30 ans. Nous avons le droit de supposer que c'étaient des primipares, puisqu'on n'en parle pas ; si bien que nous aurions, au total, neuf primipares et quatre multipares.

Indépendamment des conditions physiologiques spéciales créées par l'état de grossesse et dont il est logique d'admettre la persistance pendant les suites de couches, les causes générales qui ont présidé à l'éclosion des accidents ictériques se réduisent à deux : une *infection* ou une *intoxication ;* infection due à des microbes et à leurs toxines ; intoxication engendrée, soit par des agents chimiques, soit par les produits complexes et encore mal connus de ce que l'on décrit, aujourd'hui, sous la rubrique auto-intoxication gravidique. On peut constater, en effet, par la lecture des observations, que ces ictères sont survenus 9 fois en même temps que les manifestations d'une infection puerpérale plus ou moins généralisée.

Dans 3 cas, il s'agissait même d'une véritable pyohémie (Lavoix, Hervieux et Girode). Or, comme le microbe classique de l'infection puerpérale est le streptocoque pyogène; comme il est essentiellement migrateur et a une prédilection marquée pour la cellule hépatique, il est aussi tout naturel qu'il frappe le foie, le rende insuffisant et donne naissance à de l'ictère. Il en résulte que toutes les manifestations de l'infection puerpérale, quel que soit l'organe malade, sont sous la dépendance d'une cause commune : le streptocoque. Celui-ci, dans l'infection puerpérale, a pour point de départ ordinaire la filière pelvi-génitale. Il est donc assez naturel qu'il exerce son action néfaste sur les organes voisins, avant d'émigrer. Mais, dans tous les cas, la cause première reste la même, aussi bien pour les manifestations diverses de l'infection, la péritonite par exemple, que pour les ictères. Ainsi se trouvent expliqués *les ictères deutéropathiques par empoisonnement puerpéral.*

Dans deux autres cas, les ictères sont survenus : une fois au cours d'un érysipèle de la face devenu ambulant (Lavoix). L'existence d'un ictère, même bénin, s'explique très naturellement encore, ici, par l'influence du streptocoque; une fois au cours d'un état infectieux généralisé par le staphylocoque doré (Girode).

Enfin, dans les deux dernières observations, les ictères ont été secondaires : 1° à une intoxication due à une injection intra-utérine de lysol au 100° (Champetier de Ribes); 2° à une auto-intoxication gravidique (Potocki).

En raison des immenses progrès réalisés, depuis nombre d'années déjà, dans la prophylaxie et le traitement de l'infection puerpérale, on conçoit que la plupart de ces ictères secondaires, survenant pendant les suites de couches, soient destinés, comme les autres manifestations, à disparaître avec la cause de l'infection. C'est ainsi, croyons-nous, qu'il faut comprendre, aujourd'hui, les relations existant entre les ictères des suites de couches et l'infection puerpérale. Ces notions étiologiques ressortiront encore plus clairement, lorsque nous aurons exposé, en détail, la pathogénie des ictères par la théorie de l'insuffisance hépatique. Voyons, maintenant, comment se comporte le syndrome vis-à-vis de ces diverses manifestations morbides.

1) AU POINT DE VUE DU DÉBUT. — Au cours de l'infection puerpérale, les ictères peuvent apparaître dès le troisième jour, le plus souvent vers le cinquième, quelquefois même dix ou douze jours après le début des accidents infectieux; dans l'une des observations de Girode l'état infectieux généralisé par le staphylocoque doré précéda de trois jours l'avortement; et, le lendemain, on constata du subictère en même temps qu'un état typhoïde marqué. L'ictère apparut le lendemain de l'érysipèle de la face (obs. Lavoix).

Dans ces différents cas, les ictères s'installent insidieusement; ce sont des phénomènes plutôt objectifs que subjectifs, et les malades se plaignent davantage des autres symptômes que de celui-là.

Ailleurs, c'est une femme venant d'accoucher prématurément d'un fœtus mort et macéré, chez laquelle, par précaution, on avait fait une injection intra-utérine de lysol au 100ᵉ, et qui, brusquement, au cours de cette même injection, est prise de symptômes d'intoxication générale. On cesse l'injection, et les symptômes s'atténuent; mais, vingt-quatre heures après, apparaît un ictère généralisé.

Enfin, une jeune primipare est prise à sept mois et demi de sa grossesse d'attaques d'éclampsie et d'albuminurie; elle accouche prématurément d'un fœtus macéré; puis de l'ictère se montre deux jours après. Nous aurons, plus loin, l'occasion de revenir sur les relations qui existent entre les ictères et ces cas d'« *éclampsie jaune* ».

2) AU POINT DE VUE DE LA MARCHE. — Les ictères des suites de couches ont, d'ordinaire, une évolution parallèle à celle de la complication concomitante. Les uns et les autres sont en relation ou bien avec le degré d'intoxication, ou bien avec la virulence du microbe seul ou associé; dans les cas d'infection généralisée, l'intoxication de tout l'organisme se traduit par du délire, des hallucinations, etc. L'infection puerpérale, qui avait marqué le début des accidents, peut passer au second plan, et l'ictère attirer à lui seul toute l'attention, prenant tout à fait les allures des ictères graves avec ecchymoses, phénomènes nerveux, délire, et enfin coma.

3) AU POINT DE VUE DE LA TERMINAISON. — La gravité de ces ictères secondaires est en raison directe de la cause qui les a produits. S'agit-il d'une infection puerpérale limitée au péritoine et aux organes du petit bassin, ou complètement généralisée, il est évident que la terminaison aura beaucoup de chances d'être fatale. Il ne faudrait donc pas établir une échelle de gravité de ces ictères d'après les 10 cas de mort sur 13 rapportés dans nos observations, puisque l'infection puerpérale tend de plus en plus à disparaitre. Dans ces cas, tout est subordonné à la virulence du ou des microbes; au terrain sur lequel ils évoluent, et à la résistance des organes qu'ils adoptent. Une malade atteinte de péritonite puerpérale n'a pas besoin, pour mourir, que l'ictère soit advenu.

Mais, par contre, chez une infectée présentant en outre les signes de l'ictère, il n'y a pas de raison pour traiter ce dernier comme *« une manifestation sans importance »*, comme un symptôme qui restera étranger à la terminaison funeste. L'observation de Nelson Sizer peut nous servir à développer cette idée. Le sujet, une vigoureuse primipare de 27 ans, arrivée à la fin d'une grossesse gémellaire, accoucha, normalement, de deux jumeaux vivants. L'observation mentionne qu'elle avait séjourné quelques jours auparavant dans un hôpital où régnait une épidémie de fièvre puerpérale. Que cette cause fût la bonne, ou que l'infection ait été la résultante d'une faute contre l'antisepsie, peu importe. Toujours est-il que deux jours après l'accouchement, la parturiente fut prise d'un grand frisson de 20 minutes de durée, avec température de 39° 2, de la dyspnée ; qu'il existait de la tympanite et une légère sensibilité abdominale ; bref, les symptômes d'une infection puerpérale à début très violent. Cependant, l'orage initial s'était calmé, quand cet état infectieux prit une autre tournure, au bout de deux jours, par suite de l'apparition d'un ictère. Sans doute, les phénomènes infectieux du début ne disparurent pas complètement, puisque la diarrhée et la sensibilité abdominale persistèrent. Mais, du jour où l'ictère se fut introduit dans la place, il subtilisa toute l'attention à son profit ; déjà très marqué lors de son apparition, il s'accusa de plus en plus. Le foie paraissait plus gros et plus douloureux qu'à l'état normal ; on nota des vomissements, des ecchymoses, *« on fit le diagnostic ferme d'atrophie (?) aiguë jaune du foie »*. Puis, survint du délire, et en dernier lieu, 7 jours après le début de la jaunisse, 9 jours après le début total, le malade mourut *« tran-*

quillement » . Parmi les lésions trouvées à l'autopsie, deux nous intéressent particulièrement : 1) l'existence d'une grande quantité de pus dans la cavité pelvienne, au milieu duquel baignaient le fond de l'utérus et les anses intestinales voisines ; — 2) des lésions hépatiques caractérisées par une pigmentation biliaire généralisée, avec beaucoup d'ecchymoses et d'extravasations sanguines, en surface ; une augmentation de volume (66 onces : 1,870 gr. 44), la friabilité, au toucher, du tissu hépatique, une destruction cellulaire incomplète, mais une dégénérescence granulo-graisseuse marquée ayant atteint, également, le parenchyme rénal.

Alors, pourrait-on dire, avec pareille lésion, avec du pus dans la cavité pelvienne, le résultat ne pouvait guère être que fatal, et l'ictère demeurait la « *manifestation sans importance* » de M. Hervieux. Nous croyons, quant à nous, que cette observation est passible d'une autre interprétation : car, d'une part, les symptômes morbides de cet ictère étaient plus accusés que les symptômes relevant de l'infection proprement dite. Cliniquement, ils contribuèrent davantage à la terminaison fatale, si bien que les observateurs n'avaient pas hésité, malgré l'absence de diminution de la matité hépatique, à porter le diagnostic d'atrophie aiguë jaune du foie ; et enfin, ils s'affirmèrent d'ailleurs par les résultats de l'autopsie. D'autre part, même en tenant le plus grand compte de l'existence du pus dans la cavité pelvienne, c'est un fait d'expérience journalière que semblables lésions n'entraînent pas fatalement la mort de la femme infectée. On sait qu'elles peuvent, sinon guérir, du moins passer à l'état chronique et s'atténuer par la formation d'un exsudat plastique et d'adhérences qui mastiquent entre eux les organes du petit bassin et agglutinent entre elles les anses intestinales. On opère chaque jour des cas de ce genre ; et nous avons le souvenir d'avoir vu, en 1893, à la clinique Baudelocque, notre maître M. Segond opérer, un mois après son accouchement, une jeune femme de 19 ans, atteinte d'infection généralisée et qui présentait un pyosalpinx double avec infiltration purulente de tout le tissu cellulaire pelvien (1). La lésion avait bien des analogies avec celles de l'observation de Nelson Sizer. Dans celle-ci, la malade mourut autant et même plus par son infection hépatique que par son infection locale. Ce qui revient à dire que ces ictères secondaires de la période des suites de couches ne doivent pas être traités de *manifestations sans importance.* Comme les autres ictères de la puerpéralité, ce sont des ictères vrais ; comme eux, ils traduisent l'état de souffrance du foie, l'altération cellulaire, à ses différents degrés, l'insuffisance hépatique en un mot.

Par cette description des ictères chez les femmes en état de puerpéralité, nous croyons avoir mis en lumière ce double fait :

Qu'il existe : non pas une maladie ictère bénin et une maladie ictère grave, mais bien un *syndrome ictère* aux modalités les plus variées, tantôt bénignes, tantôt graves.

Que les ictères de la puerpéralité, alors même qu'ils se présentent sous les aspects les plus favorables, ne sont jamais quantité négligeable, et que, conformément au précepte de Trousseau, leur pronostic doit être toujours réservé.

(1) Voir Thèse de E. BAUDRON : *De l'Hystérectomie vaginale* appliquée *au traitement chirurgical des lésions bilatérales des annexes de l'utérus* (opération de Péan). Thèse de Paris, 1894. Obs. 122, p. 295.

Le diagnostic du syndrome ictère est, en soi, chose banale ; il est pour ainsi dire à la portée de tout le monde ; rien de plus facile, en effet, que de constater l'existence d'une jaunisse. Mais il n'en est plus de même lorsqu'il s'agit de dévider l'écheveau des causes qui l'engendrent, d'en rechercher la nature, et de prévoir dans quelles limites tel ictère sera bénin, tel autre sera grave. C'est là le côté vraiment intéressant du diagnostic, celui sur lequel nous devons particulièrement insister. Mais ces causes sont bien complexes et bien obscures, à force d'être nombreuses. Le meilleur moyen pour nous, — non pas d'en faire le triage définitif, puisque la question est encore à l'étude, mais au moins de les présenter avec netteté et sous un jour aussi voisin que possible de la réalité, — sera de montrer, dans le chapitre suivant, toute l'importance de la théorie moderne de l'insuffisance hépatique avec les conséquences qui en découlent.

CHAPITRE III

Étiologie et pathogénie.

§ I

Étiologie.

La multiplicité des causes et des théories invoquées par les auteurs pour expliquer l'ictère des femmes grosses, montre, suivant la juste remarque de Lavoix, de combien d'obscurités est enveloppée la question. Il est bien certain que la pléthore sanguine et l'influence nerveuse (*J. Franck*); la dyspepsie (*Burns*); la gastro-duodénite (*Broussais*); le bouchon muqueux obturant l'ampoule de Vater (*Virchow et Vulpian*); la compression exercée sur l'appareil biliaire par l'utérus gravide (*Van Swieten*), sont des causes pouvant jouer un rôle occasionnel, mais qui ont été trop identifiées, dans l'esprit de ceux qui les ont préconisées, avec la nature même de l'ictère. Beaucoup de femmes ont une vigoureuse santé, de la pléthore sanguine, beaucoup sont dyspeptiques qui n'ont pas d'ictère pendant la grossesse ; sans compter que les phénomènes dyspeptiques observés pouvaient bien être effet et non cause, et faire partie du cortège symptomatique appelé aujourd'hui phase préictérique. La gastro-duodénite et l'existence d'un bouchon muqueux obturant l'ampoule de Vater, peuvent réaliser, évidemment, des conditions capables de produire une obstruction du canal cholédoque, un arrêt de la bile et le passage de substances biliaires dans le sang (ictère par obstruction); mais il n'est pas besoin d'une obstruction aussi considérable, et l'on sait que le moindre obstacle à l'écoulement de la bile peut produire de l'ictère.

On ne saurait davantage attacher une grande importance à la compression exercée sur l'appareil biliaire par l'utérus gravide, sinon toutes les femmes grosses et qui présentent un développement anormal de l'utérus du fait de la grossesse même (gémellité, hydramnios, gros œuf), ou du fait de tumeurs coexistantes (kystes de l'ovaire et fibromes), devraient avoir de l'ictère.

Reste l'influence nerveuse. A voir le nombre relativement considérable d'observations dans lesquelles les chagrins domestiques, les frayeurs, les tristesses, les émotions vives ont été signalés, il semblerait qu'on dût attacher une grande importance à cette cause. Il existe des cas incontestables d'ictère émotif. Les cas cités par M. Chauffard(1) dans le *Traité de médecine* en font foi. Mais ce qui caractérise ces ictères émotifs, c'est la soudaineté de leur apparition en dehors de toute maladie : « *C'est un homme mis au pied du mur pendant la Commune, et près d'être fusillé* (Potain), *une jeune fille vivement émue par une tentative de catéthérisme* (Rendu), *un homme qui a une altercation violente avec un de ses camarades et se contient à grand'peine pour ne pas se laisser aller à des voies de fait* (A. Chauffard). *Dans tous les cas de ce genre, en pleine santé, l'ictère se montre presque instantanément, dans un délai de*

(1) A. Chauffard, *Traité de médecine*, t. III, p. 743.

trois quarts d'heure pour le cas de Rendu, d'une heure pour le mien (Chauffard). » — Or, nous ne retrouvons pas dans nos observations cette soudaineté caractéristique, qui pourrait, jusqu'à un certain point, faire admettre un ictère par réaction nerveuse (spasme du cholédoque ou réflexe centrifuge arrivant au foie par les nerfs splanchniques et y déterminant une vaso-dilatation); ordinairement, dans ces cas, l'ictère n'apparaissait que deux ou trois jours, quelquefois quinze jours après l'accident ou la source de l'émotion ; si bien qu'on ne peut vraiment attacher une importance très grande à l'influence nerveuse. C'est l'opinion de J. Meunier qui, à propos de l'épidémie d'ictère de la Maternité et de l'Hôpital des cliniques en 1871-1872, la rejette également, en faisant remarquer que pendant le siège, beaucoup de femmes enceintes avaient subi toutes les émotions et frayeurs imaginables, qui, cependant, n'avaient pas eu d'ictère. Toutefois, il ne faut pas oublier le rôle possible des réflexes, dans des cas analogues, car ils peuvent très bien amener « *des malaises passagers ou des troubles de la santé pour un temps plus ou moins long, au point de réaliser la prédisposition ou l'opportunité morbide* (1) » .

Mais la grossesse n'est-elle pas, à elle seule, une cause suffisante des ictères? On n'a qu'à parcourir les tableaux synoptiques de nos observations, pour se rendre compte, en effet, que, dans nombre de cas, la grossesse apparaît comme le seul facteur étiologique. Il suffit de lire les divers traités didactiques, pour juger de l'importance que lui accordent les auteurs dans l'étiologie des ictères de la femme. Il est de

(1) Bouchard, *Leçons sur les auto-intoxications dans les maladies.* Paris, 1887, p. 2.

toute évidence que la grossesse est toujours une cause prédisposante de premier ordre, souvent la seule, des ictères survenant dans son cours. Mais, par cela même qu'elle est une cause prédisposante, la grossesse n'a d'autre rôle que d'imprimer à l'organisme de la femme une série de modifications telles que celle-ci, à un moment donné, devient apte à faire de l'ictère. Elle ne peut, à elle seule, engendrer le mal ; elle lui prépare seulement les voies, et il faut, de toute nécessité, qu'elle agisse par l'intermédiaire d'autres causes exerçant leur action sur un organisme et un organe déterminés. Et puisque « *l'ictère est, avant tout, un symptôme hépatogène* », puisqu'il est « *fonction morbide de la cellule hépatique* », c'est donc au foie qu'il faut demander l'explication des faits. C'est sur l'ensemble des altérations fonctionnelles de cet organe que repose la théorie moderne de l'insuffisance hépatique. Mais avant de l'exposer en détail et d'en faire l'application à notre sujet, nous devons jeter un coup d'œil d'ensemble sur les nombreuses théories qui, depuis cinquante ans, ont été édifiées pour expliquer la pathogénie de l'ictère grave. La chose nous semble d'autant plus utile que ces théories diverses renferment, le plus souvent, une grande part de vérité ; nous en dégagerons ce fait que la théorie moderne de l'insuffisance hépatique n'est, pour ainsi dire, que la résultante des vieilles doctrines. Envisagées séparément, celles-ci sont passibles d'objections sérieuses ; prises en bloc, dégagées de leurs obscurités, complétées par les travaux postérieurs, elles constituent les assises les plus solides de l'édifice ; si bien que, dans le cas particulier, comme dans beaucoup d'autres, c'est le lieu de rappeler le bien fondé du vieil adage : « Rien ne se perd, rien ne se crée. » Nous avons donc résumé les chapitres des travaux déjà parus sur ce sujet [Thèses de Decaudin (1) et d'Hébert (2)], où ces théories sont exposées en détail, et surtout l'article si remarquable que notre maître, M. Rendu (3), lui a consacré dans le Dictionnaire encyclopédique des sciences médicales.

« *Si nous envisageons*, dit M. Rendu, *les symptômes de l'état pathologique* (ictère grave) *dans ce qu'ils ont de plus général, nous voyons qu'il se caractérise par de l'ictère, impliquant l'idée d'une lésion du foie, et par des accidents hémorrhagiques imputables à une altération du sang. Toutes les théories édifiées au sujet de l'ictère grave peuvent se grouper sous ces deux chefs principaux, suivant que, dans l'esprit de leurs auteurs, les troubles hépatiques sont prédominants, ou au contraire la dyscrasie sanguine.* »

§ II

Pathogénie.

A) Aperçu des anciennes théories. — Le *premier groupe* est formé par les auteurs qui virent dans l'ictère grave une prédominance des troubles hépatiques. Rokitansky admettait que l'ictère résultait de troubles dans la sécrétion biliaire. Les éléments de la bile, préformés dans le sang, étaient apportés en excès au foie par la veine porte. De là une imprégnation des cellules du foie, et finalement leur destruction. Suivant Hénoch, il y avait également trouble

(1) Decaudin, *Loc. cit.*
(2) Hébert, *Loc. cit.*
(3) Rendu, *Loc. cit.*

dans la sécrétion biliaire par hypersécrétion biliaire, distension consécutive des canaux biliaires, puis destruction de la cellule. Frerichs, et avec lui les auteurs allemands, conçut le premier l'idée d'une inflammation d'emblée des cellules hépatiques, la formation d'un exsudat périlobulaire, la compression des éléments glandulaires et l'atrophie. La théorie de l'atrophie jaune aiguë du foie était créée. Nous aurons l'occasion de revenir plus loin sur cette importante théorie. C'était de beaucoup la plus rationnelle, parce que la première elle donna au foie une part prépondérante dans l'ictère grave.

Mais il restait à envisager pour la sécrétion biliaire les conséquences de pareilles lésions. Alors se dessina un double courant : la cholémie et l'acholie. Leyden et les partisans de la cholémie affirment que, malgré la lésion, la bile continue de se former; mais au lieu de s'écouler dans les canaux biliaires, elle passe dans le sang qu'elle intoxique par les éléments biliaires. Suivant Frerichs, au contraire, la lésion entraîne une absence complète de la sécrétion biliaire. Alors, les éléments du sang que le foie est chargé, à l'état physiologique, de transformer en bile, ne sont plus éliminés. Ils s'accumulent dans le sang, deviennent toxiques à un moment donné et donnent naissance, par oxydation incomplète, à la leucine, à la tyrosine, à la cholestérine, à l'urée. Ce sont eux les coupables et non la bile. Nous verrons un peu plus loin que les uns et les autres avaient raison, à la condition de rétablir entre ces deux états le trait d'union convenable.

En résumé, les partisans de ce premier groupe firent, de l'ictère grave, une maladie du foie primitive, et la bile ou ses éléments existaient préformés dans le sang. Les partisans du *deuxième groupe* considérèrent l'ictère grave comme une maladie générale par intoxication du sang, et firent passer au deuxième plan la lésion hépatique, à leurs yeux simple dégénérescence secondaire. Le mouvement partit de l'Angleterre, d'où il se répandit en Allemagne et en France. Ce groupe est formé, dans son ensemble, par ceux qu'on appelle les « essentialistes ».

En Angleterre, Bright le premier assimila l'ictère grave à une maladie générale retentissant spécialement sur le foie, et Budd le rapprocha franchement des maladies infectieuses et des pyrexies, mais il étendit l'altération consécutive non seulement au foie, comme le voulait Bright, mais encore aux reins et au sang.

En Allemagne, Lebert et Wunderlich admirent que l'altération du sang était le phénomène primitif, et Buhl compara l'ictère grave au typhus.

En France, Monneret et Trousseau furent les principaux champions du mouvement essentialiste. Monneret appelait l'ictère grave ictère hémorrhagique essentiel, et l'intoxication qu'il produisait était assimilable à celle du choléra et de la fièvre jaune. Trousseau rapprochait l'ictère grave de la fièvre typhoïde, mais il supposait que le poison exerçait son action sur le système nerveux, et que la destruction de la cellule hépatique n'était point la cause de l'intoxication primitive.

Avec le temps, les partisans du premier groupe firent souche beaucoup plus nombreuse que ceux du second; d'ailleurs, malgré la différence des conceptions, le mot intoxication avait été lancé de part et d'autre, et il était assez naturel qu'on en recherchât la cause du côté du foie. C'est dans ce sens que furent dirigées toute une série d'expériences que nous ne ferons qu'énumérer.

1°). Injections de bile en nature (Bouisson);

2°). Injections de bile de bœuf (von Düsch, Bamberger, Vulpian);

3°). Injections de sels biliaires (taurocholate et glycocholate de soude) (W. Grollemünd d'abord; puis Bouisson, Bamberger, von Düsch et Vulpian);

4°). Injections de pigments biliaires (Rohrig, Feltz et Ritter);

5°). Injections d'acides biliaires (cholique et cholalique) (Landois et Rohrig);

6°). Injections de cholestérine (A. Flint), etc., etc.

Les résultats de toutes ces expériences, ou bien montrèrent l'innocuité à peu près complète des principes incriminés, comme la cholestérine; ou bien ne donnèrent que des résultats partiels, parce que la dose devait être parfois très forte (bile de bœuf, par exemple), pour produire des accidents graves, encore que ces derniers n'eussent pas toujours lieu; ou bien, enfin, elles donnèrent des résultats contradictoires : ainsi les sels biliaires furent d'abord considérés comme très toxiques par W. Grollemünd; puis les expériences de Bouisson, Bamberger, von Düsch, etc., vinrent démontrer que leur action toxique avait été fort exagérée. Enfin MM. Bouchard et Tapret ont constaté qu'une solution aqueuse de sels biliaires à 2 pour 100 tuait un kilogramme de lapin. Et M. Bouchard ajoute : « *Quant aux sels biliaires, ils ne tuent pas seulement par intoxication directe, nous pouvons voir au microscope le mal qu'ils font : ils dissolvent, ils désagrègent les globules et aussi d'autres cellules, les fibres musculaires*

*striées, les cellules du foie. Ils font donc des lésions anatomiques,
et l'intoxication résulte de la mise en liberté des substances toxiques qui entrent dans la composition des éléments cellulaires,
mais cette intoxication n'arrive que tardivement. »*

Vulpian, qui recommença une partie de ces expériences et
en fit une critique très serrée dans ses leçons (École de médecine, 1874), admit comme rationnelle la résorption des
éléments biliaires, par suite d'un obstacle siégeant dans
les canaux d'excrétion ou dans les canaux intra-hépatiques.
Comme Frerichs, il fit intervenir le rôle des reins dans la
genèse de l'ictère grave, tout en laissant au foie le rôle primordial qui lui revient, tandis que Decaudin pensa que l'ictère
grave devait être assimilé à l'urémie et conçut sa théorie
rénale. La même idée se retrouve dans Witthla ; mais si ce
dernier estime que les accidents somnolents, convulsifs, déli-
rants et comateux rappellent l'urémie et en créent une forme
particulière, lui, du moins, rattache cette urémie au foie
(urémie hépatique) et non au rein. La conception de Decaudin est tout autre ; il barre complètement du côté du
rein et crée sa théorie rénale de l'ictère grave. Nous y
reviendrons d'ailleurs, plus loin, avec quelques détails en
étudiant les rapports de l'insuffisance hépatique et de l'insuffisance rénale. Cette théorie de l'insuffisance hépatique,
Vulpian l'avait déjà fortement amorcée, lorsqu'il faisait
remarquer qu'entre les éléments d'intoxication dus à la
modification de la bile et de ses matériaux, il faut encore
tenir compte de la souffrance fonctionnelle du foie envisagé
comme organe glycogénique et hématopoiétique.

B) Théorie de l'insuffisance hépatique. — Dans son rapport au Congrès de médecine de Bordeaux en 1895, Hanot (1) a dit du foie qu'il est « *le grand grenier d'abondance de l'organisme* » ... « *la place forte principale avancée contre l'auto-intoxication* ». Et plus loin, le même auteur, parlant du rôle qu'il joue sur les poisons produits par le travail de la digestion, le compare à « *une de ces usines où l'industrie moderne transforme en produits inoffensifs et même utilisables les déchets d'organismes vivants* ». Ces expressions diverses montrent de quel crédit le foie jouit aux yeux des médecins ; et ce crédit, il le tire de la puissance de son organisation anatomique et de l'importance et de la multiplicité des fonctions qui en découlent. Précoce dans son développement (60ᵉ heure de l'incubation chez l'embryon de poulet), le plus volumineux des viscères, situé au centre du corps ; d'une richesse de vascularisation exceptionnelle, puisque son tissu est sillonné dans tous les sens par des canaux artériels et veineux ; en connexion intime non seulement avec le tube digestif, mais avec les organes du voisinage (cœur et reins), il est formé de lobules dont l'architecture est représentée par les mailles du réseau capillaire contenant les cellules hépatiques. « *Le foie est un, malgré la complexité de sa structure et de ses fonctions, et l'élément fondamental de son activité est la cellule hépatique* (2). » Ce sont ces fonctions que nous devons exposer tout d'abord pour rendre plus compréhensible la théorie elle-même, car l'insuffisance hépatique n'est autre chose que leur altération passagère ou durable, suivant le degré d'altération cellulaire, et décrire les fonctions du foie, c'est déjà

(1) Hanot, *Rapports de l'intestin et du foie en pathologie*. — Rapport présenté au Congrès français de médecine (2ᵉ session, Bordeaux, 1895, p. 41 et 66).
(2) Viault et Jolyet, *Physiologie*, 2ᵉ édit., p. 507 et suiv.

faire la moitié de l'exposé de la théorie de l'insuffisance hépatique (1).

1°) *Aperçu de la physiologie du foie :* I. — La cellule hépatique a pour première fonction de former et de sécréter la bile (*fonction biligénique*). Ce liquide n'est pas préformé dans le sang, suivant une croyance ancienne. Sa sécrétion n'est pas davantage dévolue à la glande biliaire, comme le voulait Cl. Bernard. La bile contient de l'eau (880), des parties solides (120) et des gaz. La partie solide de la bile est formée de sels inorganiques divers et de substances organiques (sels biliaires, cholestérine, matière colorante, graisses et savons, mucines), d'acides biliaires (acides glycocholique et taurocholique), de pigment normal (bilirubine).

Quelques-uns des principes solides de la bile méritent une mention spéciale; telles sont la bilirubine et la cholestérine.

La bilirubine est le pigment normal de la bile; elle provient bien de l'hémoglobine du sang, mais, est un produit de désassimilation résultant de la destruction des globules rouges, destruction qui s'opère non pas dans le sang, mais dans le foie lui-même.

A côté du pigment normal doit en prendre place un autre : l'*urobiline,* d'origine hépatique (Hayem et Tissier), existant normalement, mais en faible quantité, dans la bile.

C'est un produit de réduction de la bilirubine : lorsque la

(1) Les ouvrages consultés pour cet aperçu sont :
1° Viault et Jolyet, *Loc. cit.*
2° J. Renault, *Manuel de médecine* (Debove et Achard), t. VI, p. 10.
3° Ch. Bidan, *Loc. cit.*
4° V. Hanot, *Loc. cit.*
5° A. Chauffard, *Loc. cit.*

cellule hépatique devient malade, elle se réduit mal, augmente dans la bile, apparaît dans le sang (urobilinhémie) et dans l'urine (urobilinurie). L'urobilinurie indique donc un état pathologique de la cellule hépatique. Son intensité dépend de la quantité d'hémoglobine apportée au foie et de l'activité de la destruction globulaire. La connaissance de cette urobiline a réalisé un grand progrès en faisant disparaître la théorie de l'hémaphéisme de Gubler, en montrant que l'hémaphéine n'existe pas, et que, dans certaines urines dites hémaphéiques, la réaction de Gmelin était, non pas absente, mais seulement masquée, parce qu'elle portait sur des produits complexes tantôt normaux, tantôt modifiés, comme l'urobiline.

La cholestérine existe dans les différents tissus et liquides de l'organisme. Dans la bile, elle est maintenue en dissolution grâce aux sels biliaires. Mais, que ces sels deviennent insuffisants ou se décomposent, la cholestérine se précipite, et il en résulte la formation de calculs biliaires.

La composition de la bile est la même aux différents âges chez la femme; elle est un peu moins riche en principes solides et en sels minéraux que chez l'homme. La sécrétion biliaire est augmentée par les boissons. Une nourriture purement carnée, trop graisseuse, trop végétarienne provoque une secrétion biliaire moins abondante qu'une nourriture mixte. Elle varie également suivant l'état de la pression sanguine, et le système nerveux n'agit sur elle qu'en modifiant cette pression. Elle est influencée par certaines substances : les unes l'augmentant comme la bile, l'aloès, le podophylin, la coloquinte, etc.; les autres la diminuant, comme le beurre, les peptones, les iodures; d'autres enfin sans action, comme le calomel, le sublimé, le sulfate de magnésie, etc.

Grâce à la vis *a tergo* et à la contractilité des canaux, elle circule, s'emmagasine dans la vésicule biliaire, et, de là, se déverse dans l'intestin 2 à 3 heures après le repas.

Reste à envisager le rôle de la bile.

De concert avec le suc pancréatique, elle émulsionne les graisses, balaye le tube intestinal (Küss), facilite l'absorption en faisant contracter les villosités intestinales (Schiff), active les contractions intestinales et fait circuler les matières fécales.

Enfin, on attribue à la bile un rôle antiseptique fondé surtout sur la constatation du pouvoir microbicide des acides biliaires (Maly), de la bilirubine (Roger). Cependant ce rôle antiseptique ne paraît pas très considérable, car, ainsi que le montre M. Charrin, on peut mélanger de la bile à des bouillons de culture sans arrêter pour cela la pullulation des microbes. Il est facile de se rendre compte, du reste, qu'elle ne préserve pas toujours les voies biliaires de l'infection.

II. — La 2ᵉ fonction importante du foie est la *fonction glycogénique*, dont nous devons la connaissance à Cl. Bernard (1853).

Le glycogène est très répandu dans les tissus de l'embryon. Mais, *« d'après Cl. Bernard, le glycogène des divers tissus embryonnaires disparaît, sauf dans les muscles, à mesure que le foie se développe et que la fonction glycogénique s'y localise* (1) ». Cependant plusieurs auteurs (Rouget, Pavy, etc.) pensent que la glycogénie n'est pas une fonction aussi exclusivement hépa-

(1) Viault et Jolyet, *Traité élémentaire de physiologie humaine*, 2ᵉ édit., p. 545.

tique que le croyait Cl. Bernard, car chez l'adulte on rencontre du glycogène dans la rate, le rein, le pancréas, le cerveau, etc. Quoi qu'il en soit, si le foie n'est point le centre unique de la fonction glycogénique, il en est au moins le principal, et c'est dans cet organe surtout que cette fonction doit être étudiée. Elle comprend deux phases : 1° *la formation du glycogène; 2° la transformation du glycogène en glycose.*

1°) *La formation du glycogène* se fait surtout grâce aux aliments féculents, hydrocarbonés et albuminoïdes. Les graisses, au contraire, n'en produisent pas, car le glycogène disparait dans le foie par une alimentation exclusivement grasse comme par la diète absolue. La glycérine pourtant fait exception (1).

L'importance des féculents et des hydrocarbures est prépondérante et bien connue. Le rôle des albuminoïdes a été démontré par Cl. Bernard, et, vérifié par un grand nombre d'auteurs qui ont trouvé une assez forte proportion de glycogène « *dans le foie d'animaux nourris exclusivement de viandes ou même d'albuminoïdes dépourvus de substances génératrices de glycogène, telles que la fibrine et l'albumine* » . (Finn, de Mering.)

Le mécanisme intime d'après lequel les aliments féculents et sucrés et les albuminoïdes transformés en peptones par la digestion gastrique se changent en glycogène dans le foie, n'est pas encore parfaitement connu.

La plupart des auteurs admettent avec Cl. Bernard que ces aliments, après des transformations diverses, arrivent

---

(1) VIAULT et JOLYET, *Loc. cit.*, p. 542.

sous forme de glycose à la cellule hépatique, et que celle-ci, par simple déshydratation de la glycose, la transforme en glycogène.

Vulpian et Heidenhain pensent au contraire que le glycogène ne résulte pas d'une transformation directe de la glycose, « *mais est dû à l'activité propre des cellules du foie sur lesquelles la glycose absorbée agirait simplement comme un stimulant* (1) » .

Quel que soit son mode de formation, le glycogène s'accumule dans le foie, prêt à être transformé de nouveau en glycose pour se répandre avec le sang dans tout l'organisme.

Ceci nous amène à la *seconde phrase de la glycogénie hépatique : la transformation du glycogène en glycose*. Cette transformation résulterait pour Cl. Bernard de l'action d'un « ferment hépatique » sur le glycogène mis en réserve. Mais M. Dastre a critiqué cette manière de voir : En se plaçant dans des conditions d'asepsie parfaite, il n'a pu reproduire « in vitro » la saccharification du glycogène par le tissu hépatique et pense que la transformation du glycose en glycogène, puis du glycogène en glycose, se fait sans l'intermédiaire d'aucun ferment et est le résultat direct de l'activité cellulaire.

On pouvait supposer *à priori* que le système nerveux jouait un rôle dans les transformations diverses que nous venons d'examiner. Mais ce rôle était fort obscur jusqu'aux découvertes de Cl. Bernard. C'est à l'illustre physiologiste que revient encore le mérite d'avoir précisé plusieurs points

(1) *Loc. cit.*, p. 543.

du plus haut intérêt et d'avoir montré notamment qu'il existe, au niveau du 4ᵉ ventricule, un centre dont la piqûre fait apparaître la glycosurie. Ce centre se trouve situé au niveau de l'origine de la Xᵉ paire. Son excitation directe détermine une glycosurie passagère par transformation exagérée de glycogène en glycose. On peut, du reste, obtenir un résultat identique par excitation de la protubérance des pédoncules des faisceaux antérieurs et postérieurs de la moelle, du scia- tique, du pneumo gastrique, l'excitation dans ces cas reten- tissant d'une façon indirecte sur le centre découvert par Cl. Bernard.

La connaissance de la fonction glycogénique du foie intéresse le médecin autant que le physiologiste, puisqu'elle permet de comprendre certains phénomènes morbides que nous devons au moins signaler. Le premier et le plus impor- tant est la *glycosurie permanente,* dont l'étude même abrégée nous entraînerait bien au delà des limites de cet ouvrage. Le second est la *glycosurie intermittente ou alimentaire,* dont nous avons déjà dit un mot précédemment. Le foie possède, comme l'a montré Cl. Bernard, un rôle régulateur sur le sucre contenu dans le sang. Or, il peut arriver que le contrôle du foie sur l'état de la glycosurie cesse de s'exercer, soit que le sang de la veine porte, ne traversant plus la glande hépa- tique, passe dans la veine cave par des voies collatérales (pyléphlébite et cirrhose atrophique), soit que la cellule hépa- tique devienne, par suite de ces altérations, incapable d'exercer ce contrôle. Dans l'un et l'autre cas, une partie au moins de la glycose alimentaire passe dans la circulation générale sans avoir été arrêtée par le foie; et, si cette glycose est en quantité suffisante, elle détermine une glycémie assez forte pour que l'on puisse observer un certain degré de glycosurie. Lorsque la perméabilité de la veine porte est conservée, la glycosurie alimentaire ne peut provenir que d'une insuffisance fonctionnelle de la cellule hépatique, et l'intérêt qu'il y a dans un grand nombre de maladies du foie à rechercher cette glycosurie alimentaire devient alors évident.

III. — Nous avons vu déjà que le foie pouvait fabriquer du glycogène avec les peptones, c'est-à-dire avec les substances qui résultent de la digestion des albuminoïdes. Mais, d'après Fede et Hermann, le foie aurait encore une autre action sur les peptones : *il les transformerait en albumine parfaite :* transformation sans laquelle les peptones ne pourraient être utilisées par l'organisme. Or, dans certaines maladies du foie (cirrhose, intoxication phosphorée, atrophie jaune aiguë, etc.), les peptones cesseraient d'être transformées en albumine parfaite, de devenir utilisables par conséquent, et passeraient dans les urines, produisant *la peptonurie d'origine hépatique.*

IV. — Durant toute la période de digestion, les *cellules hépatiques se chargent de graisse* surtout à la périphérie des lobules où viennent aboutir les terminaisons de la veine porte. Il semble même que le foie ne se contente pas de fixer la graisse, mais qu'il en fabrique lui-même aux dépens des matières azotées, puisqu'on peut, comme l'a montré Frerichs, retrouver de la graisse dans les cellules de foie d'animaux exclusivement nourris de viande dégraissée.

Non seulement le foie arrête de la graisse et en fabrique, mais, il en excrète, car la bile en contient. Il y a donc dans le foie, ainsi que le fait remarquer M. Chauffard, « *une véri-*

table circulation des graisses (1) » . On sait que cette circulation est troublée dans un grand nombre d'états pathologiques. C'est ainsi que dans l'intoxication par le phosphore, dans les infections, dans l'infection puerpérale en particulier, la stéatose hépatique est un phénomène constant. Le foie ne se contente plus alors de se charger d'une graisse d'emprunt, il en fabrique à ses dépens, transforme en graisse sa propre substance, subit en un mot la dégénérescence graisseuse.

V. — *La fonction hématopoiétique du foie*, indéniable chez l'embryon, est, en dehors de la leucocythémie, très discutable chez l'adulte. En revanche, le foie aurait une *action destructive certaine sur les globules rouges*. L'urobiline, l'urée et le glycogène (inanition surtout) seraient produits aux dépens de ces globules rouges; c'est encore à cette destruction que serait imputable dans le diabète une certaine quantité du sucre et de l'urée (2). En ce qui concerne l'urobiline, nous avons déjà fait remarquer plus haut que depuis les travaux de MM. Hayem et Tissier on sait que la réduction de l'hémoglobine et de l'urobiline se fait dans le foie et non dans le sérum sanguin, « presque toujours dans les cas de ce genre, la bile cystique contient à l'autopsie des quantités plus ou moins considérables d'urobiline, à l'exclusion parfois de tout autre pigment » (Chauffard).

VI. — *La fonction uropoiétique du foie* a une importance capitale; elle est, pour cet organe d'abord, et pour tout l'organisme, une véritable soupape de sûreté.

Les matières non utilisées par l'organisme dans l'acte de

(1) CHAUFFARD, *Traité de Médecine*, t. III, p. 927.
(2) J. RENAULT, *Loc. cit.*, p. 24.

l'assimilation en sont éliminées, suivant l'expression devenue classique du professeur Bouchard, par « *le diurétique
physiologique* », *l'urée*, dernier terme de leur désassimilation.
Mais, matières albumineuses et urée ne sont que le premier
et le dernier terme d'une longue série dont nous ne connaissons que quelques intermédiaires : l'acide urique, les amides
acides (leucine, tyrosine, glycocolle), la créatine et la créatinine. La formation de l'urée aux dépens de ces corps est
encore mal connue; il est probable qu'elle se fait par une
série de phénomènes d'oxydation et de synthèse.

La production de l'urée a lieu dans tous les tissus : tissus
nerveux, rate, muscles d'après Kaufmann; mais le foie est
le lieu principal de sa formation, ainsi que l'ont démontré
les travaux de Meisner, de Murchison et de M. Brouardel. Le
fait est hors de doute, bien que des faits contradictoires aient
été cités à l'encontre. Le foie étant le lieu principal de la formation de l'urée, il en résulte que toute altération profonde
de cet organe (cirrhose atrophique, ictère grave) diminue la
sécrétion de l'urée, alors que toute suractivité fonctionnelle
du foie (congestion) augmente la sécrétion de l'urée. D'un
autre côté, les produits intermédiaires de la désassimilation
(comme l'acide urique, la leucine, la tyrosine) augmentent en
même temps que diminue l'urée, ainsi que Lécorché a pu le
constater pour l'acide urique dans plusieurs cas. De plus, ils
sont toxiques, car Minkowski et Schroeder ont fait voir que
le foie forme l'urée aux dépens de sels ammoniacaux, et,
« *d'après M. Bouchard, si l'urée n'est guère toxique, les sels
ammoniacaux, en revanche, possèdent des propriétés toxiques
très violentes, et l'azote combiné sous forme d'ammoniaque serait
pour la même dose quarante fois plus toxique que combiné à*

l'état d'urée (1) ». Cette élimination par l'urine d'éléments toxiques entraîne *l'augmentation de la toxicité urinaire*, et sa recherche constitue un moyen de s'assurer de l'état de la cellule hépatique. Mais il n'est possible qu'à la condition que le rein soit perméable ; car s'il ne l'est pas, la toxicité urinaire peut non seulement ne pas augmenter, mais diminuer malgré l'augmentation des produits toxiques du sang.

VII. — En créant tout d'une pièce la glycogénie hépatique, Cl. Bernard avait jeté une lumière éclatante sur le mécanisme de la nutrition. L'un des principaux résultats de cette « *géniale découverte* » fut « *celle du pouvoir antitoxique du foie* ».

C'est à Schiff que revient le mérite d'avoir montré le premier que « *le foie devait être considéré comme une sorte de ganglion sanguin placé sur le trajet de la veine porte, chargé d'arrêter et d'annihiler les poisons venant de l'intestin* (2) ».

Déjà, en 1862, Orfila avait reconnu que des poisons minéraux peuvent séjourner longtemps dans le foie et ne pas aller plus bas ; puis, nombre d'expérimentateurs avaient prouvé que la plupart des métalloïdes et des métaux (cuivre, plomb, étain, mercure, zinc, argent, fer, antimoine, iode, etc.) sont retenus dans le foie et éliminés principalement avec la bile. Héger, en 1873, fit la même remarque pour les alcaloïdes végétaux qui traversent le foie ; mais il ne vit « *dans le phénomène qu'il avait constaté expérimentalement que le résultat d'une simple diffusion et d'une rétention analogue à celle qu'on avait déjà notée pour certains poisons minéraux* ». En 1877, Schiff élargit le débat et signala le foie comme un agent destructeur non seulement des poisons végétaux, mais encore des poisons

(1) V. HANOT, *Loc. cit.*, p. 11.
(2) *Ibid.*, p. 5.

constamment fournis par notre organisme. Les idées de Schiff furent d'abord battues en brèche par quelques expérimentateurs (René et Jacques); puis la thèse de M. Roger et les travaux du professeur Bouchard vinrent les remettre en pleine lumière en démontrant l'action du foie sur les poisons putrides, et sur les produits toxiques des fermentations intestinales. M. Bouchard insiste sur l'intoxication par putridité intestinale, intoxication très fréquente contre laquelle l'organisme est heureusement outillé, car le foie arrête, détruit ou transforme une partie des poisons absorbés par l'intestin.

Les poisons de l'organisme contre lesquels doit lutter le pouvoir antitoxique du foie sont très nombreux et très variés. Tels sont les poisons alimentaires comme les peptones; les nombreux acides qui se forment pendant la digestion et surtout les digestions anormales. Quelques-uns d'entre eux comme les acides gras sont peu toxiques et irritants; mais leur présence dans les estomacs où se font des putréfactions favorise les fermentations anormales : la bile, liquide très toxique (Bouchard), si bien que le foie est perpétuellement en lutte contre cette auto-intoxication biliaire permanente. Enfin toute la catégorie des alcaloïdes (Bouchard) qui existent « *à l'état normal dans le corps des individus vivants* » .

Mais ce n'est pas tout encore, outre les poisons dont la source est une intoxication, le foie arrête et détruit les poisons qui relèvent d'une infection. Le tractus gastro-intestinal est le siège d'une véritable flore microbienne. Parmi ces microbes, les principaux sont le coli-bacille, le « *microbe à tout faire* » comme on l'appelle, le streptocoque de la bouche, le bacille d'Eberth, le bacille de Koch, etc. ; ces microbes et leurs toxines viennent ajouter leur action à celle des poisons proprement dits. L'infection et l'intoxication sont intimement confondues, et « *il ne faudra jamais l'oublier lorsqu'il s'agira de déterminer la part exacte de responsabilité qui revient aux divers agents pathogènes qui, partis de l'intestin, vont altérer le foie* ». (Hanot.)

Cet aperçu des fonctions du foie, sans compter celles que nous ne connaissons pas ou qui sont encore à l'étude, comme son action anticoagulante, montre quelle est l'importance de cet organe et partant de la cellule hépatique à qui elles sont dévolues. Il nous sera plus facile maintenant, connaissant le mécanisme fonctionnel du foie, d'exposer la théorie de l'insuffisance hépatique et de rechercher les causes qui y conduisent.

2°) *Exposé de l'insuffisance hépathique.* — Un foie qui fonctionne mal est un foie insuffisant. Ce mot semble avoir été créé par Mossé (1) en 1879 : « *Le foie, dit-il, est un lieu d'échange et de transformation, le terme insuffisance hépatique signifie donc pour nous que la glande étant au-dessous de sa tâche, ceux-ci se font mal ou peuvent être interrompus.* »

Mais d'après Mossé, l'insuffisance hépatique n'était applicable qu'à une seule catégorie d'ictères ; il ne comprenait sous ce titre ni l'ictère grave primitif, ictère typhoïde, qu'il considérait encore comme une affection générale ; ni l'ictère aggravé, c'est-à-dire l'ictère primitivement catarrhal bénin, prenant rapidement les allures d'un ictère grave à cause des conditions pathologiques antérieures et particulières à l'individu frappé. Aujourd'hui cette division n'est plus admise, on ne fait plus de distinction entre l'ictère typhoïde, les ictères

____

(1) A. Mossé, *Étude sur l'ictère grave.* Thèse de Paris, 1879, p. 152.

par troubles fonctionnels et les ictères aggravés. Tous sont considérés comme de même nature; et tous peuvent passer, sous certaines influences, des formes en apparence les plus bénignes aux formes le plus rapidement mortelles.

Bien plus, la plupart des ictères graves sont considérés aujourd'hui comme des ictères secondaires; le groupe des ictères graves primitifs se restreint chaque jour; car, *« en général la destruction finale de la cellule hépatique ne se fait subitement qu'en apparence; elle est précédée, préparée, par un certain degré d'altération (1) »*.

Il y a donc insuffisance hépatique quand les cellules du foie fonctionnent mal ou incomplètement; et comme la cellule est tout dans le foie, et que c'est à elle que sont dévolues ses diverses fonctions, l'insuffisance hépatique doit être envisagée comme un complexus clinique dans lequel l'altération de chacune des fonctions du foie joue un rôle; car, étant donné que tant de pouvoirs sont conférés à un seul organe, et dans ce même organe au seul élément cellulaire, il est logique d'admettre que de même que ces fonctions diverses sont à l'état normal solidaires les unes des autres et se prêtent un mutuel concours pour le bon fonctionnement de l'organe; de même aussi, à l'état pathologique, cette solidarité et cette synergie doivent persister; l'altération des unes doit s'aider de l'altération des autres. Ainsi, s'enchaînant et se solidarisant, jouant chez tel sujet le rôle principal, chez tel autre un rôle accessoire suivant les circonstances, elles contribuent à l'œuvre de destruction définitive, elles contribuent à créer l'insuffisance hépatique irrémédiable, l'ictère grave.

(1) HANOT, *Semaine médicale*, 1893, p. 375.

Le foie, avons-nous dit, sécrète la bile, et la sécrétion biliaire peut être troublée dans son fonctionnement par résorption ou par insuffisance d'excrétion. .

La résorption biliaire est due le plus souvent à une obstruction des voies d'excrétion, « *elle peut être due aussi à une altération dans sa composition, quand elle est épaissie, surchargée de pigment, elle ne peut s'écouler facilement, sa tension augmente dans la vésicule et les radicules intra-hépatiques et la résorption se produit, c'est l'ictère pléiochromique de Stadelmann* (1) ».

Quel que soit le mécanisme de la résorption biliaire, il arrive un moment où la biligénie cesse d'être fonction normale du foie; c'est quand cet organe ne peut plus alternativement prendre et rejeter la bile (Schiff); quand la matière colorante et les sels ne se précipitent plus dans l'intestin; quand le foie cesse de produire des pigments biliaires vrais, réduit mal la bilirubine et fabrique de l'urobiline; quand le sang ne brûle plus les acides biliaires, etc. Il résulte de tous ces actes une accumulation des produits de la sécrétion biliaire dans le sang (cholémie); une intoxication, puisque ces produits sont toxiques; enfin, l'imprégnation des tissus par la bile (ictère), puisqu'il y a rétention biliaire forcée. Cet ictère, « *a pour effet d'amener un amaigrissement rapide et d'activer à tel point la désassimilation que l'oxygène disponible cesse parfois de pouvoir suffire aux combustions* (2) ».

Mais l'insuffisance biligénique ne suppose pas nécessairement et constamment la cholémie; car, si la cholémie était un stade constant et obligatoire de l'insuffisance biligénique,

(1) H. Halloppeau, *Traité élémentaire de pathologie générale*, 5ᵉ édit. Paris, 1898, p. 506.

(2) Bouchard, *Traité de pathologie générale*, t. I, p. 800-801.

l'ictère qui en est la conséquence devrait ainsi exister tou-jours. Or, telle n'est pas la règle : et il est d'expérience clinique que l'ictère diminue souvent au moment où appa-raissent les phénomènes d'intoxication. Bien plus, l'ictère peut même manquer complètement; qu'il nous suffise de rappeler à cette occasion les cas d'ictère grave sans ictère sur lesquels Frerichs, puis M. Jaccoud ont attiré l'attention.

Une fois la cholémie produite, une fois l'organisme rempli des produits de la secrétion biliaire (quand ce stade existe), que va-t-il se passer? La sécrétion biliaire va cesser d'exister et l'acholie remplacer la cholémie. S'il est vrai, comme nous le laissions entrevoir plus haut, que toutes les fonctions de la cellule hépatique sont solidaires à l'état pathologique comme à l'état physiologique, il devient naturel d'admettre que lorsque la cellule est assez malade pour que l'une de ses plus importantes fonctions, la fonction biligénique, soit pro-fondément troublée, les autres, et en particulier la fonc-tion antitoxique doivent être également fortement compro-mises.

Nous devons à Heger et à Schiff la connaissance de ce pouvoir antitoxique que sont venues confirmer les nom-breuses expériences de M. Roger. Il devenait, dès lors, plus aisé de comprendre que l'abolition de ce pouvoir dût conduire à des accidents. C'est ce qu'ont démontré les expériences faites sur les animaux dans le but de réaliser expérimenta-lement le mécanisme de l'acholie par la suppression du foie et par conséquent de la fonction biliaire; expériences dont nous croyons utile de retracer ici les grandes lignes.

L'acholie peut être réalisée expérimentalement de diffé-rentes manières :

1° En extirpant le foie à des oiseaux et à des batraciens suivant la méthode de Minkowski (chez des oies).

2° En détruisant le foie à l'aide de corps chimiques comme l'acide sulfurique (Pick) ou comme l'acide acétique dilué (Denys et Strübbe).

3° En détournant le sang de la veine porte dans la veine cave inférieure (fistule porto-cave d'Eck).

C'est cette dernière technique qui a servi de base aux expériences si convaincantes faites à l'Institut impérial de médecine de Saint-Pétersbourg par MM. Massen et Pawlow, pour la partie physiologique, et par MM. Hahn et Nencki, pour la partie chimique. Leur mémoire a été analysé et étudié depuis dans la thèse de Léopold Lévi (1), à laquelle nous renvoyons le lecteur pour les questions de détail.

La base de toutes ces expériences repose sur l'opération physiologique inaugurée par Eck en 1877, appelée fistule d'Eck simple, et dont voici les principaux traits :

Les animaux choisis par Massen et Pawlow étaient de jeunes chiens préalablement narcosés. Une ligature était placée sur la veine porte près du foie ; le contact établi entre cette veine et la veine cave inférieure par une série de quatre à cinq sutures disposées convenablement ; l'abouchement enfin pratiqué entre les deux vaisseaux par une ouverture aussi grande que possible de façon à détourner le cours du sang de la première vers la seconde.

La fistule d'Eck simple peut s'accompagner de l'extirpation simultanée du foie afin d'empêcher autant que possible le fonctionnement de cet organe.

(1) Léopold Lévi, *Troubles nerveux d'origine hépatique (hépatotoxémie nerveuse)*. Thèse Paris, 1896, p. 175 et suiv.

Ou bien encore, sans aller jusqu'à l'extirpation du foie, elle peut s'accompagner de la ligature ou du pincement de l'artère hépatique, près de sa sortie du tronc cœliaque, expériences toutes réalisées par Massen et Pawlow. Les résultats de cette déshépatisation, surtout l'établissement de la fistule porto-cave conduisent à l'acholie expérimentale et se manifestent par un ensemble de phénomènes toxiques dont voici les différents tableaux cliniques :

I. — Le tableau clinique dû à la fistule porto-cave : comprend trois phases :

1ʳᵉ PHASE : 1° *Changement de caractère*. Les chiens ont des crises d'entêtement, de méchanceté, de fureur même, alternant avec la douceur et la tranquillité dont ils sont coutumiers ;

2° *Somnolence et faiblesse générale* le plus souvent ;

3° *Ataxie de la marche*, soit quand on force l'animal à se mettre en mouvement, soit pendant les crises de fureur ;

4° *Amaurose ;*

5° *Anesthésie à la douleur.*

2ᵉ PHASE : Période *d'excitation* et de convulsions cloniques et tétaniques.

3ᵉ PHASE : Période *de coma* se terminant par la mort ou par une guérison parfois radicale, comme la chose peut avoir lieu chez les chiens qui n'avaient subi, dès le début, que des crises relativement faibles.

II. — Tableau clinique dû à la fistule d'Eck avec extirpation du foie.

L'opération est suivie d'un coma profond auquel succèdent des contractions d'abord isolées, puis un tétanos généralisé.

III — *Tableau clinique dû à la fistule d'Eck avec ligature de l'artère hépatique.*

Quelques heures après l'opération, survient de l'oppression, puis un état comateux ou parfois des convulsions et la mort.

La réalisation expérimentale de l'acholie conduit donc à cette importante constatation qu'il existe toute une catégorie de symptômes nerveux relevant directement de la perte de la fonction biliaire, relevant aussi de la perte du pouvoir antitoxique, donc attribuables au foie ; ce qui a permis à M. Léopold Lévi de décrire une hépatotoxémie nerveuse.

Privé de cet organe, l'animal ne peut plus sécréter la bile ; mais il ne peut davantage lutter contre les poisons de l'organisme. Il devient somnolent, ataxique, tombe en convulsions, et finalement dans le coma ; à moins que cette série d'états successifs ne se résume toute dans le seul coma, lequel, ainsi qu'on l'a vu, a d'autant plus de chances de se produire d'emblée que l'acholie expérimentale a été plus complète.

Et alors, le foie ayant perdu, d'une part, son pouvoir antitoxique, et, d'autre part, l'organisme continuant d'être « *un réceptacle et un laboratoire de poisons* », ces derniers, qu'ils agissent par l'intermédiaire des sels de potasse (viande et végétaux) ; des ptomaïnes (viandes d'animaux en mauvais état ou végétaux malades) ; des alcaloïdes ; des peptones ; des toxines microbiennes provenant de l'infection à tous ses degrés ; des fermentations diverses ou des matières albuminoïdes non assimilables et non transformées en urée, produisent, comme l'a depuis fort longtemps montré le professeur Bouchard, une auto-intoxication générale contre laquelle

7

le foie peut lutter à l'état normal, mais contre laquelle il est impuissant à mesure qu'il se détruit.

L'acholie une fois réalisée expérimentalement avec ses conséquences (symptômes d'intoxication), il restait à rechercher quels étaient les agents de cette intoxication. Mais les expériences faites dans ce but ne sont ni concluantes, ni définitives. L'acide carbamique, résultat habituel de l'oxydation des corps organiques, a bien été incriminé par MM. Hahn, Massen, Nencki et Pawlow (carbamiémie). Mais, d'après M. Roger (1), la question est beaucoup plus complexe, car le carbamate de sodium est peu toxique ; d'autres substances toxiques, ainsi que la chose a lieu pour l'urémie, peuvent agir à côté de lui ; et enfin, si le carbamate d'ammoniaque est le seul facteur actuellement connu, M. Roger fait remarquer qu'il est peut-être le moins important de tous.

Les perturbations qu'entraine pour l'organisme l'insuffisance de deux fonctions aussi importantes que celles que nous venons d'esquisser s'accroissent encore de l'insuffisance des fonctions glycogénique et uropoiétique. En ne fabriquant plus de matière glycogène, en laissant passer, sans les utiliser, les matières sucrées et amylacées, la cellule hépatique prive l'organisme d'une de ses plus puissantes réserves. Il en résulte de l'hyperglycémie, de la glycosurie, et l'on sait combien l'épreuve de la glycosurie alimentaire est un moyen puissant de déceler l'insuffisance glycogénique. En outre, la transformation des peptones en albumine parfaite n'a plus lieu ; et le foie, n'envoyant plus aux muscles la glucose dont

(1) H. ROGER, *Sur le rôle du foie dans les auto-intoxications*. (*Revue générale des sciences pures et appliquées*, 15 février 1894, n° 3. La même opinion se trouve également formulée dans le *Traité de pathologie générale* de BOUCHARD, 1895, t. I, p. 800.

ils ont besoin pour fabriquer eux-mêmes leur matière glycogène, cesse d'exercer son rôle de régulateur de la chaleur animale. Enfin, d'après M. Roger, il existerait une relation étroite entre la fonction glycogénique et le pouvoir antitoxique du foie, dont il place l'origine dans cette fonction glycogénique. « *Il y a là,* dit-il, *une sorte de loi, ou tout au moins une corrélation, qui se poursuit constamment et qui permet d'affirmer que le foie, qui ne contient plus ou ne contient pas encore de glycogène, n'agit pas sur les poisons que normalement il doit retenir et transformer ; mais vient-on à rendre au foie cette substance, on verra son action se manifester de nouveau (1).* »

Si encore, comme suprême ressource, le foie conservait intacte sa fonction uropoiétique, la lutte, sans être égale, pourrait durer longtemps ; mais il est aisé de concevoir que son altération doit se produire elle-même à brève échéance et entraîner une déroute complète de l'organisme ; car, en butte aux poisons les plus divers, ayant perdu son pouvoir antitoxique, n'ayant plus d'action sur les matières albuminoïdes, n'utilisant plus, comme agent oxydateur, les graisses qui s'accumulent sans cesse, il est impossible à la cellule hépatique de transformer les matériaux non assimilables de l'organisme en une substance très diurétique et peu toxique ; et ainsi, ayant beaucoup à brûler, mais brûlant mal, elle ne fabrique plus que de l'acide urique, des amides acides, de la créatine et de la créatinine, substances éminemment plus toxiques que l'urée.

Alors « *le grenier d'abondance* » étant épuisé, « *la place forte*

____

(1) H. Roger, *Action du foie sur les poisons.* Thèse de Paris, 1887, p. 292.

principale avancée contre l'auto-intoxication » tombant en ruine, « *l'usine* » recevant, plus que jamais, microbes et toxines, mais n'ayant que des machines faussées et incapables de les détruire ou de les transformer en produits inoffensifs, il en résulte une dénutrition rapide, parce que les éléments sont élaborés incomplètement, et une intoxication quasi fatale, parce que les substances toxiques affluant sans cesse, le foie, au comble de l'insuffisance, ne peut plus les détruire. Pendant quelque temps, le rein suffit à la tâche. Émonctoire principal de l'organisme, il élimine, en grande partie, les poisons que n'a pu détruire le foie, et le degré de la toxicité urinaire est, qu'on nous permette l'expression, un excellent baromètre de l'état du foie. Mais, par cela même qu'il a pour fonction normale d'éliminer des produits en quelque sorte purifiés par le foie, il peut s'encrasser ; ses épithéliums s'irritent au contact des substances toxiques ; il devient lui-même malade, insuffisant, et, son insuffisance s'ajoutant à celle du foie, le malade meurt empoisonné, présentant les signes de l'urémie hépatique, le syndrome de l'ictère grave, façon ordinaire de mourir par le foie.

Telle est la théorie moderne de l'insuffisance hépatique faite tout entière de la désorganisation fonctionnelle des cellules du foie, comme la physiologie normale de cet organe est le résultat du bon équilibre de ses fonctions.

Ainsi comprise, elle offre, sur les anciennes théories, l'avantage précieux d'être inattaquable par son éclectisme et d'attribuer au foie la part du lion dans la genèse des accidents. Les essentialistes avaient eu le grand tort de faire passer cet organe au second plan ; mais ils avaient eu le pressentiment de la vérité en attribuant les accidents à une

intoxication. Trousseau (1), notamment, ne parlait-il pas d'un
« poison », d'une « matière morbifique venue du dehors ou
produite dans l'organisme »? Et Peter (2), son élève, n'assi-
milait-il pas l'ictère grave à un « empoisonnement de l'organisme », qu'il appelait « typhysation cholémique »?

On ne dit pas autre chose aujourd'hui, mais on le dit
mieux, et de façon moins vague, parce que, depuis trente
ans, la physiologie a fait d'énormes progrès et que les idées
pastoriennes et les travaux de M. Bouchard, sur les auto-
intoxications, ont transporté la théorie, du vague où elle
était forcément réduite, dans le domaine de la réalité.
Frerichs, en créant sa théorie de l'atrophie jaune aiguë,
établissait une théorie très rationnelle parce qu'elle tenait le
plus grand compte du foie. Mais s'il est indéniable que l'insuffisance hépatique entraîne souvent les lésions de l'atrophie, il ne fallait pas identifier le symptôme avec la lésion.
La lésion n'est pas le fait initial, cause des symptômes, elle
est la résultante de facteurs qui frappent le foie de façons
très diverses, et conduisent par plusieurs chemins à la
destruction cellulaire.

Prenons encore la théorie de la cholémie telle que la concevait Leyden; elle est absolument incapable d'expliquer
à elle seule les phénomènes d'ictère grave. D'abord, elle ne
donne pas la clef du mécanisme des maladies du foie sans
ictère; et puis, dans les maladies du foie avec ictère, on
constate souvent la diminution de ce dernier au moment où
apparaissent les phénomènes d'intoxication.

---

(1) Trousseau, *Clinique médicale de l'Hôtel-Dieu de Paris*, 3ᵉ édit. Paris,
1868, t. III, p. 288. (Leçon LXXX : *De l'ictère grave.*)
(2) Peter, *Leçons de clinique médicale*, t. II, Paris, 1879, p. 601.

L'acholie princeps aussi, l'acholie de Frerichs, prête le flanc à des objections analogues ; en effet, les ictères étant considérés comme une chaîne dont les anneaux sont de même nature, la lésion décrite par Frerichs n'existe pas toujours ; et, de plus, ses degrés divers n'entraînent pas fatalement l'absence complète de sécrétion biliaire. Isolées, prises séparément, la cholémie et l'acholie ne sont que deux moitiés de théorie ; réunies par un trait d'union, elles expliquent bien et la filiation des accidents et l'entrelacement des anneaux de la chaîne des ictères.

Enfin, l'hypothèse d'une résorption des éléments biliaires, par suite d'un obstacle siégeant dans les canaux excréteurs, ou dans les canaux hépatiques, n'est pas plus admissible si on veut l'appliquer à tous les cas ; outre qu'il n'y a pas toujours d'obstacle, il existe parfois de ces ictères chroniques qui persistent plusieurs années sans aboutir pour cela à l'ictère grave.

C'est parce qu'ils avaient été frappés des lacunes des théories hépatiques ainsi conçues que Witthla, et surtout Decaudin, avaient imaginé que l'ictère grave devait être assimilé à l'urémie. Mais, si ces auteurs trouvèrent le défaut de la cuirasse chez leurs prédécesseurs, leurs théories ne furent pas invulnérables ; car, si elles contenaient une part de vérité, l'idée de faire du rein l'agent principal de l'ictère grave, comme le voulait Decaudin, dépassait de beaucoup le but à atteindre. C'est cette théorie rénale que nous allons maintenant discuter dans le chapitre suivant afin d'en montrer les exagérations. Ce qui nous amènera tout naturellement ensuite à étudier les rapports de l'insuffisance hépatique avec l'insuffisance rénale et, en dernier lieu, les rapports entre les ictères et les accès éclamptiques.

CHAPITRE IV

**Rôle réciproque du foie et des reins dans les ictères
de la puerpéralité.**

§ 1er

Discussion de la théorie rénale de Decaudin.

En faisant intervenir le rôle du rein dans la genèse de
l'ictère grave, Wttihla et Decaudin n'émettaient pas des idées
nouvelles. La théorie de Witthla était basée sur les idées de
Murchison. Il admettait que le foie, à l'état normal, est
chargé de réduire en urée la plupart des matières albumineuses charriées par le sang, de façon à leur donner les propriétés qui les rendent éliminables par les reins. Malade,
le foie ne peut plus remplir son rôle séparatif. Les matériaux
s'accumulent dans le sang, et le rein n'élimine plus que des
produits de combustion interstitielle incomplète (leucine,
tyrosine). De là des accidents somnolents, convulsifs et
comateux rappelant l'urémie; de là une forme particulière
d'urémie liée au foie et non au rein.

Au moins Witthla rattachait-il sa théorie au foie (urémie
hépatique). Mais Decaudin alla beaucoup plus loin : après
avoir cité les opinions de Frerichs, J. Möbius, Lebert, Budd,
Vulpian, etc., tous auteurs ayant attiré l'attention sur l'état

des reins dans l'ictère grave par leurs observations et leurs réflexions, il constitua une théorie, ayant pour base anatomique l'altération des reins, et pour soutien clinique un ensemble de symptômes se rapprochant de l'urémie et dont nous avons déjà retracé les principales lignes au chapitre de l'historique. Pour appuyer sa théorie rénale, Decaudin invoque d'abord l'opinion des auteurs mentionnés plus haut. Nous n'avons pas à le suivre dans l'analyse très complète qu'il en fait; en effet, malgré l'autorité des noms, ces auteurs ne firent pas autre chose que de signaler l'importance de l'état des reins dans l'ictère, et pareille constatation n'était pas une preuve suffisante en faveur d'une théorie rénale.

En revanche, il est un point qui a fixé notre attention dans la thèse de Decaudin et qui mérite d'être retenu à cause de ses conséquences : c'est l'interprétation donnée par cet auteur à l'observation de Vallin, qu'il considère comme une des pierres angulaires de sa théorie. Voici, textuellement rapportées, les réflexions de Decaudin (1) au sujet de cette observation :

« *Cette observation de M. Vallin est très intéressante. Elle démontre que la maladie du foie atrophie jaune aiguë n'est pas indispensable. Mais, alors, pourquoi l'ictère est-il grave? Les reins seuls sont malades et semblent par leur albuminurie constatée pendant la vie porter avec eux et le diagnostic de la forme rénale et le pronostic des accidents urémiques que la mort vient terminer par le coma final.*

« *Cette observation est une des plus probantes que nous ayons pour asseoir la théorie rénale de l'ictère grave sur les bases chi-*

____

(1) Decaudin, *Loc. cit.*, p. 101.

*miques, physiologiques et anatomo-pathologiques. Car, il est à
remarquer ici qu'aucune recherche n'a manqué. L'ictère avait
diminué, la leucine et la tyrosine ne se montraient pas, il est vrai,
mais l'albuminurie suffisait pour attester la lésion du rein.*

*« Ici encore, ictère simple au début devenant grave presque
subitement. »*

Or, puisque cette observation est une des plus probantes
citées par Decaudin à l'appui de sa théorie rénale, elle mérite d'être discutée en détail; car, en raison de l'importance
qu'il y attache, il arrive, un peu plus loin, à poser l'une des
conclusions suivantes qui nous intéresse spécialement :
*« L'ictère des femmes en couches est souvent très grave, fait
avorter et amène la mort à cause de la lésion rénale qui, chez la
femme grosse, est assez fréquente. »* La discussion du cas Vallin
ne sera donc pas un hors-d'œuvre dans ce travail; d'autant
plus que la théorie rénale, exposée avec beaucoup de talent
par son auteur, rallia vite des partisans. La même année,
Hébert s'en montrait le partisan convaincu; et, en 1879,
A Mossé (1), dans son intéressante étude sur l'ictère grave,
après un chapitre fort instructif sur les ictères secondaires
par insuffisance hépatique, approuvait les conclusions de
Decaudin et de Hébert en ajoutant lui-même : *« Ce qui prouve
bien que la grossesse ne constitue la gravité que parce que le rein
est malade, c'est que l'on a pu voir survenir des accidents analogues en dehors de la gestation, quand l'ictère a sévi sur des
sujets dont le rein seul ou le foie et le rein étaient déjà malades. »*
Nous pourrions citer d'autres noms; la théorie rénale a
été et est encore invoquée aujourd'hui pour montrer la grande

_____

(1) A. Mossé, *Loc. cit.*, p. 168.

importance de la perméabilité rénale dans les ictères. Aussi allons-nous reprendre, une à une, dans un résumé aussi fidèle que possible, les pièces du procès, c'est-à-dire les phases diverses de l'histoire du malade de Vallin, et nous allons nous efforcer de montrer que les réflexions de Decaudin, citées intégralement plus haut, ne sont pas aussi convaincantes qu'il veut bien le dire, et que cette observation peut être interprétée d'une autre façon.

Le sujet est un homme de 39 ans, un cavalier de remonte, qui, à l'occasion d'un violent effort, ressent une vive douleur lombaire et, le lendemain, un lumbago et de la courbature fébrile. Les jours suivants, fièvre et courbature vont en augmentant; puis apparaissent de l'ictère, des épistaxis et de l'hématémèse, si bien qu'on juge son état assez grave pour le transporter à l'hôpital.

Signalons d'abord la banalité de la cause invoquée contrastant avec la violence du début fébrile suivi de près par des symptômes d'ictère grave, et l'absence d'antécédents personnels pouvant mettre sur une piste quelconque. Cet homme avait-il eu des maladies antérieures graves? Était-il alcoolique? Avait-il des accidents du côté de son tube digestif? Toutes choses qu'il eût été intéressant de savoir et quel'observation ne mentionne pas.

A l'entrée du malade, on note un ictère très accusé, un aspect typhoïde, un état de prostration considérable, malgré l'intégrité de l'intelligence. Le foie n'est pas douloureux à la pression et sa matité est normale. Hématémèse et épistaxis à répétition; nombreuses pétéchies. Pouls lent, très faible et irrégulier. En même temps, anurie (145 grammes), urines troubles, foncées, uratiques, peu albumineuses, avec une seule zone vert clair. Cylindres graisseux et hyalins avec débris épithéliaux; 15 grammes d'urée par litre et pas de leucine ni de tyrosine.

Ne sont-ce pas là tous les symptômes, non pas d'un « *ictère,
simple au début, devenant grave presque subitement* » , comme
le voulait Decaudin, mais bien d'un ictère grave primitif et
d'un ictère grave infectieux ? L'intoxication de l'organisme
ne s'affirme-t-elle pas nettement par l'ictère fébrile, par l'aspect typhoïde, la dyscrasie sanguine, la prostration, les caractères du pouls? L'insuffisance hépatique n'apparaît-elle pas
de la dernière évidence, et avec un état aux allures si manifestement toxiques ou infectieuses, est-il étonnant que la dépuration urinaire soit mauvaise, et que le rein, frappé lui-
même par la même cause infectieuse, traduise son état de
souffrance par de l'anurie, un peu d'albumine, la diminution
de l'urée (faible d'ailleurs) et l'existence de cylindres ?

Le lendemain de l'entrée, les hémorrhagies cèdent peut-être au
perchlorure de fer administré, mais l'ictère est plus foncé et l'anurie
persiste. A la prostration succède un délire d'abord vague, puis
très violent, avec convulsions éclamptiques qui nécessitent la cami-
sole. Mais bientôt le coma succède au délire, et la mort a lieu le
lendemain à deux heures du matin.

Cliniquement, ce cavalier de remonte meurt d'ictère grave
d'origine infectieuse. Il en a tous les symptômes, depuis
l'ictère fébrile, les hémorrhagies et la prostration qui apparaissent tout à fait au début (avant l'apparition de tout
symptôme rénal), jusqu'au délire avec convulsions et au
coma, qui en marquent la terminaison. Il y a anurie, albuminurie, etc., dira-t-on ; cet ictère grave a eu une terminaison fâcheuse faute de la crise polyurique. Avec elle tout fût
rentré dans l'ordre. Une telle crise eût été évidemment favorable ; mais si, quand elle a lieu, elle est l'indice d'un retour
à la santé, elle n'indique pas pour cela que la santé doive se

rétablir uniquement parce que le rein est l'arbitre nécessaire de la situation. Cette crise urinaire est un effet et non pas une cause. Nous aurons, plus loin, l'occasion de revenir sur ce sujet et de montrer, par des faits, qu'un foie très touché meurt, malgré l'intégrité de l'état des reins, et en dépit d'une perméabilité rénale largement suffisante pour éliminer les produits toxiques de l'organisme. Decaudin trouve, dans cette première série de faits, des bases chimiques et physiologiques des plus probantes pour asseoir sa théorie. Ces bases sont très discutables ; et, laissant de côté les bases physiologiques sur lesquelles nous aurons l'occasion de revenir, contentons-nous, pour l'instant, de discuter le rôle de l'albumine, laquelle, d'après Decaudin, « *suffisait pour attester la lésion du rein* ». L'albuminurie ne semble pas avoir, dans cette observation, la valeur sémeiologique qu'il lui prête : on sait, d'une part, que son absence ne permet pas de conclure à l'absence de lésions rénales ; ainsi, dans le mal de Bright, pour prendre un exemple classique, l'albuminurie peut présenter les quatre alternatives suivantes : être tardive ; disparaître momentanément ; manquer à la fin de la maladie ; enfin, ne pas exister du tout pendant la durée de l'évolution. Mais on sait aussi, d'autre part, que la présence de l'albuminurie n'est pas une preuve certaine de l'existence d'une lésion rénale. M. Bouchard a attiré l'attention sur une *albuminurie hépatique*, laquelle, quand elle existe, est toujours peu abondante, intermittente, et suit la variation de volume du foie. Ces deux derniers caractères ne peuvent être vérifiés dans l'observation de Vallin ; mais, par la précocité des accidents hépatiques, et par la faible quantité d'albumine signalée, à l'encontre de Decaudin, nous pouvons dire que cette albumine était insuffisante pour attester la lésion du rein. La seule chose qui pouvait plaider en faveur d'une lésion rénale, dans l'examen des urines, c'était l'existence de cylindres, et Decaudin n'en parle même pas dans son interprétation. Mais, au moins, les résultats de l'autopsie, les recherches anatomo-pathologiques seront-ils plus probants? C'est ce qu'il nous reste maintenant à établir. Continuons donc la discussion de l'observation.

Le foie est volumineux; il pèse 2,080 grammes; sa consistance et sa coloration sont normales; il n'est nullement ictérique; il a une teinte jaune clair, avec pointillé interlobulaire plus foncé. A l'examen microscopique, les cellules hépatiques ont partout leur intégrité parfaite, et il est très commun de rencontrer des foies tout à fait sains dont les cellules contiennent une plus grande quantité de globules graisseux; aucune prolifération anormale de ces cellules. Le tissu connectif du réseau capillaire est normal, c'est-à-dire à peine appréciable; les vaisseaux sont sains; en un mot, il n'y a aucune altération sensible de l'organe. Des coupes ont été faites dans un grand nombre de points, avec le désir de trouver des lésions attendues sans aucun résultat.

La lésion attendue, c'était l'atrophie jaune aiguë. « *Cette observation de M. Vallin est très intéressante,* dit Decaudin, *elle démontre que la maladie atrophie jaune aiguë n'est pas indispensable.* » Rien n'est plus vrai; et tout le monde est d'accord sur ce sujet : Decaudin tout le premier, puisqu'il cherchait à échafauder une nouvelle théorie sur les ruines des anciennes. Mais de là, faute de la lésion atrophie aiguë, à vouloir chercher l'unique cause de la gravité de cet ictère dans l'état du rein, il y a loin. L'absence d'atrophie jaune aiguë n'implique pas un foie sain. Et la grande préoccupation qu'il avait de rechercher et de trouver la lésion rénale semble avoir complètement fait perdre de vue à Decaudin que le foie de l'observation Vallin, pour n'être pas un foie atrophié, n'en était pas moins un foie malade : un foie qui pèse 2,080 grammes au lieu de 1,450 ou 1,500 grammes, un foie avec teinte jaune clair et pointillé interlobulaire plus foncé ; un foie dans lequel l'examen microscopique révèle une notable quantité de globules graisseux, un tel foie n'est pas, précisément, un foie normal. L'état microscopique nous semble d'ailleurs avoir été quelque peu négligé ; et au sujet de son aspect extérieur, notamment, nous relevons dans le texte de l'observation la contradiction suivante. Il est dit, en effet, d'abord, que sa *consistance et sa coloration sont normales,* et presque aussitôt après, on note *sa teinte jaune clair;* ce qui a bien sa valeur, car si la coloration de ce foie était normale, elle devait être rouge brun et non pas jaune clair. L'hypertrophie manifeste nous semble également avoir été trop laissée dans l'oubli ; sans doute, dans les ictères graves, la lésion atrophie est de beaucoup la plus fréquente, mais « *si l'évolution clinique a été rapide,* dit M. Chauffard, *le foie peut conserver son volume, son poids, sa fermeté normale; il est seulement teinté plus ou moins par la bile, un peu exsangue et plus facilement friable. Il peut même parfois sembler absolument sain à l'œil nu ou être légèrement tuméfié et augmenté de volume (jusqu'à 2,000 et 2,200 grammes)* (1) ». Le foie, dans l'observation de Vallin, rentrait donc bien dans la catégorie de ceux dont parle M. Chauffard. Encore quelques jours de maladie, et il eût sans doute présenté la lésion caractéristique dont l'absence

____

(1) A. Chauffard, *Traité de médecine, loc. cit.,* p. 766.

était si précieuse pour Decaudin, mais qui n'avait, ainsi qu'on vient de le voir, qu'une très médiocre signification si on l'apprécie comme elle doit l'être.

Mais, au moins, si « *les reins seuls sont malades...* », devons-nous nous attendre à trouver dans des lésions très accusées la signature de pareille assertion ! Revenons à l'autopsie :

Les reins pèsent chacun 210 grammes, sont volumineux, mollasses, se laissant facilement déchirer pendant leur décortication ; leur surface extérieure est pâle avec striations rougeâtres et injection des étoiles de Verheyen. La substance corticale est jaunâtre, striée de rouge ; elle empiète sur les mamelons de la substance médullaire.

« Au point de vue microscopique, les reins présentent les premiers dégrés de la néphrite catarrhale ou parenchymateuse. Un grand nombre de tubes contournés sont remplies de cellules volumineuses à contenu double et granuleux. L'addition d'une petite quantité d'acide acétique fait pâlir ou disparaître certaines granulations qui masquent les noyaux. Un certain nombre de tubes sont intacts, les tubes droits sont moins altérés. Les glomérules de Malpighi sont injectés, mais leurs capillaires sont sains ; il en est de même du réseau capillaire en général et du tissu connectif. »

Or, ces lésions sont bien des lésions secondaires telles qu'on pouvait s'attendre à les rencontrer avec une semblable filiation de symptômes. La lésion était peu accusée, l'observation le dit d'ailleurs : « *Les reins présentent les premiers degrés de la néphrite catarrhale.* » Cette interprétation est absolument conforme à celle que Decaudin formule dans cette même thèse, à quelques pages de distance. Il dit en effet : « *Dans les cas où l'ictère a été intense, mais n'a pas duré long-temps, on découvre une altération dans la texture du rein très peu notable ; quelques cellules épithéliales sont tombées, d'autres sont dégénérées.* » Et encore : « *Les glomérules semblent être indemnes des progrès de l'infiltration qui les respecte. Ce fait est constant dans tous les cas graves ou non* (1). » Ajoutons que ces lésions sont assez conformes à celles qu'a trouvées M. Gouget dans ses expériences.

En résumé, l'observation de Vallin est passible d'une tout autre interprétation que celle que Decaudin avait imaginée à l'appui de sa théorie rénale ; on doit la considérer comme un cas d'ictère grave probablement primitif, puisque les commémoratifs ne révèlent aucun état morbide antérieur, et de nature infectieuse. Le foie et les reins, sous l'influence de la même cause, ont été touchés simultanément, ainsi qu'il arrive dans les cas d'ictère grave primitif. Cette observation ne saurait donc servir de base à une théorie rénale de l'ictère grave. Toutefois, l'erreur de Decaudin trouve une excuse dans ce fait qu'à l'époque où il écrivait sa thèse, et il y a de cela vingt ans, les théories hépatiques de l'ictère grave, telles qu'on les concevait alors, prêtaient le flanc à de sérieuses objections. Aujourd'hui, on interprète autrement la concomitance des altérations du foie et des reins. A part les cas où les lésions hépatiques et rénales sont l'effet commun d'une même cause, comme une maladie de cœur, une maladie infectieuse, la syphilis, l'impaludisme, par exemple, maladies dans lesquelles on peut admettre que le foie et les reins ont part égale dans la genèse des accidents ; à part les cas où l'altération du foie est consécutive à un mal de Bright (foie brightique et urémique de Hanot et Gaume), le plus souvent, c'est l'inverse qui se produit ; les lésions rénales sont com-

_____
(1) DECAUDIN, *Loc. cit.*, p. 41.

mandées par les lésions hépatiques, et « un hépatique devient rénal » .

§ II

Rapports entre l'insuffisance hépatique et l'insuffisance rénale.

C'est d'ailleurs bien ainsi qu'on l'a compris depuis quelques années ; et, en regard des opinions de Decaudin, Hébert, Mossé, nous devons en exposer d'autres plus récentes, en insistant particulièrement sur la thèse de M. Gouget, dont les recherches expérimentales sur le sujet offrent le plus grand intérêt.

M. Charrin (1), s'appuyant sur la clinique et l'expérimentation, montre que la pathologie du foie a une action sur la pathologie du rein ; et il étudie les lésions rénales dérivant de cette origine hépatique. Envisageant la bile, sortie sous une influence quelconque (spasme, obstruction, renversement dans la pression, perturbation vaso-motrice) de ses voies naturelles, et arrivée dans le sang d'abord, puis dans les reins, cette bile infiltrera et teindra les tissus ; puis, comme c'est un liquide toxique, elle produira des lésions, et on ne devra pas s'étonner *« de constater que les glomérules, les revêtements tubulaires imprégnés par la bilirubine ou la biliverdine deviennent malades, s'enflamment ou plutôt dégénèrent.*

La sensibilité du parenchyme rénal aux propriétés malfaisantes de cette bile est une notion de grande importance qu'il ne faudra jamais oublier; dans cette donnée se rencontre, en effet, l'origine d'une foule d'accidents. » L'homme, en état d'insuffisance

(1) CHARRIN, *Influence des maladies du foie sur la pathologie du rein et les modifications de l'urine. (Semaine médicale,* 11 février 1894, p. 73.)

hépatique, ne peut plus lutter qu'en éliminant bien vite les toxines qui l'envahissent, « *or, voici que, précisément, le grand chemin suivi par ces toxiques pour gagner l'extérieur se trouve barré par le fait de l'imperméabilité du rein* » .

La même année, Mollière rapporta dans le *Lyon médical* (1) trois observations de néphrites secondaires à différents états hépatiques et dont voici le résumé : Dans la première, un homme de 56 ans est atteint depuis longtemps de cirrhose hypertrophique sans lésions rénales. Il a des calculs qui, à un moment donné, provoquent des phénomènes d'infection septique. « *Tout à coup, sous l'influence de l'intoxication générale causée par la suppression des fonctions du foie, nous voyons éclater une néphrite subaiguë avec phénomènes d'urémie qui emportent rapidement le sujet, et l'autopsie nous démontre en même temps l'altération ancienne du foie, l'inflammation des voies biliaires et celle des reins, les derniers atteints.* »

Dans la II⁰ observation, une femme de 49 ans, atteinte de cancer du sein généralisé au foie, est prise d'accidents rapidement mortels « *sorte de mélange de septicémie et d'urémie* » dont Mollière trouve la cause dans la suppression aussi rapide que complète d'un foie entièrement dégénéré ; si bien que les reins, incapables « *d'éliminer les poisons de toutes sortes (cancéreux et autres) répandus à profusion dans l'organisme* » , sont pris secondairement.

La III⁰ observation a trait à un homme de 38 ans atteint de cirrhose alcoolique partielle sans lésions rénales. Au cours de cette cirrhose survient de la tuberculose pulmonaire, puis de l'albuminurie. L'autopsie révèle une triple lésion : tuber-

(1) H. MOLLIÈRE, *Les néphrites aiguës et chroniques par insuffisance hépatique.* (*Lyon médical*, 25 février 1894, n° 8, p. 249.)

culose pulmonaire, cirrhose granuleuse partielle au 3ᵉ degré et néphrite parenchymateuse. Mollière explique cette néphrite de la façon suivante : le foie, malade depuis longtemps, mais en partie seulement, a suffi d'abord à éliminer les produits toxiques de l'organisme ; mais, lorsque la tuberculose pulmonaire est venue ajouter ses propres toxines à celles déjà existantes, le foie est devenu insuffisant à les détruire. Le rein, forcé de les éliminer, a été enflammé ; d'où la production d'une véritable néphrite infectieuse secondaire.

Et Mollière tire de ses observations cette conclusion générale que les néphrites aiguës ou chroniques (chroniques surtout) « *ont vraisemblablement pour cause l'action irritante des produits toxiques du sang qui, n'étant plus arrêtés et détruits par le foie, traversent nécessairement les reins* » ; et il ajoute : « *Il est possible d'expliquer rationnellement par un mécanisme dépendant de lésions partielles du foie, la genèse de véritables maladies de Bright en dehors de toute autre donnée étiologique, et sur ce point l'attention doit être fixée désormais.* »

La question méritait d'être envisagée au point de vue expérimental ; c'est ce qu'a fait M. Gouget (1) dans une thèse inspirée par M. Roger et réalisée dans le laboratoire du professeur Bouchard. Nous n'avons pas à entrer dans le détail des expériences ; ce qui nous intéresse, c'est la valeur pronostique de l'état des reins, la nature et la pathogénie de leurs lésions dans l'ictère grave. M. Gouget établit une différence essentielle entre l'action directe et l'action indirecte du foie sur les lésions rénales de l'ictère grave. L'influence directe du foie est tout à fait secondaire, dit-il ; car foie et reins se trou-

_____

(1) A. Gouget, *De l'influence des maladies du foie sur l'état des reins.* Thèse de Paris, 1895, p. 99 et suiv.

vent, à ce point de vue, « *sous la dépendance d'une cause commune* », l'infection, ainsi que l'avait fait pressentir Genouville.

« *Mais si l'on ne considère plus que son influence indirecte, on ne saurait trop mettre en relief toute l'importance qu'elle présente, seulement ici il faut établir une distinction entre l'ictère grave primitif et l'ictère grave secondaire* (1). »

« 1° *Dans l'ictère grave primitif, le foie et le rein sont frappés simultanément et au même titre par une infection particulièrement virulente; l'insuffisance rénale est contemporaine de l'insuffisance hépatique, et celle-ci ne peut guère intervenir dans la production de celle-là.* » Cependant, même dans ces cas, l'insuffisance hépatique aurait une certaine prédominance, si l'on en juge par ces autres lignes de M. Gouget : « *Alors même qu'une maladie infectieuse frappe un sujet dont le foie est sain, la destruction préalable de cet organe au point de vue fonctionnel n'est peut-être pas sans influence sur la production des lésions rénales* (1). »

« 2° *Dans l'ictère grave secondaire, on peut supposer que les lésions hépatiques, étant les premières en date, ont joué un rôle indirect dans la genèse des lésions rénales.* »

Analysant à l'occasion de cette dernière assertion les observations de Mollière rapportées plus loin, et trouvant les explications hypothétiques de Mollière très rationnelles, M. Gouget cherche à démontrer cette hypothèse. Il y arrive de la façon suivante : Partant de ce fait que l'érysipèle de la face est particulièrement grave chez les hépatiques, il se demande ce que deviendraient les reins chez les mêmes individus atteints d'érysipèle de la face, sachant que d'ordinaire

(1) A. Gouget, *Loc. cit.*, p. 101.
(2) *Ibid.*, note de la page 104.

ils sont respectés, ou à peu près, dans les cas d'érysipèle survenant chez les individus sains. Deux malades atteints de cirrhose atrophique et morts d'érysipèle ultérieurement lui fournissent d'abord l'occasion de constater ce premier fait que les reins étaient malades (tuméfaction trouble de la plupart des cellules des tubes contournés, dégénérescence graisseuse partielle). Puis il fait la double expérience suivante, trop intéressante pour que nous ne la rapportions pas intégralement (1).

« *Chez un lapin nous avons lié le cholédoque, puis nous lui avons injecté, sous la peau de l'oreille, cinq gouttes d'une culture de streptocoque virulent. Chez un second lapin destiné à servir de témoin, nous avons, après laparotomie simple, pratiqué la même injection de streptocoque dans l'oreille.*

« *Le premier lapin présenta, au bout de 48 heures, un érysipèle très net de l'oreille avec albuminurie abondante. Il succomba le troisième jour.*

« *Chez le second, l'érysipèle se déclara également au bout de 48 heures; l'albuminurie ne se montra qu'à l'état de traces. Le troisième jour l'animal fut sacrifié.*

. « *Chez le premier lapin, le foie présentait des taches jaunâtres, indices de foyers de nécrose. Les reins offraient un état trouble de l'épithélium avec perte de noyaux, dans un certain nombre de tubes contournés et de branches ascendantes. Les tubes collecteurs contenaient de nombreux cylindres hyalins.*

« *Chez le second lapin, le foie paraissait sain à l'œil nu. Les épithéliums rénaux ne montrèrent aucune altération.*

« *Cette expérience nous paraît démonstrative. Elle établit que*

---

(1) *Ibid.*, p. 103.

vis-à-vis de l'infection, l'insuffisance hépatique « découvre » le rein. Les toxines que le foie n'est plus capable de transformer, s'éliminent par le filtre rénal, et amènent sa dégénérescence; mais, à notre avis, le rôle de l'insuffisance hépatique ne se borne pas là. Lorsqu'elles arrivent au rein, ces toxines ne trouvent pas un organe absolument sain : de par l'affection hépatique antérieure, il présente quelques altérations, légères sans doute, mais suffisantes pour faire de lui un « locus minoris resistentiæ » . Aussi, pour nous, la filiation pathogénique des lésions rénales de l'ictère grave est la suivante :

« 1° D'abord l'insuffisance hépatique détermine par elle-même, du côté des reins, des altérations d'ailleurs assez restreintes et généralement latentes.

« 2° Survient une infection. Le foie est incapable d'arrêter les toxines microbiennes qui arrivent ainsi au rein.

« 3° Elles trouvent cet organe préparé, de par ses altérations antérieures, à subir l'influence de leur élimination, et elles y déterminent des lésions plus ou moins profondes.

« On peut donc dire que la désorganisation du rein, dans l'ictère grave, est non seulement préparée, mais même commencée par l'auto-intoxication et achevée par l'hétéro-intoxication (infection). C'EST ÉVIDEMMENT CE RETENTISSEMENT INDIRECT DES AFFECTIONS DU FOIE SUR LE REIN QUI CONSTITUE LE GRAND DANGER. »

Et quels sont les principaux caractères des lésions rénales d'origine hépatique? M. Gouget les résume dans ses conclusions de la façon suivante :

« Ce sont des lésions de nature dégénérative, frappant l'épithélium des tubes contournés et les branches ascendantes, plus rarement celui des tubes collecteurs. Les glomérules, les vaisseaux, le tissu interstitiel sont intacts. Les altérations n'atteignent

généralement qu'un nombre de tubes assez restreint, et se trouvent souvent réparties en petits foyers (1). » Que le lecteur compare ces lésions avec celles trouvées à l'autopsie du malade de Vallin, il sera frappé de l'analogie très grande qui existe entre les unes et les autres, preuve qu'une théorie rénale de l'ictère grave aurait besoin d'être assise sur des bases beaucoup plus solides que celles que lui avait trouvées Decaudin.

Les expériences de M. Gouget sont des plus convaincantes ; et les déductions qu'il en tire montrent bien que, dans nombre de cas, l'insuffisance rénale cède le pas à l'insuffisance hépatique dont elle est la conséquence.

C'est aussi la conclusion que l'on peut tirer de la lecture des observations d'ictère grave suivies d'autopsie, en comparant les lésions du foie et des reins, et surtout de la lecture de notre observation personnelle, dont l'examen histologique a été si savamment pratiqué par M. Letulle. La même notion se dégage encore de l'étude de l'observation de M. Champetier de Ribes (ictère généralisé consécutif à une injection intra-utérine de lysol) ; car, cette observation est une sorte de preuve expérimentale accidentelle des relations étroites qui lient l'une à l'autre les deux insuffisances hépatique et rénale ; et, comme nous le démontrerons dans les réflexions qui la suivent, de la subordination de l'insuffisance rénale à l'insuffisance hépatique. Et pour terminer cette comparaison entre les deux états, nous ne pouvons mieux résumer l'opinion que nous défendons qu'en disant avec Hanot : « Sans doute, l'insuffisance rénale s'ajoute à l'insuffisance hépatique, mais elle n'est qu'un appoint inca-

(1) A. Gouget, *Loc. cit.* (Conclusions), p. 123.

pable, — comme le voudrait la théorie rénale de l'ictère grave, — de transformer en ictère grave un ictère quelconque, l'ictère catarrhal le plus simple (1). »

§ III

Rapports entre les ictères et les accès éclamptiques.

A côté des ictères francs de la puerpéralité, qu'ils aient ou non une terminaison bénigne ou fatale, nous avons fait remarquer, au chapitre *Description*, qu'il existait un certain nombre de cas portant la double étiquette d'ictère grave et d'éclampsie (voir Pièces justificatives). Doit-on les regarder comme le résultat d'une simple coexistence ou comme subordonnés l'un à l'autre? Dans sa thèse, notre ami M. Bouffe de Saint-Blaise (2), étudiant la lésion du foie chez les éclamptiques, établit une distinction très nette entre l'éclampsie compliquée d'ictère, qu'il appelle « *éclampsie jaune* », et « *l'ictère grave de la grossesse, à forme convulsive* ». L'éclampsie jaune n'est, à son avis, qu'un « *degré plus avancé de la maladie tout en étant la même maladie* »; et les lésions qu'on y rencontre aux autopsies, sont, d'après ses recherches et celles de M. Pilliet, avant tout des lésions hépatiques. Elles consistent en taches ecchymotiques superficielles ou parenchymateuses, formant des nappes ou un piqueté hémorrhagique. A la coupe, on remarque que ces taches siègent autour de l'espace-porte, et qu'elles sont soit disséminées, soit plus ou

(1) *Semaine médicale*, 1893, p. 374.
(2) G. Bouffe de Saint-Blaise, *Lésions anatomiques que l'on trouve dans l'éclampsie puerpérale*. Thèse de Paris, 1891, p. 69.

moins confluentes. A l'examen histologique, elles présentent trois degrés : 1° une ectasie des capillaires intralobulaires irrégulièrement disposés autour des espaces-portes ; 2° la même ectasie encore, mais le centre est en voie de nécrose ; 3° enfin, de véritables infarctus formant à la longue, par confluence, de vastes séquestres dont l'aspect rappelle les marbrures de l'ictère grave. Les lésions rencontrées dans les autres organes (rate et reins) sont calquées sur celles du foie. A propos de l'ictère grave de la grossesse avec éclampsie, M. Bouffe de Saint-Blaise fait remarquer qu'à la lecture des observations, « *on s'aperçoit rapidement que le mot éclampsie désigne uniquement l'état ataxique de l'ictère grave* ». Nous sommes absolument de cet avis ; et deux des observations de M. Lancereaux, citées par Petit, ainsi que les deux observations de Caradec, doivent être envisagées comme des cas d'ictère grave dans lesquels le délire, les convulsions, les soi-disant accès éclamptiques n'étaient autre chose que les symptômes caractéristiques de la période d'agitation de l'ictère grave.

Leur pathogénie est donc la même que celle des autres cas d'ictères graves ; elle a une origine essentiellement hépatique. Dans l'observation de Cénas, il s'agissait bien encore d'un ictère grave survenu au cours d'une néphrite, et dans l'observation de M. Brouardel citée par Decaudin, la contemporanéité des accidents éclamptiques et de l'ictère grave permet de conclure que le rein et le foie ont pu être touchés simultanément par une même cause de nature probablement infectieuse, et que, par conséquent, il y a au moins part égale entre les deux insuffisances hépatique et rénale.

Sans vouloir discuter à fond le bien fondé de la différence établie par M. Bouffe de Saint-Blaise entre « *l'éclampsie*

jaune » et « *l'ictère grave de la grossesse à forme convulsive* »,
au point de vue pathogénique, la question a trop d'affinité
avec notre sujet, pour que nous ne l'abordions pas avec quelques détails. Nous devons, d'abord, faire remarquer le chemin
considérable que lui a fait parcourir cette notion pathogénique de l'éclampsie basée sur des lésions hépatiques.
M. Bouffe de Saint-Blaise a eu le grand mérite d'en souligner
toute l'importance, en ajoutant de nouveaux documents à
ceux déjà publiés par M. Pilliet. Mais, telle qu'elle était
présentée dans sa thèse, l'ébauche (1) d'une théorie hépatique de l'éclampsie semblait renier tout lien pathogénique
entre l'ictère grave et l'éclampsie.

« *Nous croyons*, dit M. Bouffe, *avoir suffisamment démontré
que l'éclampsie puerpérale est une entité morbide bien définie;
car les lésions que l'on y trouve ne ressemblent en rien à celles
d'une autre maladie, pas même de l'ictère grave, qui s'en rap-
proche par quelques points* (p. 73). » N'y a-t-il pas, dans cette
manière de voir, quelque chose d'analogue à ce qui se passa
jadis pour l'atrophie jaune aiguë du foie? On identifia le
symptôme avec la lésion : l'ictère grave devint synonyme de
l'atrophie jaune aiguë; et comme, dans certains cas d'ictère
grave, l'atrophie jaune aiguë n'existait pas, on se trouva fort
embarrassé pour les expliquer. Il en serait de même si l'on
voulait faire de l'éclampsie une entité morbide et des lésions
décrites par MM. Pilliet et Bouffe la signature anatomo-

---

(1) Nous disons l'ébauche, car M. Bouffe ne prétend pas encore édifier une
théorie nouvelle. « Nous continuerons, dit-il, cette étude, et peut-être les faits
précis qui nous manquent pour échafauder complètement notre théorie seront-
ils un jour en notre possession. »

Nous savons, d'autre part, qu'en ce qui concerne la distinction dont il est
question plus haut, M. Bouffe a depuis huit ans modifié sa manière de voir.

pathologique exclusive de cette maladie. Or la question est beaucoup plus complexe. Il y a déjà longtemps que notre maître M. Pinard s'est élevé contre l'expression d'éclampsie puerpérale, et qu'il lui a préféré la dénomination « *d'accès éclamptiques* » , expression aujourd'hui presque classique qui ne préjuge de rien, et permet d'envisager l'éclampsie, beaucoup plus comme un syndrome, que comme une maladie. En outre, les lésions hépatiques décrites par MM. Pilliet et Bouffe sont, en effet, très fréquentes ; mais elles ne sont pas les seules, ni toujours conformes au type primitivement décrit par ces auteurs.

C'est ainsi que Massen, sur neuf cas, n'a observé ce type que trois fois ; dans les six autres cas, la lésion était une hépatite interstitielle. Schmorl, en Allemagne, sur dix-sept cadavres d'éclamptiques, a constamment aussi trouvé des lésions étendues du foie caractérisées par des foyers d'hémorrhagie ou d'anémie aboutissant à la nécrose. Mais Schmorl signale, en outre, de nombreuses thromboses veineuses et capillaires siégeant au voisinage des foyers de nécrose, et qui seraient pour lui la caractéristique fondamentale des lésions de l'éclampsie. Ces thromboses ne ressortissent pas au processus embolique ; elles dépendent d'une altération générale du sang maternel par une substance coagulante dont la pénétration dans le courant sanguin serait liée à la migration en masse des éléments placentaires, et cette migration ne s'observerait que dans l'éclampsie. Quant à la substance coagulante, elle prendrait naissance : soit aux dépens mêmes des éléments placentaires, soit aux dépens des produits d'échange anormaux dus à l'altération du placenta et qui pénètrent dans la circulation avec les éléments des villosités choriales.

Dans son excellente *Revue générale*, M. Cheinisse (1), à qui nous empruntons ces détails, fait remarquer que ces produits peuvent pénétrer dans la circulation maternelle sans le concours des villosités choriales, puis se demandant « *s'il est réellement nécessaire d'attribuer aux produits toxiques incriminés par Schmorl des propriétés coagulantes* », il émet cette idée, que sans être par eux-mêmes des substances coagulantes, ces « *produits peuvent tout aussi bien donner lieu aux mêmes lésions anatomiques en agissant par l'intermédiaire du foie, dont l'action anticoagulante se trouverait ainsi compromise* (2) ».

En 1897, les recherches de MM. Bar et Guyesse (3) ont confirmé pleinement celles de MM. Pilliet et Bouffe au point de vue de la localisation principale des lésions dans le foie ; mais, au point de vue anatomique, la lésion n'est pas toujours la même ; elle est le résultat de divers moyens : thromboses, hémorrhagies, infarctus graisseux et lésions cellulaires.

Enfin, tout récemment, MM. Brault et Riche (4), à la Société anatomique, ont insisté sur certaines lésions de détail, déjà décrites par les auteurs précédents, et dont ils ont proposé une interprétation différente. A leurs yeux, les dépôts fibrineux, que l'on rencontre constamment au niveau des taches

---

(1) L. CHEINISSE, *Théories pathogéniques de l'éclampsie. Revue générale.* (*Semaine médicale*, 4 juin 1898, p. 252.)

(2) A propos de l'action coagulante du foie, voir les diverses communications faites par M. Delezenne, de Montpellier, à la Société de biologie, de 1895 à 1898.

(3) BAR et GUYESSE, *Presse médicale*, 28 avril 1897.

(4) BRAULT et RICHE, *Note sur les lésions du foie et du rein dans l'éclampsie et en particulier sur la nécrose fibrinoïde des lobules hépatiques.* (*Bull. de la Soc. anat.*, Paris, janvier-février 1898, n° 5, p. 183-186.)

d'apparence hémorrhagique, ne doivent pas être considérés « *comme des lésions de réparation* », mais bien comme des « *lésions de désintégration absolue* » . Ces lésions laissent parfois presque entièrement intactes des parties de lobules ; d'autres fois, elles sont étendues au foie tout entier. Elles se « *traduisent par la dégénérescence granulo-graisseuse et par la nécrose de coagulation* », et s'accompagnent généralement d'une désintégration graisseuse du rein.

Poursuivant le cours de leurs déductions, MM. Brault et Riche font remarquer que les lésions du foie et du rein dans l'éclampsie « *se rapprochent par plusieurs de leurs caractères de celles observées dans le foie et le rein au cours des intoxications graves, et présentent la même irrégularité dans leur distribution ; les altérations hépatiques sont d'ailleurs plus fréquentes que les altérations rénales* » .

Et ils font, pour ceux qui auraient l'idée de rattacher l'éclampsie à l'insuffisance hépatique, cette constatation précieuse : c'est que si, dans ces foies éclamptiques, il n'y avait pas de dépôts fibrinoïdes, « *il serait difficile, n'étant pas averti de la cause, de différencier les lésions de celles qui sont caractéristiques de certaines intoxications (phosphore, ictère grave), étant donné surtout que le rein y participe ; car il résulte de notre description sommaire, que, chez les éclamptiques, l'intoxication est toujours prédominante dans le foie au niveau des espaces-portes, mais que, cependant, dans certaines circonstances, elles se distinguent peu des intoxications généralisées portant simultanément sur le foie et sur le rein* » .

Et plus loin ils ajoutent : Cette lésion (nécrose fibrinoïde), « *en quelque sorte pathognomonique, semble correspondre à un maximum d'action produit par le toxique dans un point donné et dans un temps très rapide, avoir par conséquent la signification d'une intoxication très intense »* .

A propos du rein éclamptique, ils concluent que ses lésions sont inconstantes ; *« mais dans le cas où elles ont existé et où la malade a survécu, ne sont-elles pas de nature à rendre compte de la plupart des destructions rénales avec atrophie secondaire donnant lieu à une variété très nette de néphrite chronique d'origine gravidique ou puerpérale »* ?

A cette assertion, M. Pilliet riposte que dans l'éclampsie *« le rein présente toujours des lésions moins étendues que celles du foie ; il est quelquefois intact, et, quand il est lésé, il ne présente jamais de dégénérescence fibrinoïde, mais seulement des nécroses ou un état graisseux. Expérimentalement, je n'ai jamais pu obtenir la dégénérescence fibrineuse du rein »* .

On le voit donc, au point de vue anatomo-pathologique pur, la théorie hépatique de l'éclampsie est devenue plus qu'une ébauche ; peu à peu, dans le courant de ces dix dernières années, le cadre s'est élargi, et, sans tirer aucune conclusion définitive, il est impossible de ne pas attirer particulièrement l'attention sur la similitude trouvée par MM. Brault et Riche d'une partie des lésions hépatiques de l'éclampsie, avec d'autres lésions hépatiques comme celles de l'ictère grave.

Mais, s'il y a un rapport évident entre l'éclampsie et des lésions hépatiques constantes bien que variées, la clef de ce rapport a été jusqu'ici introuvable, et actuellement encore, tout est à l'hypothèse. Partant de ce principe que le foie jouit de la propriété d'arrêter un grand nombre de substances toxiques, on s'est demandé si l'éclampsie ne pouvait pas être attribuée à une auto-intoxication. Les uns se sont demandé s'il ne fallait pas incriminer une *toxémie intestinale*, toxémie très vraisemblable sans doute, mais qui est loin d'être l'apanage des femmes enceintes. D'autres, comme Massen, Ludwig et Savor, ont songé à une *toxémie* par des produits *résultant de la combustion incomplète des albuminoïdes*.

Enfin, plus récemment, a surgi une autre hypothèse, très séduisante, et dont il faut tenir grand compte : elle est basée sur les échanges intra-organiques qui existent entre la mère et le fœtus. D'après cette opinion, qui tend à prévaloir aujourd'hui, surtout à l'étranger, puisqu'elle a rallié nombre d'auteurs en Italie et en Angleterre, l'éclampsie « *serait une toxémie, et le chimisme de l'organisme fœtal peut et doit être incriminé dans la production de la substance toxique qui serait la cause de l'éclampsie* ».

Tels sont les faits ; nous devions les placer sous les yeux du lecteur, puisque quelques-unes de nos observations d'ictère pendant la grossesse étaient accompagnées d'éclampsie. Et, bien que les ictères et les accès éclamptiques soient deux syndromes différents, il existe néanmoins entre eux plusieurs points communs que nous devons mettre en lumière : simples constatations, d'ailleurs, qui n'auront d'autre but que d'attirer davantage l'attention sur deux des états pathologiques les plus importants de la femme puerpérale.

1° *Au point de vue historique,* d'abord, les ictères et l'éclampsie ont passé à peu près par les mêmes alternatives. En principe, on a confondu le symptôme et la lésion ; puis on a vu que la lésion n'était pas toujours la même et qu'elle était effet et non pas cause.

2° *Au point de vue étiologique,* il est un fait qui n'a encore été signalé nulle part, et qui se dégage de nos observations : c'est que les ictères de la puerpéralité, quelle que soit leur échelle de gravité, se manifestent de préférence chez *les primipares jeunes,* et surtout pendant la seconde moitié de la grossesse, de même que dans l'albuminurie et l'éclampsie, la primiparité joue également un rôle primordial et au même âge de la grossesse.

3° *Au point de vue pathogénique,* la tendance actuelle est de rattacher les ictères et l'éclampsie à une toxémie en général. Mais tandis que, pour les ictères, il est démontré que cette toxémie ou ces toxémies relèvent d'une altération fonctionnelle complexe du foie : l'insuffisance hépatique ; pour l'éclampsie, la question reste en suspens ; personne n'est encore autorisé, à l'heure actuelle, à la rattacher à l'insuffisance hépatique.

4° *Au point de vue clinique,* l'ictère et l'éclampsie ne doivent pas être considérés comme une maladie, mais bien comme un syndrome ; ce qui est tout à fait différent, et traduit bien le côté un peu disparate et à surprise de leurs manifestations. Ces deux syndromes ont quelques points communs, toujours les mêmes : — un ensemble de symptômes nerveux caractérisés par des alternatives d'agitation et de coma; — une rapidité très grande dans la marche des accidents; — une courte durée en général ; — une terminaison souvent fatale, et comportant un pronostic toujours réservé.

5° *Au point de vue anatomo-pathologique,* enfin, ces deux syndromes présentent des similitudes fort intéressantes : — ils sont localisés constamment dans un même organe, le foie; — les lésions varient pour chaque syndrome ; mais les récentes recherches de Brault et Riche ont montré, cependant, qu'à côté de la lésion caractéristique, le foie des éclamptiques en offrait d'autres également caractéristiques de certaines intoxications, l'ictère grave, par exemple.

Enfin, l'un et l'autre offrent cette intéressante particularité que, à côté de la lésion hépatique, on retrouve toujours la même lésion rénale, avec cette différence, très importante à souligner, que la lésion rénale, dans la grande majorité des cas, est beaucoup moins accusée que la lésion hépatique.

Ces constatations, encore une fois, n'engagent à rien; et elles sont envisagées à un point de vue trop général pour être discutées; elles n'en sont pas moins réelles; et nous pouvons, à l'exemple de notre maître, le professeur Pinard, les considérer comme deux des principaux syndromes de l'hépatotoxémie gravidique, « *ateliers voisins d'une même usine* », dont les autres seraient constitués par le groupe mal connu du ptyalisme, des vomissements incoercibles, etc. Dans le chapitre suivant, nous allons tâcher de montrer comment l'on peut concevoir l'hépatotoxémie gravidique.

CHAPITRE V

Influence de la puerpéralité sur les ictères et la colique hépatique, et de ces états morbides sur la puerpéralité.

Puisque « *l'ictère est fonction morbide de la cellule hépatique, comme la biligénie en est fonction normale* », les données générales précédentes sont évidemment applicables à la série des ictères puerpéraux. Chez la femme grosse et ictérique, la loi de Claude Bernard (1) se trouve réalisée, et la maladie n'est que l'état physiologique perverti et dévié. Or, d'une part, ainsi que nous allons le montrer, l'état physiologique de la femme enceinte subit des modifications particulières du fait de sa grossesse ; et, d'autre part, il est possible de se rendre compte, par la lecture des observations, combien l'état physiologique étant une fois perverti et dévié, et l'ictère introduit dans la place, les symptômes morbides peuvent se dérouler avec une grande rapidité sous l'influence des causes en apparence les plus banales. Les ictères puerpéraux obéissent donc à la loi commune. Ici encore, le syndrome est la signature, non seulement de l'insuffisance biligénique, mais aussi de l'insuffisance hépatique tout entière ; et cela, en vertu de la synergie et de la solidarité qui unissent les diverses fonctions du foie. Ce qui nous reste à établir maintenant, c'est la façon dont

(1) Cité par A. CHAUFFARD, *Traité de médecine*, t. III, p. 703.

la grossesse, et par suite la puerpéralité, exerce son action de cause prédisposante sur la production des ictères et le contre-coup qu'elle reçoit elle-même de la part de ces derniers. Et, en outre, comme nous savons, par les travaux antérieurs et par les faits de la pratique journalière, qu'il y a relation de cause à effet entre la grossesse et la colique hépatique, il sera intéressant d'associer ces deux états pathologiques (ictère et colique hépatique) dans la recherche d'une même cause prédisposante, de montrer les liens de parenté qui les unissent l'un à l'autre, tâche rendue plus facile depuis les récents travaux sur la pathogénie de la lithiase biliaire ; bref, de chercher à établir que la colique hépatique, comme les ictères, n'est peut-être, elle aussi, qu'une des manifestations de l'insuffisance fonctionnelle du foie.

§ Ier

Influence de la puerpéralité sur les ictères et la colique hépatique.

La grossesse, cause prédisposante des ictères, agit par l'intermédiaire de modifications anatomiques portant spécialement sur le foie, et de modifications générales portant sur l'organisme tout entier.

1° ÉTAT PARTICULIER DU FOIE. — En 1856, à la Société de biologie, *Tarnier* et *Blot* (1) attirèrent les premiers l'attention sur cet état particulier du foie. Tarnier, au cours de nombreuses autopsies qu'il avait pratiquées chez des femmes

______

(1) P. TARNIER, *Note sur l'état graisseux du foie dans la fièvre puerpérale.* (*Bulletin de la Société de biologie,* 1856, p. 209 et suiv.) — BLOT, *Ibid.*

mortes de *fièvre puerpérale,* trouva des lésions macroscopiques
et microscopiques constantes dans le foie. Cet organe, toujours augmenté de volume, était parsemé de taches jaunes
plus ou moins confluentes, séparées les unes des autres par
des intervalles de coloration normale représentant les points
sains, d'ailleurs peu nombreux. Ces taches superficielles se
retrouvaient aussi dans la profondeur ; mais elles étaient surtout sous-capsulaires, *« plongeant de plusieurs millimètres dans
l'épaisseur même du foie »*. En cherchant, dit-il, *« une comparaison qui puisse donner une idée de cette lésion, je n'ai pu que
songer à ces peintures dans lesquelles, sur une première couche de
couleur rouge, on projette, à l'aide d'un pinceau, des gouttelettes
de peinture jaune, de manière à imiter grossièrement le granit »*.
Le plus souvent, le foie avait conservé sa fermeté, et même
dans les cas, très rares d'ailleurs, où il était ramolli ou
putréfié, on retrouvait ces mêmes taches jaunes, bien que
moins facilement distinctes, du reste, de l'organe.

L'examen microscopique, fait avec Vulpian, confirma ces
premières données. Les cellules examinées de préférence au
niveau des plaques jaunâtres, presque toujours bien conservées et polyédriques, contenaient un ou deux noyaux et des
gouttelettes graisseuses dont le nombre pouvait dépasser dix ;
une ou deux ayant un volume plus considérable et les autres
groupées à l'entour. Cet aspect était celui du bord des préparations ; il variait au centre, où les cellules hépatiques
étaient masquées par un nombre considérable de gouttelettes graisseuses. Dans la cellule et en dehors d'elle, les
gouttelettes se mariaient avec nombre de granulations moléculaires.

Tarnier pensa d'abord qu'il était logique de rattacher cet

état graisseux du foie à la fièvre puerpérale. Mais n'ayant pas trouvé la même lésion dans le foie de deux nouveau-nés morts « *d'une sorte de péritonite puerpérale* », et ayant, en revanche, trouvé le foie très gras, à l'autopsie de femmes ayant succombé en moins de quarante-huit heures contrairement à la règle générale, il pensa donc que « *cet état du foie, au lieu d'être un état pathologique, pourrait bien n'être qu'un état anatomique transitoire qu'on retrouverait chez toutes les femmes en état de gestation ou dans l'état puerpéral* ». Il se demanda ensuite si cet état graisseux ne pouvait pas être rattaché à la glycogénie, soit comme cause, soit comme effet. Mais, n'ayant pu vérifier le bien fondé de cette double hypothèse, Tarnier se borna à conclure à la constance (sauf un cas douteux) de l'état graisseux du foie chez les femmes qui avaient succombé à la fièvre puerpérale.

Dans la même séance, Blot confirma le double fait de l'hypertrophie et de l'état graisseux du foie chez les femmes mortes de fièvre puerpérale, mais en l'interprétant d'une façon beaucoup plus large que Tarnier. A ses yeux, en effet, l'*hypertrophie* du foie existait chez toutes les femmes mortes en couches, quelle que fût l'affection causale ; et l'*état graisseux*, histologiquement identique à celui rencontré par Tarnier, n'était pas seulement, comme le voulait celui-ci, une altération propre à la fièvre puerpérale, mais bien une *disposition en rapport avec l'état puerpéral*. A l'appui de ses dires, Blot cita des observations où il avait rencontré cet état, aussi avancé que possible, « *chez une femme morte en couches des accidents particuliers au diabète, sans complication d'aucune maladie puerpérale* », chez d'autres mortes : celles-ci de métrite, celles-là de péritonite, quelques-unes de phlébite,

« *mais offrant toutes ceci de particulier et de commun qu'elles étaient toutes dans l'état puerpéral* ».

De l'exposé de ces deux opinions résultait donc ce double fait intéressant :

Absence de toute altération hépatique dans le foie de nouveau-nés ayant succombé à une sorte de péritonite puerpérale, par conséquent ayant été frappés par la même cause, sans être pour cela dans la même condition physiologique ;

Son existence, au contraire, dans d'autres maladies que la fièvre puerpérale, mais toujours sur des sujets dans l'état de puerpéralité.

Et Blot de conclure que « *cette hypertrophie et cette modification particulière du foie sont liées à l'état puerpéral, bien plutôt qu'à la fièvre puerpérale* ».

L'année suivante (1857), la thèse inaugurale de Tarnier fut une nouvelle consécration de ses propres recherches (1), de celles de Vulpian et de Blot. En 1873, de Sinéty (2) rechercha quel était l'état du foie chez les femelles en lactation ; et, après une série d'expériences faites, au laboratoire de médecine et d'histologie du Collège de France, sur des femelles d'animaux (lapines, chiennes, etc.), il constata l'existence d'un état graisseux du foie « *qui se développe en même temps que la fonction de lactation, continue pendant toute sa durée et finit avec elle* ». Mais à l'encontre de Tarnier, il conclut que cet état graisseux du foie était indépendant de la gestation et ne se montrait qu'au moment où le lait apparaît dans les mamelles. Entre autres raisons il invoque : —

(1) P. Tarnier, *Recherches sur l'état puerpéral et sur les maladies des femmes en couches.* Thèse de Paris, 1857.

(2) De Sinéty, *De l'état du foie chez les femelles en lactation.* Thèse de Paris, 1873.

l'existence d'un foie normal chez des lapins huit jours avant la parturition, — l'existence de ce fait que, chez une femelle de lièvre au terme de la gestation, il y a du lait dans les mamelles et beaucoup moins de graisse dans le foie que chez un animal de même espèce ou dans les mêmes conditions d'heure et de saison, mais en pleine lactation.

Sans doute, les expériences de Sinéty étaient très convaincantes pour les animaux ; mais, ses conclusions ne sauraient être absolument fermes en ce qui concerne les femmes enceintes, car il n'a jamais constaté chez elles l'absence de l'état graisseux trouvé par Tarnier, Vulpian et Blot; d'autre part, entre les femelles d'animaux sur lesquelles il a expérimenté et la femme, il existe des différences dont il faut tenir compte dans l'interprétation des faits. De Sinéty ne tient pas davantage compte de l'existence du colostrum chez la femme grosse. On pourrait se demander encore pourquoi de Sinéty, qui avait trouvé, chez tous les fœtus examinés à différentes époques de la gestation, le foie complètement chargé de graisse, voulait en nier l'existence, et d'une façon formelle, dans des foies de femme qu'il n'avait pas examinés. Bref, si ses expériences sont fort intéressantes en ce qui concerne l'état du foie chez les femelles en lactation, elles ne suffisent pas à annihiler les résultats obtenus par Tarnier, Vulpian et Blot. Si bien qu'à l'heure actuelle on peut, jusqu'à preuve du contraire, considérer l'hypertrophie et l'état graisseux du foie comme un stade anatomique passager, mais réel, de l'état de grossesse et des suites de couches. Les reins sont aussi, en général, « augmentés de volume et congestionnés », mais il n'a pas été signalé, chez eux, un état graisseux spécial analogue à celui qui avait été décrit pour le foie. Les faits de ce genre rapportés par certains auteurs, comme Leyden par exemple, qui a décrit un rein gravidique avec infiltration graisseuse, ou comme Duncan, qui, parlant de l'état graisseux du foie, semble vouloir en faire la même application aux reins et à d'autres organes, ne sont pas assez probants pour être mis en parallèle avec l'état du foie.

On conçoit, dès lors, que cette accumulation de graisse dans les cellules hépatiques puisse avoir un retentissement fâcheux sur les fonctions du foie en général, et sur chacune d'elles en particulier. C'est là peut-être le point de départ principal des divers états pathologiques particuliers à la femme enceinte, que l'on classe aujourd'hui sous le nom « *d'auto-intoxication gravidique* ». Qu'il nous suffise de signaler le fait, sans en tirer la moindre conclusion, nous bornant, pour l'instant, à en faire l'application à notre sujet.

2° MODIFICATIONS DE L'ÉTAT GÉNÉRAL. — En même temps que le foie subit cette double métamorphose, il se produit dans tout l'organisme en général une série de modifications, transitoires sans doute, mais qui ne l'en dévient pas moins du type normal, car elles portent sur les divers appareils de l'économie. On peut les résumer de la façon suivante (1) :

1) *Augmentation des actes nutritifs* résultant de la formation du fœtus et, par suite, existence de déchets plus abondants.

2) *Oxydations incomplètes des déchets de l'organisme* (matières extractives et leucomaïnes), par ralentissement de la nutrition.

3) *Troubles du système nerveux* (somnolence, apathie,

---

(1) Voir à ce sujet, RIBEMONT-DESSAIGNE et LEPAGE, *Précis d'obstétrique*, 3ᵉ édit., p. 172 et suiv., et SCHWAB, *De l'auto-intoxication gravidique et de ses conséquences.* (*Arch. gén. de méd.*, décembre 1897, p. 720-738.)

impressionnabilité, etc.), qui devient moins apte à régir les phénomènes de nutrition et à les maintenir dans un équilibre stable.

4) *Troubles de la circulation* portant sur le *sang* (hydrémie, anémie et diminution du pouvoir respiratoire), sur le *cœur* (surcroît de travail), sur les *vaisseaux* (stase veineuse notable et surtout varices).

5) *Troubles de la digestion* (augmentation ou diminution de l'appétit, avec troubles dyspeptiques plus ou moins marqués, inappétence, nausées, vomissements, production de fermentations normales, constipation).

6) *Troubles de la respiration* (dyspnée, par diminution de la cage thoracique, augmentation de l'acide carbonique).

7) *Troubles de la sécrétion urinaire*, résultant d'un travail exagéré des reins (augmentation de la pression vasculaire, compression des vaisseaux et des canaux excréteurs, diminution des matériaux solides, tels que l'urée, l'acide urique, les phosphates, la créatine).

8) *Suppression de la fonction menstruelle* donnant lieu, d'après Schmoukler et Keiffer, à une véritable ménorrhémie caractérisée par des troubles vaso-moteurs et nerveux. M. Pinard pense que l'absence des règles pendant la grossesse constitue une rétention de sécrétions organiques (sécrétion de l'appareil génital) qui exige, comme compensation, l'intégrité absolue des autres sécrétions.

Telles sont les modifications générales subies par l'organisme de la femme enceinte. Ainsi présentées sur le même plan, elles semblent devoir toutes agir au même degré. Or, il est difficile d'admettre que le cerveau, le cœur, les poumons, le foie, l'intestin, les reins, etc., aient part égale dans la série des phénomènes qui feront de la grossesse une cause prédisposante des ictères et de la colique hépatique. Beaucoup de ces modifications générales, d'ailleurs, sont la résultante de troubles mécaniques; et étant données les idées actuellement en cours sur les infections et les intoxications, il faut, procédant du simple au composé, et nous appuyant sur les données pathogéniques exposées dans les chapitres précédents, rechercher, parmi ces organes, ceux qui provoquent et ceux qui sont provoqués. Il nous sera peut-être permis, chemin faisant, d'exposer comment, à l'exemple de notre maître, M. Pinard, on peut concevoir une hépato-toxémie gravidique.

M. Pinard admet que les accidents ou manifestations d'hépatotoxémie : vomissements incoercibles, sialorrhée, ptyalisme, paralysies infectieuses puerpérales, phobies, etc., sont surtout observées chez des prédisposées. C'est ainsi qu'il raconte, dans ses leçons, qu'il a vu survenir ces différents accidents dans les mêmes familles. Souvent deux sœurs, trois sœurs présentent les différents accidents d'hépato-toxémie. Il explique cette prédisposition soit par une tare originelle, soit par une déchéance physiologique congénitale du foie.

Nous venons d'établir, sur la foi d'auteurs classiques (Tarnier, Vulpian, Blot) dont les travaux sur la matière n'ont pas été infirmés jusqu'à présent, que pendant la grossesse l'état physiologique du foie était caractérisé par une hypertrophie et par une accumulation de graisse dans les cellules hépatiques. Cet état, pour être physiologique chez la femme enceinte, n'en doit pas moins être considéré, conformément à la loi de Cl. Bernard, comme une perversion et une déviation du type normal, et, par conséquent, comme une insuffisance pure et simple de la cellule hépatique. D'un autre côté, par sa topographie, par ses fonctions multiples, le foie est en rapports perpétuels avec l'estomac et l'intestin. Comme l'a si bien montré Hanot, en 1895, au Congrès de Bordeaux, il existe entre ces divers organes un jeu de sympathies constant et très naturel basé sur d'intimes connexions nerveuses et circulatoires; il en résulte un retentissement réciproque de ces organes les uns sur les autres. Il y a donc beaucoup de chances pour qu'à une altération cellulaire des plus simples, comme une surcharge graisseuse, correspondent bientôt, du côté du système digestif, des troubles dont la simplicité et le peu de gravité seront en rapport avec ce premier degré d'insuffisance hépatique. Or, c'est un fait banal que la plupart des femmes présentent au début de chaque grossesse, et surtout de la première, des troubles légers caractérisés précisément par des symptômes digestifs : nausées, vomissements, un certain dégoût pour les aliments, et par des troubles nerveux variables, comme une certaine impressionnabilité, des changements de caractère, etc. On a mis ces troubles divers sur le compte d'une action réflexe, et on les a depuis fort longtemps baptisés du nom de « *signes sympathiques du début de la grossesse* ».

Voilà les faits ; sans annihiler complètement l'influence du système nerveux, il est tout aussi logique d'en chercher l'explication en dehors de lui. Le foie, en augmentant de volume, peut d'abord devenir pour l'estomac une cause de gêne et entraver ses mouvements au cours de la digestion; il peut aussi modifier ses sécrétions et celles de l'intestin. Surchargée de graisse, la cellule hépatique à trop à brûler.

Certaines variations pourront se produire dans la sécrétion biliaire; il en résultera un premier degré de la perte du pouvoir antitoxique. De son côté, l'estomac, dérangé dans son mécanisme normal, brassera plus ou moins bien les aliments. Grâce à la production de fermentations anormales, des toxines seront lancées dans la circulation, et celles-ci agiront sur le système nerveux. Bref, une série de petites décharges toxiques, plus ou moins répétées suivant les circonstances, donneront lieu à des symptômes gastriques et à des symptômes nerveux comparables à ceux que réalise l'acholie expérimentale. Si bien que, par le raisonnement, par analogie avec des faits similaires, par l'étude des rapports existant entre le foie et le tube gastro-intestinal, on peut, en raison des modifications anatomiques subies par le foie chez la femme enceinte, concevoir une véritable hépatotoxémie gravidique dont les signes sympathiques de la grossesse seraient le premier degré.

Le plus souvent, l'intoxication ne va pas au delà de ces premières limites; le foie s'habitue peu à peu à cet état de choses; la cellule harmonise ses diverses fonctions avec l'hypertrophie et la surcharge graisseuse, et la grossesse va jusqu'à terme, sans autre à-coup. C'est un point qu'il est facile d'établir par l'interrogatoire de nombre de femmes enceintes. Il est d'ailleurs assez naturel qu'il en soit ainsi, car la grossesse n'est pas une maladie, et ne doit pas être envisagée comme telle. Mais la femme enceinte, comme tout individu, est « *constamment sous une menace d'empoisonnement* » (Bouchard); elle est en lutte perpétuelle avec les nombreux poisons qui pénètrent ou se forment, surtout dans l'intestin, « *l'égout collecteur de l'organisme placé sous le foie* » (Hanot). Ces poisons divers, ces colonies microbiennes ne restent pas dans l'intestin. Les uns et les autres ont, au contraire, une tendance naturelle à émigrer vers le foie par le canal de la veine porte. Cette tendance est favorisée, d'une part, par la stase biliaire résultant de la compression de l'utérus gravide; et, d'autre part, par les modifications subies pendant la grossesse dans la composition chimique de la bile. A cette première cause d'infection s'en ajoute une autre : en même temps qu'il reçoit les poisons et les microbes de l'intestin par la veine porte, le foie en reçoit encore qui lui arrivent des profondeurs de l'organisme par l'artère hépatique. Dans ces conditions, les décharges toxiques, qui d'abord n'avaient réalisé que des *phénomènes sympathiques,* peuvent, à l'occasion d'une cause banale, d'une émotion vive, d'un écart de régime, peut-être même sous l'influence d'une disposition anatomique spéciale ou du fait d'une déchéance physiologique congénitale du foie (Pinard), prendre une intensité plus grande, et plusieurs cas peuvent se présenter :

Ou bien les microbes et les toxines, en pénétrant dans le foie, le trouveront plus ou moins insuffisant; mais eux-mêmes, s'ils sont peu dangereux et peu virulents, pourront être en partie détruits ou en partie rejetés dans l'intestin sans avoir exercé d'action nocive.

Ou bien ils créeront un état infectieux léger caractérisé cliniquement par des troubles gastro-intestinaux : inappétence, nausées, vomissements, puis par de l'ictère.

Ou bien ils créeront un état infectieux grave qui, en raison de la qualité des poisons, de la virulence des microbes, souvent des deux à la fois, attaquera brutalement la cellule hépatique, réalisant le tableau d'une véritable acholie expérimentale, degré ultime de l'hépatotoxémie gravidique, comme la forme précédente en était un degré moins avancé.

Ou bien, enfin, les colonies microbiennes agiront d'une autre façon; elles seront le point de départ de calculs et engendreront les phénomènes de la colique hépatique. Car il est maintenant démontré que la lithiase biliaire est le fruit d'une invasion microbienne dans l'appareil biliaire. M. Mignot (1) l'a démontré expérimentalement en inoculant du coli-bacille à des cobayes; il a ainsi obtenu la formation de vrais calculs biliaires identiques à ceux de l'homme et ayant la même composition chimique. MM. Gilbert et Dominici, Hanot et Létienne, Gilbert et Fournier (2), ont en outre décelé la présence de microbes (coli-bacille et bacille d'Eberth) au centre des calculs. Le plus souvent, dans cette forme, l'infection biliaire est très légère « *et ne détermine qu'une angio-cholécystite catarrhale et desquamative* ».

A côté de ces considérations théoriques, il y a place pour un fait clinique sur lequel nous croyons utile d'attirer l'attention. Nous voulons parler du rôle important de *symptômes précurseurs* que jouent les troubles gastro-intestinaux, et en particulier les *vomissements*, dans les diverses manifestations de l'hépatotoxémie. Nous avons vu leur extrême fréquence dans les ictères de la grossesse, surtout les ictères bénins. Ils en marquent le début, souvent très longtemps à l'avance, persistant parfois avec une grande intensité dans le cours du syndrome. Il en fut de même dans deux des observations de coliques hépatiques que nous rapportons. La malade de l'ob-

(1) Hartmann, *Pathogénie de la lithiase*. (*Presse médicale*, 2 mars 1898, n° 19, p. 111.)

(2) A. Gilbert et L. Fournier, *Pathogénie de la lithiase biliaire*. (*Presse médicale*, 1898, n° 41, p. 259, et n° 43, p. 275.)

servation de M. le professeur Dieulafoy eut, dans l'intervalle de douze années, six grossesses, toutes suivies de crises de coliques hépatiques d'intensité variable, la dernière avec ictère. Jusque-là fait banal ; mais, ce qui l'est moins, car jusqu'à présent l'attention des auteurs ne semble avoir guère été attirée de ce côté, c'est que cette femme avait constamment, au début de chaque grossesse, de grands vomissements bilieux ou non, sans douleurs concomitantes, d'une durée moyenne de sept à huit jours, puis cessant jusqu'à la fin de la grossesse. L'observation que nous avons recueillie dans le service de notre maître M. Pinard est aussi fort instructive, dans le même ordre d'idées. Une Vpare de 30 ans, sans aucune tare arthritique, ni héréditaire, ni personnelle, n'eut sa première crise de colique hépatique qu'à la troisième grossesse ; mais les deux précédentes méritent une mention toute particulière. La première, en effet, fut marquée, pendant trois mois, par des vomissements presque incoercibles sans aucun retentissement fâcheux, ni sur la santé générale, ni sur l'évolution de la grossesse. Il n'en fut pas de même de la seconde. Dans celle-ci, pas de vomissements ; mais un état particulier caractérisé par une anorexie presque complète, un dégoût prononcé pour tous les aliments, les graisses en particulier. Il en résulta bientôt un amaigrissement notable, un état général très mauvais, si bien qu'à six mois, cette femme avorta spontanément.

Ces faits sont très intéressants ; et si nous y insistons, c'est parce qu'ils peuvent très bien passer inaperçus. Il en sera ainsi chez la femme du peuple, en particulier, peu habituée à s'analyser ; et dans notre observation personnelle, nous n'avons obtenu les détails concernant les deux premières grossesses qu'après un interrogatoire minutieux. Nous croyons qu'il est logique de regarder ces accidents divers comme des échelons successifs : non seulement de l'insuffisance hépatique, mais d'une véritable toxémie aboutissant, les uns à la colique hépatique dont l'origine microbienne est aujourd'hui démontrée, les autres à des ictères infectieux bénins, d'autres enfin à un ictère infectieux grave.

C'est donc au foie et au tractus gastro-intestinal que nous croyons devoir attribuer le principal rôle dans la série des modifications subies pendant la grossesse. Mais l'intestin ne vient qu'en seconde ligne; suivant la juste remarque de Hanot (1), son influence nocive « *ne s'exerce qu'autant que le foie le permet ; elle est entièrement subordonnée à l'état hépatique* ». L'importance qui est attribuée au foie n'empêche d'ailleurs pas les autres organes de participer aux accidents dans une certaine mesure, car la synthèse est étroite entre les divers phénomènes biologiques. Que la suppression de la menstruation et de l'évolution n'y soit pas étrangère, par exemple, la chose est très possible; car, si nous ne connaissons pas la substance toxique spéciale (Schmoukler et Keiffer) qui s'éliminerait pendant la menstruation et s'accumulerait au contraire dans l'organisme pendant la grossesse, il faut tenir compte de ce fait que le sang de la femme, au moment de la menstruation, possède un maximum de toxicité (Charrin). Qu'en vertu des échanges nutritifs qui s'opèrent entre la mère et le fœtus, celui-ci transmette à celle-là des déchets plus ou moins toxiques, c'est fort probable, sinon certain. Mais ces produits toxiques,

(1) V. Hanot, *Loc. cit.*, p. 116.

s'ils existent réellement, iront grossir le nombre de ceux que nous connaissons déjà ; et le foie, en raison de son rôle prépondérant comme destructeur des poisons de l'organisme, n'en restera pas moins le « *primum movens* ». Ce ne sont là, sans doute, que des idées théoriques ; il y manque, pour qu'elles soient absolument établies, la sanction de l'expérimentation. Mais nous croyons, au moins, avoir donné une explication logique des faits et avoir montré comment, à l'exemple de notre maître M. Pinard, on peut comprendre l'hépatotoxémie gravidique.

§ II

Influence des ictères et de la colique hépatique sur la puerpéralité.

La grossesse n'agit pas seulement comme cause prédisposante indiscutable des ictères et de la colique hépatique, mais elle en subit elle-même le contre-coup. Nous devons rechercher maintenant de quelle façon s'exerce sur la grossesse l'influence de ces deux états pathologique :

1° ACTION DES ICTÈRES. — Cette action est néfaste. Nous l'avions déjà laissé entrevoir au chapitre *Description*. Pour le démontrer maintenant, nous n'avons point besoin d'entrer dans de longs développements. Le meilleur des arguments sera l'exposé pur et simple des chiffres.

Or, si nous faisons le détail analytique des 39 observations d'ictère pendant la grossesse au double point de vue des conséquences pour la mère et pour l'enfant, nous arrivons aux chiffres suivants :

α) MÈRE. — Les 39 cas ont donné 13 guérisons et 26 morts, soit 66 p. 100 de mortalité.

Dans les 13 *guérisons,* il faut noter :

7 fois l'interruption de la grossesse, soit 53 p. 100, 2 avortements, 5 accouchements prématurés.

6 fois la continuation de la grossesse, soit 47 p. 100.

Dans les 26 *morts,* il faut noter :

17 fois l'interruption de la grossesse, soit 65 p. 100, dont 8 avortements, 9 accouchements prématurés ayant précédé la mort de la femme.

2 accouchements à terme (dont 1 gémellaire) ayant précédé la mort de la femme, soit 7.6 p. 100.

7 cas de mort au cours du travail ou avant l'accouchement, soit 26.9 p. 100.

β) ENFANT. — Sur les 39 cas d'ictère pendant la grossesse, le fœtus est né :

1) *A terme et vivant* (1) : 8 fois, soit 20 p. 100 ; 6 fois dans des cas d'ictères bénins, 2 fois dans des cas d'ictères graves.

2) *Avant terme et vivant :* 9 fois, soit 23 p. 100 ; mais, dans la plupart des cas, il a succombé, soit après quelques inspirations, soit au bout d'un temps variant de quelques heures à 2 et 3 jours.

3) *Mort :* 16 fois, soit 41 p. 100.

Dans les cas restants, on ne mentionne pas ce qu'il advint du fœtus.

2° ACTION DE LA COLIQUE HÉPATIQUE. — Jusqu'à l'apparition de l'ictère, la colique hépatique est loin d'avoir une influence aussi néfaste que les ictères. Elle éclate d'ailleurs beaucoup

---

(1) Dans les observations où le fœtus est né à terme, il n'est pas toujours fait mention de son état. Nous avons supposé qu'il était vivant.

plus souvent pendant la période de couches que pendant la grossesse, et elle n'empêche pas cette dernière d'aller jusqu'à terme, au moins dans la grande majorité des cas. Il peut même se produire une succession de cinq ou six grossesses sans qu'il survienne de modifications appréciables dans l'état général de la femme. Mais, lorsque les calculs biliaires viennent obstruer le canal cholédoque, il en résulte un ictère par obstruction; la résorption biliaire s'effectue, et, dès lors, l'ictère évolue avec toutes les conséquences locales et générales d'un pareil accident. Les premières sont à peu près les mêmes que celles que l'on réalise expérimentalement par la ligature du canal cholédoque; elles aboutissent à la destruction granulo-graisseuse des cellules du foie. Les secondes aboutissent au syndrome de l'insuffisance hépatique avec tout son cortège d'auto-intoxication. C'est à cette période de son évolution que, sans compter les accidents lithiasiques relevant de la migration du calcul hors des voies naturelles, la colique hépatique, d'accident bénin qu'elle était, deviendra, si elle aboutit à l'ictère et si les accidents surviennent pendant la grossesse, une complication toujours grave dont le pronostic sera très réservé, car ils traduisent un degré d'altération plus ou moins avancé de la cellule hépatique ; celle-ci, devenue un *locus minoris resistentiæ*, restera désarmée contre l'auto-intoxication permanente de l'organisme, le danger sera imminent, tant que l'obstruction calculeuse ne sera pas levée.

Quant au mécanisme intime, en vertu duquel les ictères agissent sur la grossesse soit pour tuer la mère, soit pour provoquer l'avortement ou l'accouchement prématuré, nous ne le connaissons pas. On a invoqué l'action des acides biliaires tant sur les nerfs que sur les fibres lisses de l'utérus. Que certains des éléments biliairès jouent un rôle, c'est possible, mais rien n'est moins démontré. L'insuffisance hépatique étant le résultat de deux grandes causes : l'*infection* et l'*intoxication*, il est probable que microbes et toxines, à des degrés divers, doivent exercer une influence; mais laquelle? et quels en sont les agents principaux? D'un autre côté, il faut tenir compte aussi des agents possibles de la ménorrhémie, et du chimisme de l'organisme fœtal, si bien qu'à l'heure actuelle il est absolument impossible de rien dire de précis sur ce sujet. Mais si nous ne connaissons pas le mécanisme intime, nous savons, au moins, que le rôle de cause prédisposante de la grossesse dans ces états morbides revient en grande partie au foie, que les ictères et la colique hépatique sont le résultat d'une intoxication ou d'une infection. Ce sont là des notions précieuses qui vont nous permettre de poser quelques indications générales pour la prophylaxie et le traitement des ictères et de la colique hépatique chez les femmes en état de puerpéralité.

CHAPITRE VI

Traitement

Nous avons montré, dans les chapitres précédents, quelle
était l'importance de l'insuffisance hépatique en général, et
en particulier chez la femme puerpérale. Cet état commande
la ligne de conduite à suivre, et celle-ci se résume dans la
proposition suivante de M. Chauffard (1) : « *Lutter contre
l'insuffisance hépatique si elle existe déjà, ou en prévenir l'apparition.* » Nous l'envisagerons donc successivement, au double
point de vue médical et obstétrical.

§ Ier

Traitement médical.

Ses variétés sont des plus nombreuses. Il suffit, pour s'en
.convaincre, de lire les observations. Quelques-unes y sont
exposées avec des détails parfois amusants. Tel le traitement
du sorcier dans l'observation de Kastagree. La plupart d'ailleurs sont tout à fait surannés. Le traitement classique aujour-
d'hui, depuis que le professeur Bouchard en a exposé les
grandes lignes, a pour but de réaliser l'antisepsie intestinale.
Toutefois cette antisepsie ne doit pas exercer son action seule-

(1) A. Chauffard, *Traité de médecine*, t. III, p. 684.

ment sur l'intestin, mais aussi indirectement sur le foie en maintenant ou en relevant son pouvoir antitoxique. De la sorte, l'effet des poisons intestinaux sera annihilé et le foie sera défendu contre les produits d'intoxications qui lui viennent de l'intimité des tissus et qui s'ajoutent aux premiers. « *En un mot, l'antisepsie intestinale n'est réellement efficace que si elle est hépato-intestinale* (Hanot). »

On réalise l'antisepsie hépato-intestinale de deux façons :

1° *Par l'administration de préparations antiseptiques* comme :

α) *Le calomel,* soit à la dose plus ou moins prolongée de 0,01 centigramme par jour, le matin, suivant la méthode du professeur Bouchard, soit à la dose de 0,05 centigrammes associés à 0,02 centigrammes d'extrait de belladone, tous les jours ou tous les deux jours, ainsi que nous l'avons vu faire à notre maître M. Rendu, chez des ictériques en général.

β) *Les dérivés du naphtol :* le bétol et le benzo-naphtol, à la dose quotidienne de 3 grammes par jour, par doses fractionnées, seuls ou associés. Ces antiseptiques, après avoir traversé l'estomac sans s'y arrêter, arrivent dans l'intestin, où ils se dédoublent : le premier en acide salicylique et en naphtol β ; le second en acide benzoïque et en naphtol β. Avec le benzo-naphtol, outre les avantages retirés de l'antisepsie intestinale, on réalise également les indications de *la méthode oxydante* de M. A. Robin ; on facilite la combustion des déchets azotés et on diminue ainsi l'accumulation toxique dans l'organisme.

2° *A l'aide du régime lacté.* C'est le traitement par excellence, car il offre le triple avantage de rendre l'intestin aseptique, d'empêcher la putréfaction et d'être un diurétique. Or ces avantages sont éminemment appréciables avec un syndrome dans lequel l'infection, à des degrés divers, joue un si grand rôle. Son action sur l'intestin est peut-être même plus importante que l'action diurétique ; car, en interdisant aux microbes et aux toxines les plus divers l'accès du foie, le lait soulage indirectement le travail de la cellule, permet au pouvoir antitoxique, jusque-là débordé, de reprendre son fonctionnement normal et de ne livrer plus au rein que des produits moins nocifs. Il facilite ainsi l'action diurétique de ce dernier.

Nous trouvons dans l'observation de M. Pissavy un exemple frappant des avantages de l'antisepsie hépato-intestinale. Sous son influence, la malade s'améliora rapidement. Sortie de l'hôpital Necker, elle fit des écarts dans le régime qu'on lui avait conseillé et redevint ictérique. A l'hôpital, les accidents cessèrent de nouveau, pour reparaître une troisième fois, bien qu'atténués, à la suite d'un nouvel écart de régime. — L'observation de M. Pinard (angiocholite pendant la grossesse) est aussi fort instructive : une jeune femme, après deux crises antérieures d'ictère dont l'une avait précédé la 1re grossesse et l'autre avait déterminé à 3 mois 1/2 un avortement, suivit pendant sa 3e grossesse « *un régime sévère dirigé contre les accidents hépatiques* » . Elle accouche à terme. Enceinte pour la 4e fois, la malade ne suivit aucun traitement. En outre, morphinomane, elle continua l'usage de la morphine, et à 5 mois 1/2 survint une nouvelle attaque d'ictère qui entraîna l'avortement et la mort.

Ces données générales sont-elles applicables à la colique hépatique ? Oui, car étant donnée l'origine microbienne, aujourd'hui démontrée, des calculs biliaires, il est évident que l'antisepsie hépato-intestinale doit jouer un rôle prophylactique très important dans la lithiase biliaire. C'est un point sur lequel notre maître, M. Pinard, a maintes fois attiré notre attention à propos de malades de la ville, sujettes à des crises de coliques hépatiques et chez lesquelles un régime lacté, scrupuleusement suivi, a empêché ou arrêté l'éclosion des accidents et assuré l'évolution normale de la grossesse. C'est aussi la notion qui se dégage de la lecture de l'observation de M. Lepage, dans laquelle une femme de 30 ans, arthritique, après plusieurs fausses couches de 6 à 8 semaines, fit un avortement de 5 mois suivi de plusieurs crises de colique hépatique avec subictère. De nouveau enceinte l'année suivante, elle put, grâce au régime lacté presque absolu, mener sa grossesse tout près du terme et accoucher d'un garçon vivant pesant 2,920 grammes. De cette même observation se dégage encore une notion très intéressante, c'est que cette femme, à la suite de son accouchement, allaita son enfant, sans présenter pendant les suites de couches d'autre accident lithiasique qu'une douleur passagère dans l'épaule droite, très rapidement calmée par de la révulsion locale.

L'antisepsie hépato-intestinale résume tout le traitement médical. A côté d'elle, il y aurait évidemment place pour une foule de détails thérapeutiques. Mais nous n'avons pas à faire ici le traitement de tous les cas. Il y a longtemps qu'on a dit que chaque malade faisait sa maladie à sa façon ; et en thérapeutique, à côté des indications générales, il y a les indications particulières qui sont surtout du domaine de la thérapeutique symptomatique. C'est affaire au médecin de juger l'opportunité de tel médicament plutôt que de tel autre, de tenir compte de l'état local et général, des maladies antérieures, etc.

En remplissant ce programme, si on ne guérit pas toutes les femmes ictériques, on retarde, au moins, dans la mesure du possible, l'apparition de l'ictère grave terminal et on neutralise l'action des agents si préjudiciables à la cellule hépatique. Mais, qu'en dépit d'un traitement médical rationnel ou qu'en l'absence de tout traitement préventif surviennent les accidents graves, alors immédiatement devra se poser la question d'une intervention.

§ II

Traitement obstétrical.

Le problème est des plus difficiles à résoudre, non pas au point de vue du manuel opératoire et de l'intervention proprement dite; la tâche est aujourd'hui singulièrement facilitée depuis les progrès de l'antisepsie; mais au point de vue des indications. A propos de la terminaison des ictères graves, nous avons déjà insinué combien il serait délicat de l'exposer. J. Hébert, l'auteur de la dernière thèse sur l'ictère grave dans la grossesse, pensait avec M. Hervieux que l'avortement ou l'accouchement prématuré sont des moyens qui, en raison de la marche extrêmement rapide des phénomènes généraux, doivent rester impuissants. Cette opinion est *peut-être un peu trop exclusive*, et nous croyons que, dans certains cas, il est permis de provoquer l'avortement ou l'accouchement, comme dernière planche de salut. L'indication d'une intervention ne devrait, en principe, se poser que pour les ictères graves. Mais nous savons combien il est difficile d'établir une ligne de démarcation entre les deux catégories d'ictère; ce n'est donc pas sur une division aussi peu précise que nous pouvons nous baser.

En pratique, le clinicien peut se trouver en présence de deux cas principaux :

1° Les accidents ictériques sont précédés d'une période prodromique de plus ou moins longue durée, aux allures plus ou moins bénignes.

2° Les accidents ictériques sont graves d'emblée.

1ᵉʳ CAS. — Le traitement médical ayant été institué dès le début, mettra sur la voie du pronostic, car de deux choses l'une : ou bien il sera efficace, et alors les symptômes s'atténueront progressivement, l'amélioration suivra bientôt l'application rigoureuse et systématique de l'antisepsie hépato-intestinale (observations Pinard et Pissavy); ou bien les accidents restent stationnaires, l'examen des urines révèle la persistance d'albumine, de produits d'oxydation incomplète, la diminution du taux de l'urée; la quantité d'urines émises est inférieure à la normale. Ce sont là des indices que la cellule hépatique continue de mal fonctionner et qu'elle livre toujours au rein des produits plus ou moins nocifs. C'est le moment de prendre garde, car nous avons vu combien les accidents graves pouvaient éclater subitement. A la première alerte, c'est-à-dire à la moindre menace d'agitation ou de somnolence, il serait peut-être légitime de provoquer l'interruption de la grossesse, quelle qu'en soit l'époque. Et rappelons à ce sujet combien est grande la proportion des accidents des ictères graves à partir du sixième mois, surtout du septième au huitième mois (voir *Description*).

Mais, dira-t-on, il est des cas d'ictères *dits bénins*, dans lesquels l'avortement ou l'accouchement prématuré se produisent spontanément et sont suivis de la *guérison* de la mère. Alors il sera parfaitement inutile de faire courir à la femme le danger d'une intervention, si bénigne soit elle. L'objection a sans doute sa valeur. Mais on peut y répondre qu'il est impossible de prévoir si les suites de couches auront précisément la terminaison heureuse escomptée, et alors les conditions étant celles que nous avons énumérées plus haut (échec d'un traitement médical bien dirigé et menaces d'accidents graves), il y aurait probablement intérêt *à agir vite*. C'est ce que nous allons maintenant discuter à propos du deuxième cas.

2ᵉ CAS. — Les accidents ictériques sont graves d'emblée. Nous savons que, dans ce cas, l'avortement ou l'accouchement prématuré se produisent du deuxième au cinquième jour après le début des accidents, le plus souvent le troisième jour. Dans toutes les observations d'ictères graves que nous rapportons, la mort de la femme a eu lieu constamment; mais, nous savons aussi que, dans nombre de cas, les fœtus sont viables, que la plupart ne naissent pas ictériques et qu'ils ne paraissent que médiocrement influencés par le syndrome de la mère. On pourrait peut-être tirer de ces faits la déduction qu'ils ne sont pas étrangers aux accidents. Ce serait là une certaine preuve en faveur de l'action du chimisme fœtal. C'est une simple remarque que nous faisons en passant, sans y attacher plus d'importance. Quoi qu'il en soit, la question de la viabilité du fœtus doit peser d'un grand poids dans la balance, car il est des cas dans lesquels, la malade étant près du terme et le fœtus vivant, si l'on ne sauve pas la mère, on peut au moins sauver le fœtus. Dans ces conditions, étant donnée une femme chez laquelle des accidents d'ictère grave se produisent d'emblée, nous croyons qu'il y a intérêt à intervenir, surtout si le *foie a son volume normal ou est hypertrophié,* pour deux raisons :

La première, c'est que si les accidents se produisent avant le septième mois, on ne peut guère escompter la terminaison de la grossesse, alors il y a tout intérêt à vider l'utérus, puisqu'il existe des observations dans lesquelles l'avortement a été suivi d'amélioration et qu'avec un foie normal ou hypertrophié le pronostic est plutôt favorable.

La seconde, c'est que si les accidents ont lieu dans les deux derniers mois, la *mère* a toujours intérêt à être rapidement délivrée, et le fœtus peut non seulement naître vivant, mais encore être élevé dans de bonnes conditions. Mais pareille conduite ne sera justifiée qu'à la condition expresse que *l'intervention se fasse dès l'apparition des accidents dès le premier jour autant que possible.*

De la technique, nous n'avons rien à dire. Elle est exposée en détail dans les traités spéciaux. Nous la résumons en disant que le travail sera provoqué à l'aide du ballon Champetier, et qu'à la dilatation complète, on fera soit une application de forceps, soit une version par manœuvres internes, suivant les indications.

En résumé, dans des cas aussi difficiles de la pratique que celui en présence duquel nous nous trouvons, les mots *toujours* et *jamais* ne doivent pas être prononcés. Le médecin a la responsabilité d'une ou de deux existences. C'est assez dire combien, avant d'agir, il devra peser le pour et le contre de sa décision.

CONCLUSIONS

I

L'ictère, chez les femmes en état de puerpéralité, doit être considéré comme un syndrome. Il y a donc des ictères et non une maladie : ictère.

II

Le syndrome ictère peut s'observer dans deux conditions différentes : à l'état épidémique, à l'état sporadique.

III

Les ictères sporadiques, qu'ils surviennent pendant la grossesse ou pendant les suites de couches, sont tous de même nature. Ils sont toujours secondaires et liés, directement ou indirectement, à l'altération fonctionnelle de la cellule hépatique, à l'insuffisance hépatique.

IV

La division des ictères sporadiques en ictères bénins et en ictères graves restera une division artificielle jusqu'à ce que

les deux grandes causes de l'insuffisance hépatique : l'infection et l'intoxication (auto et hétéro-intoxication), d'ailleurs
souvent inséparables l'une de l'autre, soient assez élucidées
pour permettre une division pathogénique, la seule rationnelle.

V

Tous les systèmes de l'économie n'entrent pas également en
jeu dans le rôle que joue la grossesse comme cause prédisposante des ictères et de la colique hépatique. Le système digestif semble avoir une action prépondérante, et dans le système
digestif le rôle principal revient au foie, que l'hypertrophie et
l'état graisseux mettent en état d'insuffisance pure et simple.
Il est donc touché légèrement dans son pouvoir antitoxique,
et comme il est attaqué sans cesse par les poisons et les microbes de l'organisme, il est possible d'envisager les phénomènes sympathiques du début de la grossesse comme le
résultat d'une intoxication, comme une sorte d'hépatotoxémie
gravidique dont ils seraient le premier degré et dont la série
des ictères et aussi la colique hépatique pourraient être considérés comme des degrés plus avancés.

VI

A l'heure actuelle, rien n'autorise à rattacher d'une façon
ferme les ictères et les accès éclamptiques à une pathogénie
commune. Toutefois, en raison de certaines similitudes,
entre autres leur plus grande fréquence chez les *primipares*.

il est permis de les regarder comme deux manifestations sœurs de l'hépatotoxémie gravidique.

VII

L'absence d'une division pathogénique des ictères et leur grande variabilité clinique font que le pronostic des ictères survenant dans le cours de la grossesse doit toujours être réservé.

VIII

Les étroites relations qui existent entre la série des ictères ou la colique hépatique et l'insuffisance fonctionnelle du foie donnent une importance très grande au traitement médical, qui consiste à assurer l'antisepsie hépato-intestinale. Quant au traitement obstétrical, il est impossible de lui donner des limites précises, faute d'une division définitive des ictères, mais chaque fois qu'il sera indiqué, *il devra, pour être efficace, être aussi hâtif que possible.*

DEUXIÈME PARTIE

PIÈCES JUSTIFICATIVES

---

§ 1ᵉʳ. — OBSERVATIONS (1)
1° CAS D'ICTÈRES SUIVIS DE GUÉRISON PENDANT LA GROSSESSE
(13 *observations*, *dont 4 inédites*)

Observation I
(CARADEC) (2)

Ictère grave accompagné d'hépatite survenu au cinquième mois de
la grossesse; accouchement; disparition des symptômes alar-
mants. — Guérison.

Mme G..., habitant rue Saint-Louis, âgée de 42 ans, mère de six
enfants, jouissait d'une bonne santé jusqu'à sa dernière couche, qui
se compliqua d'éclampsie déterminée par l'albuminurie. Depuis
cette époque, il lui est resté de la faiblesse, de la fatigue due à un
état d'insomnie déterminé par des pertes mensuelles abondantes
qu'elle attribuait à la ménopause. Devenue enceinte dans le courant d'octobre 1861, nous fûmes appelés près d'elle le 7 mars 1862.

État de la malade. Douleurs à la région gastro-hépatique, s'étendant au dos et à l'épaule du même côté; sentiment de gêne et de

---

(1) Une subdivision des ictères, dans chaque catégorie, comme pourrait l'être
une subdivision en ictères abortifs et ictères non abortifs, étant purement
artificielle, nous avons présenté nos observations suivant l'ordre chronologique.

(2) Obs. III du *Mémoire de Caradec, Loc. cit.* — Observation rapportée
également dans la thèse de A. Petit.

fatigue avec légers engourdissements et fourmillements dans les bras; céphalalgie violente. La peau est sèche, et présente, ainsi que les sclérotiques, une teinte ictérique très prononcée; les pupilles sont dilatées; la vue trouble, la bouche pâteuse et amère; la langue saburrale; le pouls est à 97, la voix est faible, la respiration précipitée. L'état de somnolence alterne avec un état d'excitation très prononcé; il y avait alors des variations de chaud et de froid dans la température du corps qui modifient le pouls au point d'augmenter ou de diminuer sa fréquence. La malade est constipée; les urines sont rares, couleur café, précipitent de l'albumine par l'acide azotique.

La palpation et la percussion exercées dans le décubitus dorsal décèlent un engorgement du foie. Saignée de 500 grammes, lavement purgatif, limonade au citron (une garde-robe), bouillon gras.

Le 8. — Magnésie calcinée, 15 grammes : trois selles bilieuses peu abondantes; la malade se trouve un peu mieux.

Le 9 et les jours suivants, la malade prend un potage léger, un peu de chocolat.

Le 14. Les bras sont douloureux, les mouvements pénibles, la malade y éprouve des fourmillements, de la chaleur. Le soir, l'œdème apparait.

Le 15 et le 16, les membres ont acquis un volume énorme, la peau y est luisante, très tendue.

Le 15. Quatre vomissements de bile verte porracée; teinte ictérique de la peau augmentée; cette dernière est sèche, la figure est cuivrée; le pouls à 112; l'agitation est très forte.

Le 16. Grande fatigue, anxiété; le pouls s'affaiblit; douleurs à l'hypogastre. Potion à l'acétate d'ammoniaque, infusion de serpolet.

Le 17. Faiblesse plus grande, état comateux. Nous craignons une issue fatale. Le toucher vaginal fait reconnaitre que la matrice est chaude, que son segment inférieur est placé très haut au détroit supérieur. Le col ne présente rien de particulier.

Le 18. La matrice s'abaisse, le col commence à se dilater et à se détendre; le travail est lent et continu, malgré l'état de prostration où se trouve Mme G...

Le lendemain, 19 mars, elle accouche naturellement d'une petite fille, à huit heures du matin; une heure après, l'enfant succombe.

La délivrance amena chez Mme G... un mieux que tous les moyens thérapeutiques employés avaient été impuissants à nous donner. Dès ce moment, nous avons vu disparaître l'ictère et les désordres graves; la convalescence se fit sans entraves, et une guérison solide survint promptement.

Observation II
(Hervieux) (1)

Ictère puerpéral primitif; accouchement à terme; menace
de péritonite le cinquième jour des couches; guérison.

Fille Daumon, 22 ans, primipare, originaire du département de Saône-et-Loire, à Paris depuis dix-huit mois, où elle exerce la profession de lingère. Père mort, à 42 ans, d'une fluxion de poitrine, mère vivante et d'une bonne santé.

A l'âge de 7 à 8 ans, fièvres quartes contractées dans un pays marécageux. Pas de maladies graves depuis cette époque. Suppression des règles pendant un an à la suite d'une frayeur.

La dernière époque menstruelle eut lieu le 8 juin 1862, nausées et vomissements pendant les trois premiers mois de la grossesse.

20 février 1863. — Vomissement de matières alimentaires. Ce fait se répète tous les matins jusqu'au 28 février, époque où les vomissements, devenus plus abondants que de coutume, furent suivis de malaise, d'inappétence et de la manifestation de l'ictère; pas d'accidents, au dire de la malade, depuis ce moment.

Entrée à la Maternité le 3 mars, où elle ne présente pas d'autres phénomènes morbides que son ictère, elle accouche, le 7 mars, d'un garçon vivant et à terme; délivrance naturelle; pas d'hémorrhagie utérine.

8 mars. — Coloration jaune très prononcée de toute la surface tégu-

(1) *Loc. cit.*, p. **287** à **291**.

mentaire. Les extrémités sont moins jaunes que le reste du corps; mais il existe, en outre, aux pieds, un œdème qui remonte jusqu'aux mollets. Les conjonctives sont d'un rose safrané. Le voile du palais, les gencives, la face inférieure de la langue offrent une teinte jaune très intense.

L'urine d'un jaune rougeâtre donne, par l'acide nitrique, un précipité verdâtre très abondant. Matières fécales grisâtres décolorées. Foie très sensiblement augmenté de volume, et débordant l'hypochondre d'un à deux travers de doigt. A ce niveau, la pression réveille une sensibilité assez vive. Pouls plein et fort à 96, chaleur assez vive à la peau; impulsions des battements du cœur très énergiques; la main appliquée sur la région précordiale sent vivement cette impulsion. Pas de bruit morbide appréciable à l'auscultation du cœur. Langue blanche, soif vive. Utérus atteignant le niveau de l'ombilic, douloureux à la pression.

Un frisson a lieu pendant la journée et est suivi d'une augmentation de fièvre, pouls à 108 le soir.

9 mars. — Un peu de tension et de sensibilité dans la région hypogastrique, le reste du ventre souple et indolent. Même intensité de l'ictère, les urines conservent leur coloration briquetée; les matières fécales sont plus décolorées que la veille. La douleur de l'hypochondre droit persiste, même chaleur à la peau; pouls à 96; battements du cœur toujours impétueux.

10 mars. — Malgré la fréquence du pouls qui s'élève à 120, le ventre est moins douloureux dans la région hypogastrique, l'utérus en voie de rétraction est moins saillant au-dessus du pubis et moins sensible à la pression. La langue est bonne, les selles plus colorées, la peau paraît un peu moins jaune.

11 mars. — Diminution très sensible de la coloration ictérique, chaleur modérée à la peau; pouls à 76. La sensibilité abdominale a complètement disparu. On ne sent plus la saillie du foie au niveau du bord libre de l'hypochondre. Langue bonne, appétit.

Les jours suivants, l'amélioration continue, et la malade part le 16 mars entièrement guérie de son ictère et de ses accidents abdominaux.

Observation III
(Hervieux)

Ictère abortif; accouchement prématuré à 8 mois; accidents
péritonéaux; guérison.

Fille Laurent, 23 ans, primipare, originaire d'une commune du
département de l'Allier. A Paris depuis deux ans où elle exerce la
profession de domestique. Menstruée à 15 ans; toujours bien réglée
depuis cette époque. Pas de maladies graves antérieures. Devenue
enceinte en avril 1862, sa grossesse n'a été troublée par aucun
accident.

Entrée à la Maternité le 13 novembre 1862, avec une jaunisse
dont elle fait remonter le début à quelques jours de là, mais qui
n'avait donné lieu, sauf le changement de couleur des téguments,
à aucun trouble appréciable dans la santé générale; elle accouche le
14 novembre, d'une fille vivante non ictérique, au terme de 8 mois
et pesant 2,300 grammes.

Rien à noter dans la journée du 15.

16 novembre. — L'intensité de l'ictère a beaucoup augmenté.
Les conjonctives sont d'un jaune citron. Les gencives, la muqueuse
de la partie inférieure de la langue, la voûte palatine et le voile du
palais sont safranés. La peau du tronc, de la face et des membres
a pris une teinte jaune bien plus foncée que la veille. Chaleur
modérée à la peau; pouls à 96. Un peu de sensibilité du ventre.
Sommeil assez bon. Dans la soirée, fièvre intense, agitation, sécheresse de la langue, douleurs abdominales très vives. On prescrit un
ipéca qui détermine des vomissements, mais pas de garde-robes.

17 novembre. — L'ictère persiste aussi intense que la veille.
Constipation. Ventre moins sensible à la pression; il reste un point
assez douloureux dans la fosse iliaque gauche; langue blanche,
recouverte d'un enduit comme plâtré.

Sécrétion lactée jaunie par l'ictère.

Urine verdissant par l'acide nitrique.

Huile de ricin : 30 grammes. Elle donne lieu à six garde-robes.

25 novembre. — L'ictère s'atténue de jour en jour. Les douleurs abdominales ont disparu. L'utérus dépasse encore de quatre travers de doigt le niveau du pubis. Mais ni la pression sur la région utérine, ni l'exploration vaginale n'éveillent la moindre sensibilité. État général très satisfaisant.

Du 5 au 9 décembre, il se fait par la vulve un écoulement sanguin dont on se rend assez facilement maître à l'aide du seigle ergoté. On sent dans la région iliaque gauche une résistance très marquée, avec matité correspondante, le tout dans une étendue de 7 à 8 centimètres. Le toucher par le vagin fait constater dans le cul-de-sac vaginal gauche une sensibilité assez vive avec diminution de la souplesse des parois. L'utérus, beaucoup moins mobile, est retenu par des adhérences dans la position oblique qu'il occupe de gauche à droite et d'arrière en avant par rapport à l'axe du bassin. Langue sale et sèche, constipation, appétit conservé, pouls lent à 58. La teinte ictérique n'a pas encore complètement disparu. La sécrétion lactée a repris sa coloration normale.

17 décembre. — Bien qu'il reste encore de la résistance dans la fosse iliaque gauche et que le cul-de-sac vaginal correspondant manque d'élasticité, la malade part pour le Vésinet. Il n'y a plus trace d'ictère.

Observation IV
(R. B. NELSON)

R. B. Nelson (1) rapporte les cas suivants :

CAS I (2).

Appelé en février 1858 pour voir Mme S... enceinte de 8 mois 1/2. Cette dame avait peu de temps auparavant rendu visite à une famille

(1) *Richmond medical journal*, 1867, vol. IV, n° 5, p. 385-395.
(2) Les autres cas sont des cas d'ictère suivis de mort. (Voir plus loin.)

dont presque tous les membres avaient la jaunisse, et souffrait maintenant elle-même de cette affection; les symptômes les plus ennuyeux étaient des nausées constantes et des vomissements de temps à autre.

La malade mit au monde un enfant à 3 heures de l'après-midi; l'utérus se contracta faiblement, et il y eut une hémorrhagie considérable. On continua pendant plusieurs heures les efforts pour arrêter l'hémorrhagie, après quoi l'utérus étant fermement contracté, tout sembla aller bien, sauf les nausées continuelles et les vomissements de temps en temps. L'ictère augmenta pendant la nuit et tout le jour suivant, la peau devint jaune foncé, et les nausées et vomissements continuèrent sans atténuation.

Le calomel à haute dose et de grands sinapismes placés sur l'estomac diminuèrent un peu la gravité des symptômes, et il y eut amélioration apparente; mais le lendemain samedi à 10 heures du matin, des symptômes violents d'hystérie se montrèrent, accompagnés de délire furieux et d'une grande agitation. Le pouls monta à 144 et devint irrégulier, intermittent à peu près à chaque 8e battement. De grands sinapismes furent appliqués sur toute la poitrine, à l'estomac et aux extrémités; on donna des antispasmodiques et de la morphine pulvérisée, et en quelques heures les symptômes cédèrent de nouveau. Cependant la malade continua à être agitée, sursautant dans son lit, se levant sur ses coudes, cherchant à s'échapper, et bavardant continuellement et d'une manière incohérente.

A 6 heures du soir, la malade avait pris 1 grain de sulfate de morphine. On en prescrivit un demi-grain toutes les heures, jusqu'à ce qu'elle en eût pris 1 grain 1/2 en plus. On donna aussi des pilules d'hydrargyre, à 5 grains toutes les 2 heures, jusqu'à concurrence de 30 grains. A ce moment de copieuses évacuations bilieuses montrèrent que l'action hépatique s'était rétablie.

La malade dormit 4 ou 5 heures, et au réveil les symptômes étaient très améliorés. L'agitation persista toutefois pendant toute la journée du dimanche. A 10 heures du soir je lui donnai 1/2 grain de sulfate de morphine, bientôt suivi de 1/4 de grain. Elle demeura toute la nuit éveillée, mais tranquille, et le lundi le mieux s'était accentué.

Depuis lors l'amélioration continua régulièrement, les nausées et la vision en jaune désagréable furent les derniers symptômes qui disparurent. Le dernier de ceux-ci, quoique peu habituel, fut vraiment ennuyeux pendant toute la durée de l'affection. Franck n'a rencontré que cinq cas de vision jaune sur plusieurs milliers de cas de jaunisse.

Observation V
(Duplain et Bergeret) (1)

Observation d'ictère grave.

Le 12 février de l'année 1872, Marie Tinet, âgée de 25 ans, vint me demander une consultation. Cette femme, née au Cheylard (Ardèche), a habité pendant son enfance Saint-Agrève avec sa famille, où, à part de légers rhumatismes survenus pendant la saison d'hiver, elle s'est toujours bien portée. A 20 ans, elle a été atteinte, à Saint-Étienne, où elle réside depuis cinq années, d'une fièvre typhoïde dont la durée a été de trois mois. Ses habitudes ont toujours été très régulières ; elle n'a jamais fait d'excès ; je fais cette mention spécialement, car dans les villes manufacturières, les excès de boissons alcooliques ne sont pas rares chez les femmes. Marie Tinet est mariée depuis trois ans ; à cette époque, sa santé ne laissait rien à désirer ; après son mariage, elle n'a pas revu ses règles ; elle est devenue enceinte immédiatement. Dans le troisième mois de sa grossesse, elle a été atteinte d'ictère suivi d'un avortement au cinquième mois. Marie n'était pas guérie de sa jaunisse, lorsqu'une nouvelle grossesse a commencé, trois mois après sa délivrance ; le même accident s'est reproduit à cinq mois et demi. Elle n'a pas eu de malaises notables pendant ces deux grossesses ; l'avortement s'est

(1) *Annales de la Société de médecine de Saint-Etienne et de la Loire,* 1873, t. V, p. 120.

déclaré sans cause appréciable pour elle. Rien de particulier à noter au moment de ces deux fausses couches; le rétablissement de la malade a été assez prompt. Depuis cette époque elle a jouit d'une bonne santé; insensiblement la jaunisse a disparu sans avoir fait aucun traitement sérieux.

Dix mois après sa délivrance, Marie Tinet devint enceinte pour la troisième fois; au quatrième mois de la grossesse, un ictère s'est manifesté sans accident antérieur. A partir de ce moment, elle est extrèmement fatiguée par une toux convulsive, une grande constipation, des vomissements fréquents, des démangeaisons; d'où amaigrissement, perte d'appétit, affaiblissement général. La malade désire vivement arriver au terme de sa grossesse; elle a eu recours antérieurement à une sage-femme; elle espère être plus heureuse en demandant les conseils d'un médecin pour sa maladie et son assistance pour sa délivrance; elle vient me trouver pour tous ces motifs.

Marie Tinet est d'une taille au-dessous de la moyenne, d'un tempérament lymphatique; elle est très amaigrie; on est frappé immédiatement par la coloration de la peau et des sclérotiques, la teinte est d'un jaune foncé, verdâtre. Par la percussion et la palpation, je ne constate rien d'anormal du côté du foie; il ne dépasse pas le rebord des fausses côtes, la région n'est pas douloureuse. Les urines rares offrent une coloration jaune foncée; l'acide nitrique versé dans ce liquide le fait d'abord passer au vert foncé en précipitant la matière colorante de la bile, puis au pourpre en altérant cette matière. Je ne note rien de particulier du côté des poumons; la toux dont est fatiguée la malade est probablement une toux sympathique. Marie Tinet n'a pas revu ses règles depuis le 15 du mois d'août; elle se croit enceinte de cinq mois et demi. L'examen de la malade et l'auscultation me font reconnaître qu'elle n'est pas dans l'erreur.

Tout en constatant la gravité de la situation de cette femme au point de vue de la maladie aggravée par l'état de grossesse, je m'efforce de la rassurer et de lui faire entrevoir la possibilité d'arriver à terme. Sous l'influence de la tisane de chiendent nitrée, de lavements laxatifs, d'un régime doux, de l'usage de l'eau de Vichy, du vin de quinquina, d'une potion au chloral, elle vit son état s'amender. Le 10 mars, un lavement laudanisé est prescrit pour calmer les coliques, un commencement de travail s'étant manifesté. Le repos aidant, ces accidents cessèrent.

Le 30 mars, à neuf heures du matin, je fus mandé auprès de Marie Tinet. Elle a été fatiguée toute la nuit; l'opium a été impuissant à arrêter les coliques, qui, revenant tous les quarts d'heure, ont toujours été en augmentant d'intensité. La malade est très oppressée; elle est tourmentée par des efforts de toux incessants; cette dyspnée est expliquée par la distension considérable du ventre qui est comparable à celui d'une femme à terme, quoique la malade ne soit que dans le septième mois de sa grossesse. En pratiquant le toucher, je trouve le col effacé entièrement, la dilatation est à peu près complète, le sommet se présente en position occipito-iliaque gauche antérieure, et je produis avec la plus grande facilité le ballottement; d'où je conclus que cette distension exagérée du ventre est probablement due à une hydropisie de l'amnios. Je suis la marche du travail, les douleurs sont intermittentes, arrivant toutes les dix minutes, le travail n'avance pas depuis une heure que je suis auprès de la malade. Pour hâter sa délivrance et lui procurer du soulagement, je me décide à rompre les membranes; j'étais d'autant plus autorisé à le faire que la dilatation était complète et que j'avais constaté une bonne présentation. Aussitôt après la rupture des membranes, un flot de liquide s'échappe immédiatement en quantité considérable; il est d'une couleur brun verdâtre; par transparence, il présente l'aspect du baume tranquille. Sous l'influence d'un travail régulier, la tête s'engage dans le détroit supérieur. Une demi-heure après l'écoulement des eaux, Mme Tinet met au monde un enfant vivant du sexe masculin. Cet enfant ne présente pas la coloration ictérique, la membrane pupillaire a disparu. Il pèse 1,500 grammes, sa longueur totale est de 32 centimètres, de 17 du sommet à l'ombilic, les ongles n'arrivent pas à l'extrémité des doigts. Cet enfant n'a vécu que deux jours, malgré les soins dont il a été entouré. La délivrance s'est faite dans des conditions normales.

J'ai examiné avec soin le placenta, son poids est de 375 grammes, la moyenne du placenta d'une femme à terme est de 300 grammes. Cet excédent de poids provient des membranes, elles ont probablement un poids équivalent au poids du placenta. Elles offrent une coloration verdâtre dans certaines parties, elles présentent une coloration noire, comme si du sang avait été épanché dans les tissus. Elles sont infiltrées dans toute leur étendue d'une matière verdâtre comme gélatineuse, qu'on ne peut pas séparer avec le scapel; dans certains endroits, cette infiltration peut présenter une épaisseur d'un demi-centimètre, et c'est dans les parties où cette épaisseur est la plus considérable qu'on observe cette coloration noire dont j'ai parlé. Notre savant confrère, le docteur Bergeret, a bien voulu se charger de faire l'analyse du liquide amniotique, de l'urine de la malade, et examiner le placenta; il a consigné dans la note suivante le résultat de ses recherches.

Examen microscopique et analyse chimique du placenta, du liquide amniotique et de l'urine d'une femme ictérique. — 30 mars 1872.

Une jeune femme a eu trois grossesses, et chaque grossesse a déterminé de l'ictère. M. le docteur Duplain, ayant pratiqué la dernière délivrance, recueillit le placenta, du liquide de l'amnios et de l'urine; il me remit le tout le 30 mars, quelques heures après l'accouchement.

1° *Examen du placenta.*

M. le docteur Duplain m'ayant dit qu'il avait pesé le placenta et ses annexes, je n'en ai pas déterminé le poids.

Les membranes sont infiltrées dans toute leur étendue; mais l'infiltration n'est pas uniforme. Il y a une multitude de petites collections, de telle sorte que la couleur générale, vert brun, est mouchetée. Les mouchetures sont par places vert olive foncé; elles sont dues à des épanchements plus ou moins considérables d'une matière verte d'une consistance gélatineuse. Les plus grandes collections ont de 4 à 5 centimètres carrés.

Examen microscopique. — Si on examine au microscope les surfaces des membranes qui sont en contact avec cette substance gélatineuse, on voit que par places leur structure est marquée par une couche épaisse et continue de granulations brillantes; dans d'autres endroits, ces mêmes surfaces sont tapissées par des cellules sphériques volumineuses et très granuleuses qui masquent les noyaux. Ces cellules sont distendues par le liquide absorbé par osmose.

Le microscope démontre que la substance gélatineuse est spécialement constituée par des hématies portant des expansions sarcodiques, des granulations moléculaires semblables à celles qui remplissent les cellules, et enfin d'autres granulations vert brun de biliverdine.

L'acide acétique cristallisable rend les enveloppes cellulaires hyalines; les granulations ne disparaissent pas, elles deviennent plus brillantes; cet acide ne met pas les noyaux en évidence.

Ayant disjoint les membranes dans une grande étendue, et entraîné par un lavage à l'eau simple la substance gélatineuse verte interposée, l'eau est sensiblement rougie par les hématies.

Ayant ensuite traité ce liquide de lavage par l'acide azotique, en le versant sur les parois du verre de façon qu'il aille au fond sans se mêler à la masse, il s'est formé deux précipités :

1° Un coagulum albumineux en bas et en contact avec l'acide azotique;

2° Un coagulum supérieur séparé du premier par une couche de liquide intact.

Le coagulum inférieur renferme de l'albumine à l'état granuleux et des globules sanguins.

Le coagulum supérieur contient des sels biliaires semblables à ceux représentés par la photographie à la page 180 de mon *Manuel de la santé.*

2° *Analyse du liquide amniotique.*

Le liquide de l'amnios est vert foncé. Traité par l'acide sulfurique, de façon que l'acide aille, sans se mélanger, au fond du verre, il se fait au contact de l'acide un coagulum blanchâtre. Ce coagulum est constitué de la même façon que le coagulum supérieur de l'eau de lavage des membranes de l'œuf.

3° *Analyse de l'urine.*

L'urine est verdâtre, neutre, poids 1,004.

Il y a un sédiment composé par des cellules épithéliales colorées en jaune par la biliverdine.

L'ammoniaque ne donne pas de précipité.

L'azotate d'argent précipite à peine, ce n'est que de l'eau bilieuse.

Réflexions.

Ces analyses nous démontrent que cette malade est arrivée aux dernières limites de l'anémie. L'explication de cette anémie est des plus simples :

1° Lorsque l'ictère dure un certain temps, la bile ne pouvant plus jouer son rôle digestif sur les matières azotées alimentaires, comme l'a si bien expliqué A. Flint (I), le sang ne reçoit plus de matériaux albuminoïdes.

2° La bile répandue dans le sang dissout les hématies, comme l'a démontré M. Ch. Robin (2).

Telles sont les deux causes qui expliquent naturellement l'anémie profonde où se trouvait cette femme.

BERGERET (de Saint-Léger).

Les suites de couches furent des plus simples, la malade était assez rétablie pour reprendre ses occupations, un mois après sa délivrance.

---

(1) Ch. ROBIN, *Journal de l'anatomie et de la physiologie, etc.*, 1864, t. I, p. 365. — A. FLINT, *Recherches expérimentales sur une nouvelle fonction excrémentielle du foie.*

(2) ROBIN, *Ibid.*, 1869, t. VI, p. 69 et 462. — *Observations anatomiques et physiologiques faites sur des suppliciés par décollation.*

L'expérience de la dissolution des hématies dans la bile est à la p. 462.

Elle ne conservait de tous ses malaises que sa jaunisse qui allait toujours en s'amoindrissant

A la fin du mois d'octobre de la même année, je fus mandé par Marie Tinet. Je trouvai cette femme bien démoralisée. Son mari, ouvrier menuisier, fatigué de voir, depuis son mariage, la maladie dans la maison, venait de quitter son domicile, laissant dans la plus grande misère sa femme qui, pour cette raison, n'avait pu suivre un traitement régulier. La malade présente toujours une coloration ictérique ; depuis deux jours elle est atteinte de vomissements, le ventre est météorisé, très douloureux, surtout dans les hypochondres, la fièvre est intense, la soif vive, la langue pâteuse, la face grippée, la peau chaude et sèche. Devant un état aussi grave présentant tous les signes de la péritonite, je ne vis d'autre ressource pour cette malheureuse femme que le séjour de l'hôpital. Elle se rendit à l'évidence ; le 26 octobre, elle était admise dans le service de notre honorable confrère le D' Bergeret. Je dois à l'obligeance de notre collègue la note suivante, qui me permettra de compléter cette observation :

Cirrhose, ictère fébrile, cholestérinémie, péritonite chronique circonscrite.

Le 26 octobre 1872, la femme Tinet née Champignac est entrée à l'Hôtel-Dieu salle de l'Espée, n° 2.

Le 27, j'examine cette malade ; fièvre ardente, délire, ictère généralisé, langue rôtie, dents et gencives fuligineuses, ventre météorisé, très sensible au toucher, hoquet.

Urine bilieuse, neutre, pesant 1,003.

Je diagnostiquai d'abord : hépatite aiguë avec cholestérinémie et péritonite circonscrite.

Je ne décrirai pas ici les symptômes observés successivement jusqu'au 15 novembre, jour de la mort de cette femme ; je dirai simplement que je l'ai purgée, à trois reprises différentes, avec le calomel associé au jalap, et qu'après chaque purgation il y a eu un peu d'amélioration ; mais les symptômes de cholestérinémie réapparaissant bientôt, elle finit par succomber.

A partir des huit derniers jours, la tympanite a fait place à un

épanchement ascitique si considérable qu'à la mort le ventre contenait 15 à 18 litres de liquide.

Autopsie. — L'autopsie a été faite le 16 en présence de MM. les
docteurs Michaud et Duplain.

Ayant ponctionné le ventre, une quantité considérable de liquide
s'écoule. Ce liquide est citrin et parfaitement limpide; il ne renferme ni pus ni flocons fibrineux.

Foie. — Le péritoine qui recouvre le foie est blanc mat, très épais
et très résistant; il ne présente pas les signes d'une inflammation
récente. Cette séreuse adhère en plusieurs points au foie, et, dans
d'autres endroits, elle circonscrit des épanchements plus ou moins
volumineux. Ceci démontre, je crois, que depuis la péritonite aiguë,
le foie a diminué de volume. Cette péritonite a évidemment coïncidé
avec l'époque des grossesses. Le péritoine s'est-il enflammé à chaque
grossesse? A-t-elle précédé ou suivi la maladie de foie? Autant de
questions qu'il est difficile de résoudre.

Le foie est petit, légèrement bosselé. Les coupes de cet organe
font voir que le tissu *disconjonctif,* comme dit M. Ch. Robin, a proliféré
de telle façon qu'il a envahi entièrement le foie en se substituant aux
organes glycogéniques et bilieux qui semblent complètement résorbés.

Rate. — La rate est également enveloppée par une portion du
péritoine épaissi et très résistant. C'est avec beaucoup de difficulté
que je peux rompre les nombreuses adhérences. Elle est très volumineuse, et les tranches, qui se font à sec, ressemblent à celles d'un
foie sain.

Les reins sont normaux ;

Les ovaires sont normaux.

L'utérus est sain.

Cette femme n'ayant présenté aucune lésion du cœur ni des
poumons, nous n'avons pas examiné ces organes.

Résumé.

En résumé, les lésions organiques consistent dans une péritonite ancienne circonscrite au foie, à la rate et au diaphragme,

et dans une prolifération du tissu disconjonctif de ces organes.

Les symptômes ataxo-adynamiques ont été dus à l'empoisonnement de l'organisme par rétention de la cholestérine dans le sang, et spécialement dans le cerveau où elle se forme.

BERGERET (de Saint-Léger).

Observation VI
LE DUC (DE VERSAILLES) (1)

Ictère suivi d'accouchement prématuré. — Ascite consécutive. — Ponction. — Guérison.

Mme T..., âgée de 39 ans, originaire d'Haguenau, fut mariée à 19 ans ; elle resta domestique dans une ferme jusqu'à 21 ans, puis elle travailla pendant sept ans dans une manufacture de tabacs ; elle abandonna cette dernière profession pour rester désormais à sa maison, et pour vaquer aux soins de son ménage et d'une nombreuse famille.

Déjà mère de onze enfants, elle était enceinte de son douzième, quand au 15 août 1871, elle quitta son pays natal pour échapper à la domination prussienne. Arrivée au septième mois de sa grossesse, sous l'influence de l'épidémie de l'automne 1871, elle fut atteinte le 12 décembre d'un ictère très prononcé. Elle me fit venir le 15, et dans la matinée du 16, avant d'avoir pu commencer aucun traitement, elle donna le jour à un enfant très chétif qui mourut au bout de quelques heures. Les lochies furent assez abondantes, mais il se produisit une douleur violente dans la fosse iliaque gauche, s'exaspérant au toucher même léger, le pouls était petit, filiforme ; la langue épaisse, sale, recouverte d'un enduit jaune brun ; une potion ipéca stibiée, prescrite le premier jour, ne put être prise que le 18, et donna lieu à une abondante évacuation de matière bilieuse

(1) LE DUC, *Union médicale*, 1872, 3ᵉ série, t. XIV, p. 430-432.

verte et filante ; il s'ensuivit un soulagement appréciable, mais la douleur du ventre persistant, une pommade belladonée, jointe à une tisane légèrement diurétique et à une alimentation exclusivement composée de bouillon de légumes, forma la base du traitement.

. Au bout de six jours, les lochies s'arrêtèrent complètement, et la douleur abdominale persévérait sans cependant prendre une grande acuité ; mais dans les deux fosses iliaques, on pouvait déjà percevoir un empâtement et un ballonnement assez notable. De plus, la malade toussait un peu et rendait des crachats composés de mucus légèrement coloré par la bile. Soixante grammes de sulfate de soude dans un litre d'eau à prendre par verre tous les matins, furent prescrits le 26 du même mois ; le purgatif amena chaque jour quelques selles peu abondantes, décolorées.

Mais le ventre se développait toujours, et la malade couchée sur le dos, il existait une matité beaucoup plus prononcée dans les deux fosses iliaques que sur la partie médiane, et avec un peu d'attention on pouvait déjà sentir la présence d'un liquide. L'épanchement se produisit alors avec une grande rapidité, puisque le 6 janvier, avec l'assistance de **M.** le docteur Bérigny, je pus retirer de la cavité péritonéale huit litres d'un liquide franchement albumineux.

La malade, d'abord soulagée et satisfaite de l'opération qu'elle venait de subir, fut un instant fort tourmentée de voir le liquide qui n'avait pas coulé pendant quelques heures reparaître tout à coup dans la journée du 7. Sur mon affirmation qu'il ne pouvait y avoir dans ce fait aucun inconvénient, mais plutôt avantage pour elle, elle reprit courage, et pour activer l'évacuation du liquide, elle se mit à pétrir son ventre, ne s'arrêtant qu'à bout de fatigue pour reprendre, aussitôt reposée, la manœuvre. Ce manège dura six jours, jusqu'à ce que les linges dont elle était recouverte ne fussent plus que très légèrement mouillés.

Malgré cette amélioration du côté du ventre, notre malade ne reprenait pas ses forces ; elle conservait sa teinte ictérique, et la toux semblait augmenter ; le peu d'aliments qu'elle prenait, bouillon de légumes ou laitage, provoquait à l'épigastre des douleurs continuelles et des envies de vomir.

A l'auscultation, je reconnus des râles muqueux à grosses bulles au-dessous de la clavicule gauche ; les crachats étaient devenus épais, séro-purulents. Un vésicatoire à l'épigastre, un autre à la région sous-claviculaire furent appliqués ; une potion kermétisée, une nouvelle dose de sulfate de soude à prendre comme précédemment, achevèrent la prescription du 16 janvier.

Continué jusqu'au 5 février, ce traitement, auquel fut ajouté un troisième vésicatoire à la base de la poitrine pour combattre une douleur passagère, avait amené d'excellents résultats du côté des organes respiratoires, mais la teinte ictérique, bien que diminuée, n'était pas complètement disparue ; l'appétit était presque nul, les forces revenaient à grand'peine, et l'amaigrissement était considérable. Pour remédier à ces derniers symptômes, j'eus recours au vin de quinquina, puis à l'huile de foie de morue qui rendaient un véritable service à la malade.

Il est certainement difficile de rendre, à une constitution si profondément éprouvée, l'activité et l'énergie dont elle était douée avant tous ces accidents, on peut même craindre qu'elle ne revienne jamais à son état normal ; mais il est un fait qu'il faut noter, c'est que, aujourd'hui 15 juin, c'est-à-dire plus de cinq mois après la ponction, nulle trace d'ascite ne s'est manifestée, et notre malade a repris presque toutes ses anciennes occupations.

Mme T... n'a jamais été sérieusement malade ; deux ou trois fois, elle eut des pertes assez abondantes à la suite de ses couches ; elle s'enrhume assez facilement ; elle n'a jamais eu de jaunisse.

Le foie, examiné plusieurs fois depuis la ponction, ne présente aucune augmentation ni diminution de volume ; le bord inférieur, très régulier, n'offre pas de bosselures.

Le cœur est atteint d'un léger bruit de souffle au premier temps, mais on ne distingue aucun autre bruit anormal, pouvant faire supposer une lésion des orifices ou des valvules.

Les organes de l'abdomen paraissent sains ; le palper énergique

et profond ne fait découvrir ni bosselures ni indurations suscep-
tibles de se rattacher à une hypertrophie ou à une dégénérescence
quelconque.

Observation VII
(FRERICHS) (1)

Grossesse datant de cinq mois, vomissements bilieux, constipation,
céphalalgie violente allant jusqu'à l'hébétude. — Foie gros et
douloureux, tuméfaction de la rate. — Albuminurie, ictère
léger. — Guérison.

Christiane Wels, âgée de 40 ans, femme d'un tailleur, entra à
l'hôpital le 8 juillet 1858, étant au cinquième mois de sa grossesse.
La maladie a commencé il y a quatorze jours par de violentes douleurs de tête, du vertige, un grand abattement, mais sans que
l'appétit fût beaucoup troublé.

Le 4 juillet, violent frisson, suivi de chaleur persistante. Le 5,
vomissements répétés de matières bilieuses, redoublement de la
céphalalgie qui va jusqu'à l'hébétude. On avait diagnostiqué une
méningite et prescrit des sangsues et le calomel. Celui-ci n'avait
pas produit d'effet laxatif.

État actuel. — Céphalalgie vive, intelligence complète, visage
pâle, 120 pulsations, bruits du cœur et de la respiration normaux.
L'hypochondre droit et l'épigastre sont tendus et très sensibles, le
volume du foie est un peu augmenté, on trouve une matité de
0,05 cent. sur la ligne sternale, de 0,09 sur la ligne mamillaire, et de
0,10 sur la ligne axillaire; on sent la rate molle et tuméfiée. Urine
rare, troublée par des urates, dénuée d'albumine et de pigment
biliaire.

Prescription : Acide phosphorique et infusion de séné.

Le 10, 120 pulsations, 42 respirations. Selles ténues d'un jaune

(1) FRERICHS, *Traité des maladies du foie*, 1877. Obs. XXV, p. 275.

gris, très pauvres en bile. Urine très rare contenant de l'albumine. Point de changements dans la douleur de l'hypochondre ni dans l'étendue de la matité hépatique. Légère coloration ictérique de la face.

Prescription : Acide phosphorique et teinture de coloquinte.

Le 11, 111 pulsations, 42 respirations. La tête est moins prise, et la céphalalgie a diminué. Région hépatique encore douloureuse, matité 0,06 sur la ligne mamillaire, 0,02 sur la ligne axillaire. La rate a aussi diminué, l'urine contient encore de l'albumine et laisse précipiter un sédiment mucoso-bilieux. On ne trouve pas de leucine.

Prescription : Continuer les mêmes médicaments.

Le 12, 84 pulsations, la région hépatique n'est plus douloureuse; selles brunes, chargées de bile, urine sans albumine, et donnant un abondant sédiment d'acide urique. Retour de l'appétit, mouvements évidents du fœtus.

La malade se rétablit, dès lors, assez rapidement et put, le 19 juillet, quitter l'hôpital.

Observation VIII
(W. M. Chamberlain) (1).

Affection considérée comme une atrophie aiguë du foie, pendant la grossesse.

Le docteur Chamberlain rapporte le cas suivant afin d'éclairer le diagnostic.

Il est appelé en consultation auprès d'une primipare, au milieu du septième mois de sa grossesse, qui a été prise de violente douleur dans l'épigastre. On n'a pu trouver aucune cause d'indigestion, ni aucune explication à la vive douleur localisée à l'épigastre.

Il survint peu après une diarrhée colliquative (7 à 8 selles). Puis

(1) *American Journal of Obstetrics*, 1884, t. XVII, p. 856.

des vomissements de couleur foncée. Ces phénomènes se produisirent durant les 12 ou 14 premières heures.

Lorsque l'auteur la voit pour la première fois, la malade est absolument livide, l'épigastre dans sa largeur est très sensible, mais cette sensibilité cesse à mesure qu'on descend vers l'abdomen.

La malade est petite, et la tension de l'abdomen est telle que la palpation et la percussion ne peuvent fournir que peu de renseignements.

L'auteur se croit en présence d'un cas d'ictère grave, ou atrophie jaune aiguë du foie, maladie très rare, mais qui, dans la moitié au moins des cas rapportés, est survenue chez des femmes enceintes jeunes.

L'ictère augmente, la douleur épigastrique ne s'atténue pas, seule la morphine procure quelque soulagement. La diarrhée a cessé, et la malade prend un état typhoïde.

L'auteur avait exprimé l'opinion que le travail allait se déclarer : il se déclara en effet le troisième jour et dura environ 16 heures.

N'ayant vu jusque-là qu'un cas d'atrophie aiguë, dans lequel la malade mourut le deuxième jour après l'accouchement, il ne doutait pas que ce cas ne se terminât de la même manière.

Quoique les douleurs fussent faibles, comme le bassin était vaste et comme l'âge de la grossesse n'était que de sept mois et demi, l'accouchement se fit par les seuls efforts de la nature.

Comme il avait été noté que dans ces cas il survenait souvent des hémorrhagies, la femme reçut une forte dose d'ergot immédiatement avant l'accouchement. A partir du jour de l'accouchement, son état s'améliora.

Au moment de l'accouchement, la température était de 103° F. (39° 4), la langue était brune, il y avait du délire.

Peu à peu la malade sortit de cet état et on put la considérer comme convalescente. Autant que peut le démontrer l'examen physique, dans de telles circonstances, on constata la rétractation du lobe gauche du foie.

La question s'éleva de savoir si c'était là réellement un cas d'ictère grave, ou atrophie jaune aiguë, avec guérison.

Un trait intéressant, dans le cas, fut que, bien que l'accouchement eût été normal, l'auteur fut très surpris d'apprendre le lendemain l'existence à la vulve d'un certain gonflement noirâtre.

Le médecin de la famille, à l'examen, constata la gangrène de la surface d'une des lèvres qui fut suivie d'une escharre.

D'après l'état typhoïde de la femme, et d'après la présence de cette masse de tissu gangréneux qui tombait constamment dans la vulve, l'auteur pensa que la septicémie et ses suites allaient naturellement survenir : il n'en fut rien. Les tissus furent détachés au fur et à mesure de leur mortification, et on'employa des irrigations antiseptiques.

Discussion.

Le docteur A. Jacobi demande quel était l'état des urines.

Le docteur Chamberlain dit qu'il n'y avait ni tyrosine, ni leucine, ni albumine. Quelques globules du sang.

Dans le cas d'atrophie jaune aiguë auquel il a été précédemment fait allusion, les vomissements et la diarrhée durèrent jusqu'à la mort.

Observation IX
(G. Harley) (1)

« L'observation suivante est importante en ce sens que la malade à été prise presque aussitôt qu'elle était capable d'être fécondée. Bien qu'âgée de 14 ans et 9 mois, elle était déjà enceinte de 3 mois. »

Élisa N... a toujours été sujette aux attaques bilieuses et aux syncopes qui surviennent habituellement lorsqu'elle se lève le matin. Elle a eu toutes les maladies de l'enfance, y compris la variole et la fièvre typhoïde. Aménorrhée depuis trois mois.

(1) G. Harley, *Loc. cit.*, p. 132.

En examinant le thorax, j'ai été frappé de la couleur extraordinairement sombre des mamelons et de l'aréole. Une plaque couleur chocolat, du volume d'une pièce de deux francs, entourait chaque mamelon et était recouverte de papilles extrêmement développées, ce qui me fit penser à la possibilité d'une grossesse et à l'existence probable d'un ictère dû à cette cause. Cependant, l'aspect déprimé et inquiet de cette fille joint à la teinte relativement légère de l'ictère me faisait soupçonner qu'il s'agissait d'autre chose que d'un ictère ordinaire.

Bien que l'abdomen ne parût pas augmenté de volume, on sentait à la palpation une tumeur pyriforme, et à l'auscultation on percevait les bruits du cœur du fœtus. D'après elle, elle n'était enceinte que de deux mois et trois semaines.

La maladie actuelle avait débuté trois semaines auparavant, par une douleur au-dessus de l'arcade sourcilière, et elle remarqua que les conjonctives devenaient jaunes. La nuit d'avant, elle avait eu une douleur aiguë, survenant tout d'un coup et durant toute la nuit, dans la région du foie. Il subsistait alors seulement une légère douleur à la pression. Tous les aliments lui donnaient des nausées. Depuis ces trois dernières semaines, les intestins ont été très relâchés et les selles sont un peu colorées. La peau est d'une couleur citron légèrement verdâtre, les conjonctives ont une teinte jaune plus marquée. Elle se plaint de douleurs à l'épigastre après les repas, augmentant lorsqu'on presse fortement. La région hépatique présente un tympanisme extrêmement développé. La matité hépatique sur la ligne mamelonnaire est très difficile à apprécier.

L'urine est très colorée et tache le linge en ocre.

Au bout de dix jours, la teinte de la peau s'était atténuée. La matité hépatique avait augmenté de trente-cinq millimètres, les selles étaient plus foncées et l'urine plus pâle. Un fait à noter, c'est que bien qu'elle eût pris 45 centigrammes d'acide benzoïque par jour, on ne trouva pas trace d'acide hippurique dans l'urine. Au bout de 24 jours de maladie, elle s'en retournait guérie.

Observation X (inédite)
(M. Champetier de Ribes)

Ictère au cinquième mois de la grossesse, chez une primipare. — Accouchement dans le neuvième mois. — Enfant vivant non ictérique. — Suites de couches normales.

La nommée R... Clémence, découpeuse, âgée de 19 ans, entre le 28 août 1894 à la maternité de Tenon, service de M. le docteur Champetier de Ribes. C'est une *primipare*.

Cette femme, de bonne constitution, a toujours joui d'une bonne santé. Elle a été réglée à 15 ans, mais irrégulièrement.

Les dernières règles ont eu lieu du 25 au 30 novembre 1893. *La grossesse date du 25 décembre.* Vers la fin du deuxième mois, elle eut des vomissements bilieux abondants. Le 16 mai, étant au cinquième mois de sa grossesse environ, elle vient à la consultation « parce qu'elle était jaune depuis deux jours ».

On la reçoit dans le service et l'on constate en effet les signes d'une grossesse de cinq mois : les bruits du cœur sont perceptibles, et la malade a senti remuer depuis près d'un mois.

Elle n'a pas de fièvre et n'accuse pas de douleurs hépatiques actuelles ni antérieures. L'ictère est nettement accusé, les urines sont faciles, non albumineuses. *On ne retrouve aucune cause à cet ictère.*

Le 23 mai, l'ictère a beaucoup diminué. Malgré la persistance d'une teinte subictérique, la malade se trouvant beaucoup mieux quitte le service.

Elle y rentre pour accoucher le 28 août 1894. Elle est alors dans le neuvième mois de sa grossesse et ne présente plus d'ictère. Présentation du sommet en O.I.G.A. Après six heures et demie de travail elle expulse une fille, bien vivante, non ictérique, pesant 2,570 grammes. La délivrance se fait normalement trois quarts d'heure après l'accouchement, le placenta pèse 520 grammes.

Les suites de couches ont été absolument normales, et cette jeune femme quitte le service le dixième jour, allaitant son enfant.

Observation XI (inédite)
(M. PISSAVY) (1)

Ictère à répétition au cours d'une deuxième grossesse.
Accouchement à terme. — Guérison.

La nommée Clotilde X..., âgée de 27 ans, blanchisseuse, entre le 2 juin 1897 à l'hôpital Necker, salle Lasègue, n° 19, dans le service de M. le docteur Barth.

Cette malade, qui est enceinte de trois mois et demi, entre à l'hôpital pour des vomissements presque incessants qui durent depuis quinze jours. Jusque-là elle n'avait eu que quelques malaises, comme en ont la plupart des femmes au début d'une grossesse.

Les vomissements dont elle se plaint n'ont rien de très spécial. Elle conserve un certain appétit, et les matières rendues sont alimentaires ou muqueuses et bilieuses, selon que l'estomac est à l'état de plénitude ou de vacuité.

Mais ce qu'il y a de très particulier chez elle, c'est un *ictère* assez prononcé. Les conjonctives sont franchement jaunes, et les téguments, naturellement foncés, ont une teinte ictérique très appréciable.

On constate en même temps que le foie est augmenté de volume et dépasse d'environ deux travers de doigt le rebord des fausses côtes. Cet état s'accompagne d'un peu de constipation sans décoloration des matières fécales. La température reste normale.

Les urines sont rendues en quantité suffisante, puisque leur taux quotidien est de un litre et demi en moyenne, mais elles sont de couleur foncée, contiennent des pigments biliaires et une *assez*

(1) Nous devons toute la première partie de cette observation à l'obligeance de notre ami le Dr A. Pissavy, qui l'a recueillie pendant son internat chez le Dr Barth, à l'hôpital Necker.

grande quantité d'albumine, ainsi que l'on peut s'en assurer facilement par la chaleur et l'acide nitrique. Cette albuminurie ne s'accompagne d'aucun œdème ni d'aucun épanchement liquide dans les séreuses.

L'examen complet de la malade montre que, *sauf le foie et les reins,* tous les grands viscères sont en bon état; la rate, en particulier, n'est pas augmentée de volume.

Les symptômes hépatiques et rénaux associés amènent à rechercher l'éthylisme. Mais l'interrogatoire le plus minutieux dirigé dans ce sens permet de se rendre compte que ce facteur n'est pas en cause. Nous ne retrouvons, du reste, aucun des symptômes principaux de cette intoxication. Il n'y a ni anesthésie en botte, ni hyperesthésie des membres inférieurs, ni rêves terrifiants, ni crampes, ni fourmillements des membres, ni gastrite éthylique, ni tremblement fibrillaire de la langue, si bien que la grossesse est le seul facteur étiologique possible pour expliquer les phénomènes que nous observons. Le rôle de la grossesse est encore confirmé, par ce fait que les mêmes accidents se sont déjà produits au cours d'une grossesse précédente, qui était la première. La malade affirme, en effet, que vers le troisième mois de sa première grossesse, elle a été prise de vomissements répétés, accompagnés de jaunisse, et que, jusqu'au sixième mois, les accidents n'ont jamais cessé que d'une façon très passagère. Elle s'est à peine soignée, et a accouché au huitième mois d'un enfant chétif, qui fut mis dans une couveuse et succomba au bout de trois semaines. Ce premier accouchement fut suivi d'une infection puerpérale, avec fièvre assez forte qui dura environ quinze jours.

Le rôle de la grossesse une fois admis, on pouvait se demander si les phénomènes gastriques étaient liés à la néphrite gravidique ou si la grossesse avait retenti directement sur le foie. Or, la marche de la maladie a paru démontrer que les vomissements n'étaient pas la conséquence d'une insuffisance rénale, et que les troubles hépatiques n'étaient point secondaires à une lésion gastro-intestinale.

Le régime lacté institué dès le premier soir fit complètement disparaître l'albumine en l'espace de quarante-huit heures, et l'albuminurie ne reparut plus pendant toute la durée du séjour de la malade à l'hôpital.

Les vomissements et l'ictère persistèrent, et l'état général s'aggrava malgré toutes les médications symptomatiques (eau chloroformée, teinture d'iode à l'intérieur, oxygène, révulsifs au creux épigastrique), jusqu'au jour où l'on commença à faire l'antisepsie des voies biliaires.

Le 7 juin, c'est-à-dire 5 jours après l'entrée, nous donnons 0,25 centigrammes de calomel en une fois, puis les jours suivants, une des pilules suivantes, chaque matin :

Calomel. . . . .   0,05 centigrammes.
Extrait de belladone   0,02   —

A partir du 9 juin, l'amélioration fait de rapides progrès : les vomissements cessent complètement.

Le 11, l'ictère a beaucoup diminué et la malade, qui est toujours au régime lacté, réclame à manger avec insistance. On lui accorde deux œufs.

Le 13, elle se trouve si bien qu'elle demande sa sortie, et nous quitte malgré le conseil qu'on lui donne, de rester encore quelques jours. Au moment de la sortie, le foie a repris son volume normal.

Les accidents qui ont été observés ne paraissent pas avoir été préparés par une mauvaise santé habituelle, car notre malade n'a jamais eu d'affection sérieuse. On ne trouve dans ses antécédents qu'un peu d'irrégularité des règles. La menstruation s'est établie à l'âge de 18 ans et demi. Les règles étaient un peu douloureuses. Dans sa famille, on ne retrouve pas non plus de graves tares héréditaires. Son père est mort d'accident, à 60 ans. Sa mère est morte à 49 ans; elle était enceinte de son vingtième enfant, quand elle prit la fièvre typhoïde, avorta et mourut huit jours plus tard. Plusieurs frères et sœurs de la malade sont morts en bas âge d'affections indéterminées. Une sœur est morte de tuberculose à 38 ans. La malade a encore huit frères et sœurs très bien portants.

Elle rentre de nouveau à l'hôpital Necker, le 29 juin. Pendant les quinze jours qu'a duré son absence, elle n'a pas cessé de prendre chaque jour une pilule de calomel, mais elle s'est livrée à des travaux excessifs, et s'est alimentée d'une façon irrégulière. Les vomissements ont recommencé au bout de quelques jours, et l'ictère a reparu.

Cet ictère est encore assez prononcé, mais le foie est de volume normal. Nous la remettons au régime lacté intégral, sans autre médication. Bientôt l'ictère disparaît de nouveau. Nous la gardons néanmoins dans le service, jusqu'au 28 août.

Pendant les mois de septembre et d'octobre son état est bon. Elle fait cependant beaucoup d'infraction à son régime, et au commencement de novembre, ayant de nouveau un peu de *subictère,* elle rentre à Necker du 15 au 17 novembre. A sa sortie, la teinte subictérique a presque complètement disparu.

Voici maintenant les détails relatifs à l'accouchement, que nous avons relevés dans les registres de la clinique Baudelocque. (Année 1897, n° 2114.)

Cette femme entre en travail le 28 novembre, à dix heures du soir, et est admise à Baudelocque.

Son état général est très bon, sa température de 36°8. Pouls : 96. Il n'y a pas d'albumine dans les urines. Elle a considéré sans doute son ictère comme un fait banal, car elle a négligé de le mentionner et dit n'avoir présenté aucun accident pendant sa grossesse.

Présentation de l'extrémité céphalique en G. A. Bassin normal.

La dilatation qui était de un franc à son entrée se fait progressivement et le travail est très régulier, sans contractions utérines douloureuses. Le 29 novembre, à 3 h. 45 du matin, la femme accouche d'une fille pesant 3,220 grammes, qui respire aussitôt après l'expulsion.

Délivrance physiologique au bout d'une demi-heure.

Suites de couches absolument normales. Sortie huit jours après l'accouchement. La mère va très bien, et l'enfant pèse 3,410 grammes.

Nous avons revu cette femme le 6 février 1898. Elle nous dit avoir repris son travail sans fatigue, et se très bien porter, sans aucun trouble du côté du système digestif. Le foie avait son volume absolument normal, et toute trace d'ictère avait alors complètement disparu.

Observation XII (inédite) (1)
(M. Champetier de Ribes)

Ictère à sept mois. — Accouchement prématuré. — Guérison.

Femme V..., 24 ans.

Antécédents héréditaires : père inconnu, mère morte d'affection cardiaque.

Antécédents personnels : V... a toujours bien marché, et ne sait pas à quel âge elle a commencé à marcher. A trois ans, elle a eu le carreau. Réglée à 12 ans, règles régulières, un peu abondantes. A 21 ans, *première grossesse,* accouchement à terme par le sommet. Suites de couches normales. L'enfant meurt, à 1 mois, d'une entérite.

2ᵉ grossesse. — Dernières règles du 16 au 19 août 1897. Pas de vomissements. Au troisième mois, apparition de varices des membres inférieurs, avec prédominance sur la saphène interne gauche. Depuis le cinquième mois, pertes blanches abondantes. Excellent état général, pas de troubles digestifs.

Apparition de l'ictère le 16 mars 1898. Pas de causes occasionnelles, ni traumatisme, ni émotion. La malade n'a jamais eu de coliques hépatiques ; elle se portait très bien à tous les points de vue. - Elle s'aperçut le matin du 16 que sa figure et son thorax étaient jaunes. Les membres lui semblèrent avoir encore leur coloration habituelle. Les selles étaient décolorées depuis quelques jours, et comparables à du mastic ; ses urines peu abondantes, et très foncées.

Elle ne ressent aucune douleur dans la région hépatique, elle a bon appétit.

Le 18 au soir, elle vient accoucher à la Maternité de l'Hôtel-Dieu annexe. Elle est au terme de sept mois. Les premières douleurs sont apparues à une heure de l'après-midi ; elle entre à la salle de tra-

(1) Observation recueillie par mon ami Couvelaire, interne du service.

vail à sept heures. Le fœtus présente le siège complet non engagé, le dos est à gauche. Les bruits du cœur bons, à gauche, et un peu au-dessous de l'ombilic. La dilatation est de un franc à son entrée, elle est complète à 11 heures 20. Peu après, la poche des eaux se rompt spontanément, le liquide amniotique est verdâtre. Il n'a pas été examiné au point de vue des pigments biliaires, pour la raison bien simple que la malade venue, et examinée la première fois le soir à la lumière du gaz, et n'ayant pas parlé de son ictère, celui-ci a passé inaperçu jusqu'au lendemain matin. Après une période d'expulsion de dix minutes, la femme accouche à minuit 50, — deux circulaires autour du cou, — manœuvre de Mauriceau très facile. L'enfant masculin pèse 1,950 grammes, sa longueur totale est de 0^m,41 ; son aspect général est bon.

La délivrance est faite, trois quarts d'heure après, par la méthode de M. Champetier de Ribes. Le placenta circulaire pèse 430 grammes, et ne présente aucune particularité à l'examen macroscopique, les membranes sont complètes ; le cordon, long de 0^m,55, de volume moyen, a une insertion marginale.

Le 19 mars, la malade se sent très bien. L'ictère, d'après la malade, est plus intense que la veille ; tout le corps est jaune, les conjonctives verdâtres. On a recueilli depuis son entrée un tiers de litre d'urine boueuse foncée (elle n'a pas l'aspect des urines des ictériques types). Cette urine ne contient ni sucre, ni albumine. Les pigments biliaires, recherchés par la réaction de Gmelin, sont en très petite proportion : petit disque multicolore avec prédominance du rouge. La température est de 37° 1 comme la veille au soir. Le pouls régulier, bien frappé, bat à 64 pulsations par minute. L'aus cultation du cœur ne révèle aucun bruit anormal, aucun change ment de tonalité dans les bruits. Le foie est petit, non douloureux, le bord antérieur remonté sous les fausses côtes. La hauteur de la matité hépatique au niveau de la ligne mamelonnaire est de 6 centimètres. La rate n'est pas hypertrophiée.

Le 20 mars, la malade est moins jaune ; les urines abondantes (2 litres) jaunes, claires, ne renferment pas ou très peu de pigment biliaire. La réaction de Gmelin ne donne rien de net.

Température 36° 8 — pouls, 50.

La malade a bon appétit. On ne lui donne que du lait, et elle réclame l'alimentation commune.

L'enfant, mis à la couveuse, va très bien.

21 mars. — L'ictère diminue. Les conjonctives, le thorax et les membres restent seuls légèrement colorés. La malade va à la selle ; ses matières ne sont point décolorées.

Les urines, examinées par le pharmacien du service, ne renferment ni sucre, ni albumine, ni pigment. Leur densité est de 1015. La proportion par litre d'urée est de 16 gr. 65 ; de chlorures, 6 grammes, de phosphates, 1 gr. 66 ; d'acide urique, 0 gr. 30. Leur quantité totale pour les vingt-quatre heures était de 1 lit. 1/2.

L'enfant va très bien ; il a perdu 175 grammes sur son poids de naissance.

Le 22 mars, l'ictère est de moins en moins intense.

Le 25 mars, il a disparu complètement, la malade étant toujours en excellente santé apparente, mangeant bien, urinant bien.

Le 29 mars, elle quitte la Maternité en parfait état. Son enfant a récupéré 100 grammes en huit jours, mais n'a pas réatteint son poids de naissance ; son état général est médiocre.

La malade n'a eu, à aucun moment, une température supérieure à 37°5. Son pouls est resté entre 50 et 70, sauf le septième jour au soir où il est monté à 80.

Observation XIII (inédite) (1)

(M. CHAMPETIER DE RIBES)

Primipare. — Ictère bénin au septième mois. — Éruption pityriasiforme consécutive. — Accouchement à terme.

Ch... Marie, âgée de 20 ans, primipare. Père et mère bien portants.

______

(1) Observation recueillie par mon ami Couvelaire, interne du service.

A eu la rougeole à 10 ans, réglée à 17 ans très irrégulièrement.

Dernières règles du 20 au 22 août 1897. Nausées et vomissements persistants pendant les deux premiers mois.

Durant les cinquième et sixième mois, douleurs dans la région stomacale, maux d'estomac, troubles digestifs, coliques.

Au début du septième mois, ictère qui a duré trois semaines, accompagné de décoloration des matières pendant les huit premiers jours; urines peu abondantes, très foncées; pas de douleur dans la région hépatique; peu de malaises généraux.

L'ictère disparait, mais à ce moment surviennent des taches jaunâtres sur la poitrine, taches qui subsistent encore actuellement, petites taches irrégulières non surélevées, à surface plissée, réparties irrégulièrement sur la paroi thoracique antérieure, et la base du cou sans symétrie, non démangeantes, ayant l'apparence d'une éruption de pityriasis. Actuellement, 12 mai 1898, cette femme jouit d'une excellente santé, grande, bien bâtie, bonne mine. Elle est enceinte de huit mois et demi; elle porte un enfant vivant tête engagée, dos à droite. Les urines sont normales. Pas de varices, pas d'œdème. Le cœur et les poumons fonctionnent normalement. Le foie est petit; 5 centimètres de matité absolue sur la ligne axillaire.

La fin de la grossesse a été normale. L'ictère n'a plus reparu.

Accouchement le 5 juin 1898, après un travail de sept heures. Présentation : O. I. D. P. Délivrance normale une demi-heure après l'expulsion.

Suites de couches : lymphangite du sein.

L'enfant, du sexe masculin, pesait 3,080 grammes à la naissance, et 3,570 grammes à la sortie. Il était allaité par sa mère.

État parfait de la mère et de l'enfant à la sortie de l'Hôtel-Dieu annexe (12 juin 1898).

2°) CAS D'ICTÈRES SUIVIS DE MORT PENDANT LA GROSSESSE
(26 *observations dont 2 inédites*)

Observation XIV
(Ozanam) (1)

Hôtel-Dieu. — Ictère chez une femme enceinte; délire; coma; mort. — Congestion pulmonaire, fœtus non ictérique.

Alart (Sophie), âgée de 20 ans, entra, le 2 février 1848, au n° 28 de la salle Saint-Maurice, à l'Hôtel-Dieu; elle était enceinte de six mois. Malade depuis dix jours, cette femme n'avait eu qu'un ictère ordinaire, sans accidents sérieux, pendant les huit premiers jours; mais, à cette époque, se manifestèrent des accidents cérébraux, dont la gravité toujours croissante décida ses parents à l'amener à l'hôpital; ils croyaient leur fille atteinte d'une fièvre cérébrale.

Le jour de son entrée, la malade était dans un état désespéré; perte complète de connaissance, parole abolie, agitation, cris, et plaintes continuelles.

Trismus très prononcé, contracture des mains et des bras. Les yeux sont fermés; quand on les ouvre, on voit la conjonctive très jaune et les pupilles dilatées. La surface entière du corps est d'un jaune très prononcé.

On n'entend pas les bruits du cœur du fœtus, qui paraît être mort.

Le pouls est petit, régulier, mais d'une fréquence extrême (155). Deux vésicatoires aux mollets, julep calmant avec teinture de belladone cinq gouttes.

Pendant la journée il ne se manifeste aucune amélioration, la connaissance est toujours perdue; le soir la malade est encore plus abattue; elle meurt à deux heures du matin. Au moment de mou-

(1) Ozanam, *Loc. cit.*, Obs. VIII. — Rapportée également *in Th.* Petit, p. 50.

rir elle rend par la bouche une grande quantité de sang noir.

Autopsie. — Coloration jaune de la peau, du tissu cellulaire, de la sérosité cérébrale et de la surface cérébrale, l'intérieur du cerveau a gardé sa blancheur habituelle.

La sérosité de l'amnios est jaune aussi, le cordon ombilical présente cette couleur dans certains points. La peau du fœtus n'est jaune que dans les plis où a séjourné l'eau de l'amnios.

Congestion extrêmement forte des deux poumons, qui laissent écouler un sang très noir; c'est sans doute un sang pareil qui a été rejeté au moment de la mort.

Le foie, de couleur et de volume normaux, est coupé par morceaux, il n'offre aucune lésion apparente.

Les vaisseaux biliaires n'ont pas été fendus; mais la vésicule biliaire était petite, flasque, et à moitié vide, ce qui prouve qu'il n'y avait point de rétention du liquide biliaire.

L'intestin, l'estomac, les reins, n'ont rien offert d'anormal.

La rate était volumineuse et saine.

La surface du cerveau était pâle; on n'y remarquait aucune congestion ni trace d'inflammation des méninges.

Le cerveau lui-même était sain; les ventricules, très petits, contenaient fort peu de sérosité.

Observation XV
(Woillez) (1)

Le 12 février 1862, M. Woillez faisait à la Société des hôpitaux la communication suivante :

« J'ai observé, en 1860, à Lariboisière, une malade âgée de 25 ans, domestique. C'était une fille robuste, affectée depuis plusieurs jours seulement d'un ictère coïncidant avec un ensemble de phénomènes dont le début et l'évolution antérieure ne purent être bien précisés.

—————

(1) Woillez, Observation rapportée dans le mémoire de M. Hervieux, *Loc. cit.*, p. 242.

Cette malade était, en effet, arrivée la veille en état de délire, et lorsque nous la vîmes, elle était dans un coma qui ne céda qu'à la mort.

« Lors de mon premier examen, il existait un ictère généralisé très intense, avec chaleur, sécheresse de la peau, pouls petit et très fréquent, et coma profond dont aucune excitation ne pouvait tirer la malade.

Aucune matité n'existait au niveau de l'hypochondre droit, qui rendait un son clair se confondant avec celui des intestins et des poumons. L'urine, extraite de la vessie avec la sonde et traitée par la chaleur et l'acide nitrique, ne contenait pas d'albumine.

La mort survint dans les 48 heures, et à l'autopsie je constatai que le foie présentait une étendue transversale de 24 centimètres et une hauteur de 0^m,16 et n'avait que 4 centimètres d'épaisseur. Son poids n'était que de 675 grammes. Sa couleur était d'un jaune rougeâtre beaucoup plus pâle au niveau du lobe gauche; sa surface marbrée de taches jaunes et comme piquetée de petites et nombreuses vésicules emphysémateuses entourées d'une auréole jaune. Son tissu, beaucoup plus mou qu'à l'état normal, n'offrait à l'examen microscopique aucune cellule hépatique reconnaissable, mais principalement des granulations moléculaires et des globules graisseux. La rate avait la coloration normale, 0^m,115 de longueur, 0^m,07 de largeur, et 0^m,02 d'épaisseur. Les reins, volumineux (0^m,12 de longueur sur 0^m,08 de largeur et 0^m,03 d'épaisseur), présentaient à la coupe un aspect marbré résultant du mélange d'anémie et d'hyperémie qui caractérise la lésion de la maladie de Bright à son dernier degré.

Cette femme était enceinte. Le fœtus, d'environ sept mois, était à moitié passé dans l'excavation pelvienne, par suite d'un travail de parturition effectué probablement dans les derniers temps de la vie.

Observation XVI
(Lancereaux) (1)

Ictère grave. — Grossesse de six mois. — Éclampsie.
Mort avant l'accouchement. — Autopsie.

La fille R., couturière, âgée de 22 ans, demeurant à Paris, boulevard de Strasbourg, est entrée à la salle Saint-Joseph, service de M. Piedagnel, le 7 décembre 1859.

Cette jeune femme d'une constitution moyenne, d'un tempérament lymphatique, avait eu une première grossesse avec fausse couche de six mois sans aucun accident convulsif ou autre.

Trois semaines avant son entrée, elle fut atteinte d'un ictère qui l'amena à l'hôpital. Cette maladie paraissait d'une assez grande simplicité, lorsque, trois jours avant sa mort, elle fut prise de délire avec hallucinations, puis quelques douleurs se font sentir, et des accès éclamptiques arrivent.

La dilatation étant très peu avancée, on ne peut appliquer le forceps, et la malade meurt avant la terminaison de l'accouchement, le 25 décembre, 18 jours après son entrée.

La teinte ictérique a persisté avec la même intensité pendant toute la maladie ; pas d'hémorrhagies ni de taches, ni aucun accident typhoïde ; le foie n'a pas paru être douloureux à la pression ; le dernier jour, le pouls était faible et irrégulier, à 120. La mort arriva dans le coma.

Les urines n'ont pas été examinées.

Autopsie. — Le volume et la consistance du foie sont peu modifiés ; il résiste moins à la pression, sa couleur est jaune brunâtre ; on y trouve une matière amorphe abondante, avec gouttelettes et granulations graisseuses ; les cellules sont détruites pour la plupart, car on en rencontre à peines quelques-unes.

---

(1) Cette observation et les deux suivantes de M. Lancereaux sont les trois premières de la thèse de A. Petit, *Loc. cit.*, p. 38, 39 et 40.

Les reins, un peu volumineux, sont congestionnés ; ils renferment des cellules fortement chargées de granulations grises, et aussi de granulations graisseuses ; quelques-unes sont détruites ; il y a peu de matière amorphe.

Le cerveau ne présente aucune altération appréciable, car c'est à peine si la sérosité des ventricules a augmenté de quantité ; il n'y a pas de congestion apparente. Le cœur gauche est un peu augmenté de volume ; il est le siège de dépôts graisseux, principalement à la base ; ses parois sont jaunâtres.

Le fœtus ne présentait point de coloration ictérique.

Les urines examinées après la mort n'ont pas donné d'albumine.

Observation XVII
(Lancereaux)

Ictère grave, grossesse ; avortement un peu avant la mort ; dégénérescence graisseuse du foie et des reins.

La nommée D..., cuisinière, âgée de 23 ans, entre à l'Hôtel-Dieu le 13 août 1863, dans le service de M. Grisolle, salle Saint-Roch, n° 10. Cette fille est très forte et bien constituée, d'un embonpoint un peu prononcé.

Elle est grosse de cinq mois environ ; elle présente, le jour de son entrée à l'hôpital, une teinte jaune sur tout le corps ; elle est dans le coma, et par conséquent il est impossible d'avoir des renseignements sur le commencement de la maladie ; pas d'hémorrhagie, le pouls est fréquent et irrégulier. La malade succombe dans cet état le lendemain de son entrée. La veille, il y eut avortement ; le fœtus ne présentait pas de coloration jaune.

A l'autopsie, on trouva le foie petit ; le lobe gauche est légèrement atrophié, d'un jaune sale, d'une consistance de caoutchouc, et présentant des points d'un jaune plus foncé ; altération et destruction de la plupart des cellules.

Les reins sont flasques, jaunâtres, hyperémiés ; on voit même quelques taches ecchymotiques à l'union de la substance corticale et de la substance tubuleuse.

Les cellules épithéliales sont détruites. Les préparations que l'on fait en grattant ressemblent à une émulsion de lait.

Le sang est épaissi dans quelques muscles.

La rate est à peine augmentée de volume.

Le cœur est mou, décoloré et chargé de graisse, surtout à la base ; il contient un sang noir et visqueux.

La muqueuse de l'estomac et des intestins est pâle, molle, et se déchire facilement, mais on ne trouve pas de liquide rougeâtre ; les plaques de Peyer ne paraissent point altérées.

Observation XVIII
(Lancereaux)

Ictère grave. — Grossesse. — Albuminurie. — Dégénérescence graisseuse du foie et des reins ; mort avant l'acouchement.

La nommée D... Félicie, domestique, âgée de 20 ans, demeurant à Paris rue Saint-Martin, entré le 25 février 1860 à l'hôpital de la Pitié dans le service de M. Gendrin, salle du Rosaire, n° 19.

Cette malade, grande et des plus robustes, présente un embonpoint marqué. A son entrée dans la salle, elle est dans le délire, auquel succède le coma ; on ne sait si elle eut d'abord des convulsions. Elle a une teinte ictérique très prononcée, le pouls est très fréquent, à 110 ; on constate qu'elle est enceinte de cinq mois à cinq mois et demi.

Le lendemain 26, on apprend par une de ses parentes qu'elle avait toujours été bien portante, qu'elle est enceinte pour la première fois.

Depuis le 11 juillet, elle avait quitté sa famille, et dans la maison qu'elle habitait, on l'avait soupçonnée, sans preuves, d'avoir détourné un certain nombre de bouteilles de vin, mais on ne l'a jamais trouvée en état d'ivresse.

Cette malade n'eut pas d'hémorrhagies ; le coma persistant et se prononçant de plus en plus, le 27, deux jours après son entrée à l'hôpital, elle succombe.

Autopsie. — Le cadavre ne présente rien de particulier à l'extérieur, excepté la teinte ictérique, pas d'œdème, l'embonpoint a persisté.

Le cerveau n'a rien de remarquable.

Les poumons présentent un peu de congestion à leurs bords postérieurs, ce qui est probablement dû à la stase sanguine cadavérique.

Le foie, diminué de volume, brunâtre plutôt que jaunâtre, a quelque peu l'aspect de la rate, il est flasque et mou, sa capsule fibreuse est intacte, son tissu se déchire plus facilement à la pression, il tombe même en deliquium après l'enlèvement de la capsule de Glisson.

Sous le champ du microscope on constate que la plus grande partie des cellules sont détruites et remplacées par d'abondantes granulations graisseuses, on voit l'hypergénèse du tissu conjonctif.

La rate, un peu volumineuse, ne présente pas de lésions sensibles.

Les reins sont augmentés de volume, mous, mais moins que le foie, injectés. La substance corticale est colorée en jaune. Les cellules sont en partie détruites, des granulations grises et des gouttelettes d'huile assez abondantes se voient dans l'intérieur des canalicules.

L'utérus n'offre rien d'anormal.

Le fœtus ne présente rien de particulier à l'extérieur ; toutefois, un fait assez remarquable, c'est que son foie avait au niveau de son gros lobe une teinte brune presque noire, son tissu était ramolli et tombait en putrilage sous la moindre pression, le petit lobe paraissait moins altéré. La plupart des cellules étaient détruites, mêmes granulations, même état graisseux que chez la mère.

Les reins et les autres organes ne paraissent pas sensiblement altérés.

Observation XIX
(Frerichs) (1)

Accès répétés de lombago dans le septième mois de la grossesse ; ictère, délire, convulsions, coma ; mort avec les symptômes d'une intoxication du sang ; atrophie aiguë du foie, destruction complète des cellules ; productions cristallines dans le parenchyme et dans le sang des veines du foie ; gonflement de la rate ; avortement.

La femme du médecin-major Sch... D., à Kiel, âgée de 33 ans, petite, délicate et impressionnable, avait éprouvé beaucoup d'émotions pendant trois années de guerre ; elle passait des jours entiers dans les larmes, quoiqu'elle fût dans une condition exempte de soucis. Elle est mère de trois enfants.

Depuis sa dernière couche, elle portait une induration de la glande mammaire gauche, qui s'était développée avec des symptômes inflammatoires, mais qui, plus tard, prit les caractères du squirrhe. L'autopsie prouva par la suite la nature carcinomateuse de cette induration.

Au mois de décembre 1850, Mme Sch... était enceinte de cinq mois et ne s'était plainte de rien autre chose que des malaises habituels dans l'état de grossesse ; à la suite d'un mouvement inconsidéré pour se lever de son siège, la malade fut prise de douleurs violentes dans les muscles de la région lombaire et forcée de garder le lit. Quelque insignifiante que fût cette douleur locale, elle devint cependant le point de départ d'une série de malaises qui épuisèrent graduellement cette femme délicate et la conduisirent à un état de maladie dont la terminaison fut fatale.

Ce ne fut qu'au bout de onze jours que, par une saignée locale, le

(1) Les Obs. VI, VII et VIII ont été publiées par leur auteur dans l'édition de 1862 de son *Traité* (p. 169 et suiv.) et rapportées dans la thèse de A. Petit, *Loc. cit.*, p. 41, 44 et 47, où nous les avons relevées.

repos au lit, etc., les douleurs, qui avaient d'abord été accompagnées d'une fièvre vive, se dissipèrent. La malade se trouva bien quelques jours, mais, en se levant rapidement de son siège, la douleur revint au même endroit et avec la même intensité. La fièvre fut, cette fois, plus vive, les fonctions cutanées très actives; la langue resta longtemps couverte d'un enduit épais avec nausées et anorexie complète. Quatorze jours s'écoulèrent avant que la malade fût délivrée de son état de souffrance. Une seconde rechute qui arriva de la même manière que la première mit la malade au lit pour la troisième fois. Dans cet intervalle, elle avait maigri, perdu tout courage et toute gaieté. Le décubitus avait formé sur son sacrum une plaie qui n'entra en voie de cicatrisation que très lentement, quand se manifesta une nouvelle amélioration.

La malade commençait à se rétablir, lorsque survint brusquement un changement essentiel dans l'état des choses.

On vit d'abord se développer dans la région hypogastrique et les deux hypochondres des douleurs que le toucher augmentait. La région du foie devint particulièrement sensible. La percussion révélait une diminution notable de l'obscurité du son, due à la présence de cet organe; phénomène d'autant plus frappant qu'on ne pouvait l'attribuer à une accumulation de gaz dans le canal digestif; l'examen de la rate montrait une augmentation de volume. La langue se chargea de nouveau, l'appétit disparut, il y eut des vomissements répétés d'un liquide muqueux d'un gris sale. Les garde-robes devinrent difficiles, et il fallut les provoquer avec le séné.

Les matières présentèrent d'abord une couleur foncée, mais, plus tard, elles devinrent grises, argileuses.

Le pouls qui, peu auparavant, s'était élevé à 80, 90, tomba à 61, pour s'élever de nouveau à 75, 80; vers la fin de la maladie, il monta à 110 et 130. Presque en même temps que la douleur vive de la région du foie, on vit apparaître sur la conjonctive une coloration jaunâtre, qui devint bientôt plus sensible et s'étendit aux téguments, sans cependant atteindre un haut degré d'intensité.

Les fonctions du cerveau, qui jusqu'ici, à l'exception de la tristesse et de l'abattement, étaient restées normales, s'altérèrent rapidement douze heures après l'invasion de l'ictère. La malade se plaignit de douleurs de tête violentes, devint agitée, voulut quitter le lit, délira; cette agitation disparut bientôt pour faire place à une somnolence qui augmenta rapidement. La malade était immobile dans l'assoupissement, la pupille dilatée; de temps en temps survenaient des mouvements convulsifs dans les muscles du visage, du cou et des bras; l'inspiration était courte et suspirieuse; l'expiration rapide et suivie d'une pause à chaque fois. Le pouls était à 130; l'urine et les garde-robes étaient rendues involontairement; la peau était couverte d'une sueur visqueuse. La mort survint quatre jours après l'invasion de l'ictère.

Le traitement consista dans l'emploi de l'acide muriatique d'abord pur, plus tard mélangé d'éther et à la fin de musc; en même temps, on combattit la constipation opiniâtre avec des purgatifs, le séné et enfin la coloquinte.

Autopsie, 30 heures après la mort. — Cadavre maigre, d'une teinte ictérique d'une médiocre intensité. Un fœtus, encore entouré de ses membranes, s'échappe des organes génitaux. Les voies aériennes et les poumons contiennent peu de sang et présentent, du reste, l'état normal. Le cœur est flasque et flétri; le ventricule droit contient des caillots mous d'un rouge brun, le gauche, une petite quantité de sang clair; la rate·est considérablement tuméfiée, son parenchyme, d'un rouge brun, est de consistance normale; la muqueuse de l'estomac est pâle, ramollie, dans le cul-de-sac et sur la paroi postérieure; celle de l'intestin grêle et du gros intestin contient peu de sang et ne présente pas de développement notable des glandes; on voit seulement, çà et là sur la muqueuse, des plaques d'un rouge brun hypostatiques.

Le sac péritonéal renferme une livre de liquide rouge brun, qui donne la réaction du pigment biliaire. Le péritoine n'offre pas d'injection. Les reins sont flasques et colorés en jaune, leurs cellules ont en partie subi la dégénérescence graisseuse; l'urine contenue dans la vessie est riche en matière colorante biliaire, elle ne contient cependant aucune trace des acides de la bile. L'utérus, les membranes de l'œuf, le placenta et le fœtus n'offrent rien de particulier. Ce dernier, qui ne présente pas de teinte ictérique, est sorti en position du siège. Après son extraction, l'utérus fournit environ une livre et demie de sang foncé entièrement coagulé.

Le foie est considérablement rapetissé, flasque et ridé, la diminution porte surtout sur son épaisseur, qui, à côté du ligament suspenseur, est d'un demi-pouce et à peine d'un pouce à la partie la plus épaisse du lobe droit. L'enveloppe séreuse est ridée, la surface de la coupe lisse, brillante et d'un jaune d'ocre; les divisions acineuses ne sont pas apparentes. La vésicule biliaire contient une petite quantité de bile granuleuse, mélangée de petites concrétions noirâtres; elle est neutre, et donne la réaction ordinaire du pigment biliaire et des acides de la bile; l'artère hépatique paraît avoir son diamètre habituel. Les parois sont à l'état normal. La veine porte a un volume convenable.

L'*examen microscopique* ne fait découvrir aucune trace de cellules hépatiques. Le parenchyme est constitué par des molécules fines, en partie jaunes, en partie pâles; çà et là on observe des conglomérats plus volumineux, d'un brun foncé, à contours irréguliers. On observe encore quelques gouttelettes de graisse, et des formations arrondies à contours nets qui ressemblent à des noyaux de cellules du foie. Parmi ces détritus de l'appareil sécréteur hépatique, on trouve de nombreux cristaux en aiguilles réunis en gerbe ou en groupes rayonnés (tyrosine).

Ces cristaux se rencontrent en bien plus grande quantité dans le sang des veines hépatiques. Celles-ci contiennent un liquide clair, rougeâtre, dans lequel nagent, à côté des globules du sang bien conservés, d'innombrables gerbes et groupes de cristaux; ils manquent entièrement dans la veine porte et l'artère hépatique. Le foie fut dépouillé du sang qu'il contenait, avec de l'eau chaude, puis coupé en tranches, trituré et cuit. Le produit de la filtration déposa par le repos de nombreux cristaux en aiguilles réunis en gerbes et en groupes (tyrosine). A un degré plus élevé de concentration, on vit se former sur les bords de la surface du liquide des membranes d'un jaune gris, et se séparer en outre une grande quantité de globules bruns formés de couches concentriques (leucine). La quantité de cristaux obtenus fut malheureusement, en raison de la petite quantité du foie employé, trop faible pour qu'on puisse déterminer dès lors leur nature avec une entière certitude.

Observation XX
(Frerichs)

Symptômes de catarrhe gastrique et ictère dans le septième mois de la grossesse; délire, convulsions et coma, avortement; mort le septième jour de la maladie. — Atrophie aiguë du foie. — Hémorrhagie dans le tube intestinal, sur la muqueuse des voies aériennes, etc.; composition particulière de l'urine.

N... (P.), âgée de 24 ans, femme d'un charpentier, apportée le 21 janvier (1857) dans un état de demi-perte de connaissance, à la division clinique de l'hôpital de Allerheiligen. La patiente, femme robuste, brillante d'embonpoint et de fraîcheur, qui, au rapport de ses parents, avait toujours joui d'une santé inaltérable, était dans le septième mois de la grossesse. Elle tomba malade le 17 juin, comme cela nous fut rapporté; les symptômes qu'elle éprouvait ressemblaient à ceux d'un catarrhe aigu de l'estomac : perte d'appétit avec constipation, céphalalgie, mauvaise humeur, grande prostration, phénomènes qui cependant ne paraissaient pas réclamer les secours de l'art.

Le 20 juin, le docteur Hasse, qui observa ce cas de maladie dans la polyclinique, comprit aussitôt son importance, et dirigea cette femme sur la division stationnaire; il observa alors une légère coloration ictérique du visage. La nuit suivante, la malade, après avoir vomi à diverses reprises un liquide d'un gris sale, commença tout d'un coup à délirer, parla à haute voix, proféra des mots vides de sens, et ce n'était qu'avec peine qu'on pouvait la retenir dans son lit. Ces symptômes continuèrent; le pouls était petit, à 80; 20 respirations. La peau n'était pas chaude, les pupilles étaient normales, la conjonctive était légèrement teinte en jaune, de même que la peau du visage et la gorge. Le ventre et les extrémités inférieures n'avaient pas de teinte ictérique; l'abdomen était mou, sans accumulation notable de gaz; sensibilité des deux hypochondres et de l'épigastre à la pression. La percussion de la région du foie laissa seulement reconnaître dans la ligne axillaire une matité de trois centimètres. Dans les autres points le bruit intestinal se continuait directement avec celui du poumon. Pas de phénomènes morbides du côté de la poitrine. Acide muriatique.

Dans la nuit du 21 au 22, l'agitation de la malade s'accrut encore; jetant des cris bruyants dépourvus de sens, elle se remuait continuellement dans son lit. Les yeux étaient largement ouverts, la pupille était normale. Le pouls monta à 112, sans élévation de température de la peau; respiration stertoreuse.

Le 22, vers onze heures, accouchement d'un fœtus de sept mois, mort, qui ne présentait aucune trace d'ictère; une abondante hémorrhagie survint après l'accouchement. L'excitation diminue, la malade est tranquille; l'ictère a un peu augmenté depuis hier. Depuis trois jours il y a de la constipation. L'urine amenée avec la sonde était acide, colorée en rouge clair, sans albumine. Par l'addition de l'acide nitrique, la coloration devint plus foncée, mais ne présenta pas les changements de couleur caractéristiques du pigment biliaire; l'urine laissa déposer un léger sédiment composé de cristaux en aiguilles et des cellules d'épithélium teintées en jaune, provenant des canalicules du rein et de la vessie.

Contre la constipation on employa la teinture de coloquinte; plus tard, la racine de jalap, concurremment avec les purgatifs acides.

La nuit du 22 au 23 fut assez tranquille; la malade était plongée dans un coma profond; il y avait des contractions des muscles du cou et des extrémités supérieures; l'hémorrhagie continua par le vagin.

Le 23 au matin, l'ictère sembla s'accroître; 108 pulsations, 24 respirations avec stertor; peau sèche; de temps en temps vomissements d'abondantes mucosités grises avec flocons d'un brun noirâtre. Il n'y a pas eu de garde-robes malgré la coloquinte. Urine foncée, acide;

poids spécifique : 1,024; par le repos à l'air froid, dépôt d'un sédiment jaune verdâtre qui appartient à des cristaux de tyrosine sous forme d'aiguilles. Une goutte d'urine évaporée sous le microscope laissait un dépôt qui, d'après l'examen, était composé de cristaux aussi caractéristiques que possible de leucine et de tyrosine, traversés en quelques points par la matière colorante de la bile. Une partie de l'urine fut, aussitôt après sa sortie, débarrassée de matières colorantes et extractives avec le sous-acétate de plomb; déjà, après vingt-quatre heures, elles avaient séparé une quantité de tyrosine suffisamment riche, pour plusieurs analyses supplémentaires. Ces cristaux sont ronds, bruns et jaune verdâtre.

L'état comateux de la malade demeura sans changement; il n'y eut pas de dilatation des pupilles. Dans l'après-midi la fréquence du pouls monta rapidement à 134, la peau se couvrit d'une sueur visqueuse. A sept heures du soir la femme mourut.

Pendant les deux derniers jours on avait fait usage d'éther sulfurique, plus tard, de teinture de musc et d'ambre.

Autopsie, dix-huit heures après la mort. — Le cadavre, riche en graisse, ne montre aucune trace de putréfaction commençante; la peau de la tête, du cou et de la poitrine est médiocrement colorée en jaune, de même que les sclérotiques; la coloration est faible aux extrémités inférieures. La voûte du crâne est normale, la dure-mère est jaune. Injection de la pie-mère et du cerveau; un peu de sérosité claire à la base des circonvolutions. La muqueuse du larynx, de la trachée et des bronches est colorée en rouge foncé par une épaisse suffusion sanguine.

Les poumons sont normaux, médiocrement congestionnés à la partie postérieure et inférieure; un peu d'hypostase. Le cœur présente son volume normal; nombreuses ecchymoses sous le feuillet viscéral du péricarde; les ventricules contiennent une petite quantité de sang semblable à du goudron, avec de rares caillots non décolorés. La langue, le pharynx et l'œsophage sont couverts d'une masse d'un brun grisâtre sale. La muqueuse de l'estomac est pâle, sans ulcération. La cavité contient une matière brun noirâtre, semblable à du marc de café, que l'on rencontre également dans tout l'intestin grêle jusqu'à la valvule iléo-cœcale. Le gros intestin contient des matières fécales pelotonnées, non colorées par la bile. La muqueuse intestinale est partout pâle et anémique. Dans le mésentère, nombreuses ecchymoses. Les veines ne sont pas distendues, les ganglions ne sont pas tuméfiés.

Rate dans l'excavation du diaphragme, fixée par une adhérence ancienne; elle est augmentée de volume, molle et colorée en rouge pâle.

Le foie se trouve dans la paroi postérieure de la cavité abdominale, et complètement recouvert en avant par les circonvolutions gonflées du gros et du petit intestin; il est mou et comme ridé, sa capsule est dépourvue de transparence; les dimensions de l'organe, dans tous les sens, mais surtout dans celui de l'épaisseur, sont diminuées de volume; la vésicule biliaire contient une petite quantité de mucosité grise. Les rameaux de la veine porte sont distendus à la périphérie des lobules; ces lobules, à leur centre, offrent une coloration d'un jaune citron. Çà et là, on voit de petites ecchymoses; au milieu des vaisseaux injectés qui environnent les lobules, on voit une substance d'un gris sale. Vers le bord tranchant du foie où se perd l'injection des capillaires, les îlots, jaunes, arrondis, paraissent plus petits; la masse grise environnante paraît au contraire plus large; dans le lobe gauche, où le processus morbide est arrivé plus loin, la masse est plus difficile à apercevoir; la surface des tranches offre une couleur d'un jaune ocreux, dans laquelle on peut distinguer des nuances plus claires. On ne trouve ici aucune trace d'injection des vaisseaux.

Les cellules du parenchyme du foie sont complètement détruites; à leur place on trouve de nombreuses gouttes de graisse et des particules d'un jaune brun; seulement, au bord mousse du lobe droit, on peut encore distinguer une agglomération de cellules remplies de graisse. Par le repos, la surface de la tranche de l'organe se recouvre bientôt d'une matière grise qui est formée de grains de leucine, mêlés à des cristaux de tyrosine.

Dans le sang de la veine porte, ainsi que des veines hépatiques, il n'y a aucuns cristaux à côté de globules de sang qui sont intacts.

Le foie ayant été injecté par la veine hépatique avec une masse de colle jaune, la matière pénétra jusqu'au centre des lobules, alla dans les capillaires, mais seulement dans une petite étendue, et fut alors entravée sans pouvoir remplir les vaisseaux périphériques des lobules. Le poids du foie était de 1 kil. 82 et le poids du corps de 56 kil. 2 hecto. Le rapport était de 1 : 30,878. Chez une femme saine de cet âge et de ce poids, le poids du foie est environ de 2 kil.; aussi y avait-il une diminution très notable de volume. Le lobe gauche du foie mesurait 3 pouces transversalement; de la partie postérieure vers l'antérieure, 5 pouces 1/2; le lobe droit, 5 1/4 à 5 1/2; l'épaisseur était de 1 pour 1/3.

Observation XXI

(Frerichs)

Ictère au sixième mois de la grossesse; violente douleur de tête, grande agitation, avortement, vomissement de matières noires, constipation opiniâtre, coma, pétéchies, mort au huitième jour du début de l'ictère; atrophie aiguë du foie, rate petite, dégénérescence graisseuse des reins, urine riche en leucine et en tyrosine, urée dans le sang.

K... Rosalie, âgée de 35 ans, fut admise, le 24 septembre 1857, à l'hôpital de Allerheiligen et y mourut le 28 du même mois.

La malade, servante d'une robuste constitution, était arrivée au septième mois de sa grossesse. Jusqu'au 20 septembre, elle avait fait son service de bonne d'enfant et ne se plaignit que la semaine dernière de douleur au creux de l'estomac. Le 20 au matin, comme elle voulait aller à son travail, elle fut prise d'un violent frisson; en même temps survinrent une très forte douleur de tête, de l'anorexie et de la coloration ictérique au visage, accidents contre lesquels elle réclama seulement le 24 les secours de l'art. La malade vint ce jour-là à pied, à l'hôpital; elle avait beaucoup de peine à se soutenir. Fièvre, agitation très grande, mais sans délire; douleur violente au front et à l'occiput, visage pâle, d'une teinte légèrement jaune; pupille normale; 120 pulsations; vomissements de matières alimentaires semblables à des prunes crues. Constipation, ventre ballonné, un peu de tympanite; matité normale dans la région du foie; urine brune contenant de la bile; insomnie la nuit et bruyants gémissements.

Le 25 au matin, les douleurs de l'enfantement commencent, et vers une heure a lieu l'accouchement; le fœtus, de six mois, n'offrait aucune teinte ictérique. Pendant la délivrance, violents frissons, écoulement sanguin modéré, vomissements d'un liquide grumeux gris noirâtre; toujours quelques frissons de temps à autre, gémissements, cris violents.

Le 26, pendant la nuit, pas de sommeil, connaissance parfaite, vomissements fréquents de matières liquides noires; selles résultant de l'emploi d'une infusion de séné; sensibilité à la pression de la région hépatique; pouls petit et mou, de 104 à 108; 24 respirations, grande apathie. Vers le soir la prostration augmente, la malade tombe dans le coma; vomissements de matières noires, pas de garde-robes; lochies rares, pétéchies sur la peau des extrémités inférieures; pouls petit, fréquent, à 104. L'urine qui est retirée par le cathétérisme ne contient pas d'albumine; elle est fortement colorée par la bile et laisse déposer un sédiment rouge brun.

Le 27, vomissements de matières noires, perte de connaissance, peau mollasse et froide; vers le soir, la respiration devient stertoreuse.

Le 28, à quatre heures du matin, la mort survient au milieu des symptômes d'un œdème aigu des poumons. Pendant les deux derniers jours, les vomissements empêchèrent d'avoir recours aux médicaments internes.

Autopsie. — La surface interne de la boîte crânienne est couverte d'ostéophytes; dans beaucoup d'endroits, elle est solidement unie avec la dure-mère; un peu de congestion de la pie-mère et de la substance encéphalique; consistance du cerveau normale. La muqueuse des conduits aériens est pâle et couverte d'un liquide spumeux; œdème considérable des deux poumons, une once environ de sérosité dans le péricarde ; sur son feuillet viscéral se remarquent de nombreuses ecchymoses. Rien d'anormal dans le tissu et les valvules du cœur ; les cavités de cet organe contiennent une certaine quantité de sang coloré en brun rouge.

La muqueuse digestive, dont l'épithélium se détache facilement, est couverte d'une matière noire ayant la consistance de la bouillie ; cette matière, placée sous le champ du microscope, renferme de nombreux globules sanguins bien formés. La muqueuse stomacale est fortement ramollie ; parsemée dans quelques points de petites ecchymoses ; celle de l'intestin grêle est pâle et anémique.

Dans le cœcum et dans le colon gauche une grande quantité de matières fécales, solides, grisâtres.

Les reins sont mous, augmentés de volume, la substance corticale est colorée en gris jaunâtre ; son épithélium glandulaire a subi à un haut degré la dégénérescence graisseuse.

La vessie contient une grande quantité d'une urine d'un jaune sale, ne contenant pas d'albumine.

Rate petite.

Foie diminué de volume, dans la dimension de son épaisseur principalement. Le poids total de l'organe, y compris la vésicule et les gros troncs vasculaires, est de 820 grammes. Le poids du corps étant de 44 kil. 5 hect. donne un poids relatif de 1 : 54,2.

La glande est aplatie ; son tissu, ramolli dans quelques points, offre l'aspect de la boue splénique ; coloration brun rougeâtre ; aspect ridé et finement granulé du lobe gauche. L'artère hépatique parait plus volumineuse. L'injection de la veine porte et celle de l'artère hépatique ne se font que d'une manière incomplète. Dans la veine hépatique, la matière injectée pénètre plus facilement, mais elle n'atteint nulle part les capillaires de la veine porte.

Les cellules du foie, entières dans quelques endroits, renferment des gouttelettes graisseuses ou des fragments de matière colorante ; dans d'autres, ce n'est qu'un détritus finement granulé. Les conduits biliaires étaient perméables et ne contenaient pas de bile.

L'urine ainsi que le sang du cœur droit et des veines pulmonaires furent soumis à un examen chimique minutieux. L'urine, recueillie vingt-quatre heures avant la mort, était fortement acide; il y avait au fond du vase un dépôt jaune rougeâtre formé en grande partie d'urates; on y voyait aussi une assez forte proportion de tyrosine, peu d'urée, beaucoup de leucine.

Le sang renfermait aussi beaucoup de leucine et d'urée : cette dernière se trouvait seule ou combinée à l'acide nitrique et oxalique.

Observation XXII
(Caradec) (1)

Ictère grave, accompagné d'hépatite, survenu au septième mois de la grossesse; disparition des accidents, réapparition des accidents au neuvième mois; éclampsie. — Mort.

Madame M..., âgée de 25 ans, est de taille moyenne; ses cheveux, ses yeux, sont bruns; son teint est coloré, sa constitution forte. Douée d'un tempérament nerveux, d'une grande vivacité, elle s'impatiente et s'irrite pour la plus petite cause. Issue de parents sains, elle a perdu une sœur à l'âge de 18 mois, mais elle ne peut donner aucun renseignement à ce sujet. Réglée à 14 ans, elle se maria, devint enceinte. Tout se passa régulièrement jusqu'au mois de juin 1860, époque où elle accoucha d'une fille, à Rochefort.

A part quelques accès de fièvre, elle avait joui d'une excellente santé; mais au terme de sa grossesse, elle avait été prise de convulsions qui cédèrent aux émissions sanguines générales et locales, et aux divers remèdes employés.

Arrivée à Brest en janvier 1862, elle prit un appartement sur la place d'Armes, côté de la Recouvrance. La chambre où elle couchait était vaste, percée de deux fenêtres, exposée au midi. Appelé à lui donner nos soins le 10 mars 1863, elle nous déclara que, devenue enceinte depuis le mois d'août, elle a été très bien jusqu'au

(1) Obs. I du *Mémoire de Caradec*, 1863, citée par A. Petit, p. 50.

mois de février suivant. Depuis cette époque elle éprouvait des nausées, de l'anorexie et autres petits malaises, lorsque la veille de notre arrivée elle a ressenti, à la suite de diverses contrariétés, un accès de colère, accompagné de frissons, de céphalalgie violente et de trois vomissements bilieux.

10 mars. Céphalalgie forte, vue troublée, grande fatigue, soif vive, anorexie, bouche pâteuse, constipation, besoin fréquent de cracher, peau et sclérotique d'un jaune brun. Urines rares très foncées, recouvertes d'une pellicule irisée, laissant déposer par le repos un sédiment jaune ; traitées par la chaleur et l'acide azotique, elles ne précipitent point d'albumine ; filtrées et traitées par le même acide, elles deviennent vertes, bleues et jaunes. Alternatives de froid et de chaleur, température de la peau peu élevée ; pouls irrégulier variant de 100 à 105 pulsations ; vive douleur à la région hépatique, le foie est comprimé par le corps de l'enfant, qui est porté à droite, il est douloureux à la pression ; le palper et la percussion surtout sont très pénibles, ils montrent le foie refoulé en haut, considérablement développé à gauche, où il fait saillie au-dessous des fausses côtes. Saignée de 500 gr. ; chiendent, lavement huileux : selle copieuse de matières grises, verdâtres et porracées.

Le 11, douze sangsues à la région hépatique ; lavement miellé. Une garde-robe.

Le 12, huile de ricin, 40 gr. ; quatre selles bilieuses.

Sous l'influence de ce traitement, un mieux très grand survint ; les urines sont plus claires, plus abondantes ; la constipation cesse, la soif devient moins vive, l'anorexie diminue ; la circulation est plus facile, le pouls tombe à 80, les douleurs cessent, la tuméfaction du foie a presque disparu.

Notre malade avait repris son appétit et son sommeil, d'après nos conseils, elle faisait chaque jour de l'exercice, prenait deux bains par semaine, de l'eau de Vichy, une alimentation douce à chaque repas. L'ictère et tous les signes fâcheux avaient disparu ; elle reprenait déjà ses habitudes, lorsque, le 15 avril, nous fûmes rappelé près d'elle.

L'ictère a reparu, la figure est rouge, le regard altéré, la malade se plaint de céphalalgie atroce, elle est agitée, son pouls est à 110; nouvelle congestion du foie, accompagnée des désordres signalés plus haut.

15 avril, saignée de 500 gr.; tisane de carottes; sinapismes aux membres inférieurs, lavement purgatif.

Le 16, amélioration légère.

Le 17, même état le matin; le soir, la figure devient vultueuse, la céphalalgie reparaît et augmente, soubresauts des tendons, pouls à 116, respiration précipitée, peau sèche et brûlante. Vingt sangsues aux jugulaires, sinapismes.

A minuit l'on vient nous chercher; la malade a de violentes convulsions, sa tête est brûlante, portée en arrière; son regard fixe annonce la stupeur, les pupilles sont dilatées, point de travail.

Nouvelle saignée, vésicatoires saupoudrés de camphre aux cuisses; vessie d'eau glacée sur la tête. Le mal progresse; notre confrère Jollivet est appelé, il juge comme nous le cas désespéré. Malgré nos efforts, les forces diminuent, la peau se couvre d'une sueur froide et visqueuse; le pouls se déprime, devient de moins en moins sensible, la respiration s'embarrasse; les convulsions persistent, le col se ramollit; la détente se fait à mesure que la vie s'éteint, et l'accouchement se termine à 8 heures du soir, quelques minutes avant la mort, par la venue d'un garçon mort-né.

Observation XXIII
(Caradec) (1)

Ictère grave survenu au sixième mois de la grossesse; réapparition de l'ictère dans le cours du neuvième mois, éclampsie. — Mort.

J. M..., épouse de L. G..., aide-mécanicien de la marine, habitant rue de Traverse, est âgée de 19 ans; son teint est brun, ses cheveux, ses yeux, sont noirs; son système musculaire est bien déve-

(1) Obs. II du *Mémoire de Caradec,* citée par A. Petit, p. 52.

loppé, sa constitution forte; elle ne peut supporter aucune contrariété, s'impressionne facilement; son caractère est emporté, violent,
capricieux.

Réglée à 13 ans, elle eut, dès la quinzième année, des crises nerveuses d'hystérie qui apparaissaient à l'époque menstruelle. Mariée
à 18 ans, elle devint enceinte presque aussitôt. La grossesse suivait
régulièrement son cours, lorsque, le 21 décembre 1857, sixième
mois de la gestation, survint un ictère grave accompagné de céphalalgie, malaise, fatigue, perte de l'appétit, nausées, vomissements
bilieux, éréthisme nerveux et fièvre. L'examen de la malade ne
nous indique aucune trace d'hypérémie, de congestion du côté du
foie; mais sur le trajet vertical du mamelon nous reconnûmes que
la vésicule du fiel, distendue, formait une tumeur ovoïde, à convexité inférieure et dépassant le rebord des fausses côtes de quatre
centimètres.

Sous l'influence de quelques émissions sanguines, purgatifs, bains,
boissons émollientes, tous ces accidents s'amendèrent au point qu'au
bout de trois semaines la malade avait repris ses habitudes et recouvré
sa santé. Afin d'éviter le retour de l'ictère, nous avions conseillé les
bains, un exercice modéré, une alimentation douce, le calme de
l'esprit, etc. Nous pensions éviter une rechute; il n'en fut rien. Le
1er mars 1858, en retournant près de cette dame, nous trouvons la
peau jaune avec quelques plaques ecchymotiques sur quelques points
des membres inférieurs; sclérotique, sueurs, urines, variant du
jaune claire au brun noir; regard brillant très animé; pouls à 119;
grande agitation, soif vive, vomissements. A l'analyse, point d'albumine dans les urines; l'exploration de la région hépatique montre
un grand développement de la vésicule; le foie ne peut être senti.
— Saignée de 250 gr., lavement purgatif, limonade citrique.

Une garde-robe de matières dures et grises mélangées de bile.

Le 2, état plus satisfaisant (crème de tartre soluble, 30 gr.);
3 selles.

Dans la nuit du 2 au 3, violente céphalalgie accompagnée de convulsions et d'éclampsie; émission sanguine locale et générale.

Pas de mieux. Crises éclamptiques plus fréquentes; teinte icté-

rique plus foncée; plaques ecchymotiques plus nombreuses; parole
faible, entrecoupée; la peau, d'abord sèche et brûlante, se refroidit;
les pupilles sont dilatées, l'œil fixe; le pouls s'affaisse, devient de
moins en moins sensible; la respiration se ralentit, elle est suspirieuse.

Enfin l'accouchement se fait peu d'instants avant la mort, par la
venue d'un garçon qui n'a pu être conservé.

L'autopsie n'ayant pu se faire, nous nous sommes trouvé dans
l'impossibilité d'examiner l'appareil biliaire; mais le refoulement
du foie en haut par le fœtus, les signes négatifs qu'il fournit à la
percussion, les accidents survenus chez notre malade nous portent à
penser que, dans cette circonstance, il y avait atrophie de cet organe.
A mesure que cette atrophie s'est développée, elle a apporté un
trouble à la sécrétion et au cours de la bile, qui a été refoulée dans
le sang, qu'elle n'a pas tardé à altérer profondément; de là la production de graves désordres qui ont amené la mort.

Observation XXIV
(Blot) (1)

... Il s'agissait d'une jeune fille âgée de 20 ans, grande, forte,
bien constituée, parvenue au milieu du cinquième mois d'une première grossesse.

A la suite d'une vive contrariété et d'un chagrin d'amour, cette
jeune femme fut prise, deux jours avant son entrée à l'hôpital, d'un
ictère léger, presque immédiatement compliqué d'une agitation
extrême avec cris et perte de connaissance.

Au moment de son entrée, le dimanche 25 septembre 1864, elle
se livre à des mouvements désordonnés, pousse fréquemment des cris
aigus et semble vouloir mordre; à ces phénomènes s'ajoutent des
vomissements abondants et brusques d'une matière aqueuse, verdâtre. Six personnes sont nécessaires pour maintenir la malade pen-

(1) Blot, *Bulletin de l'Académie de médecine*, 1864-65, t. XXX, p. 58.

dant l'exploration des organes génitaux, qui ne peut être faite qu'une heure après son arrivée, à cause des difficultés de toute sorte qui rendaient le toucher impossible.

La dilatation étant complète, on rompt les membranes, une abondante quantité de liquide amniotique, d'un vert noir, s'échappe aussitôt avec un fœtus mort, mais non macéré.

Après la délivrance, la malade reprend un peu de tranquillité. Pendant environ deux heures, elle reste plongée dans une espèce de somnolence, dont elle ne sort que pour pousser de nouveaux cris et s'agiter violemment.

Le pouls est petit et fréquent, mais la peau reste naturelle.

A des intervalles irréguliers surviennent de l'agitation et des vomissements, puis le calme reparaît de nouveau.

Enfin, dans les premières heures du lundi 26, lendemain de son entrée, la malade tombe dans un état comateux profond au milieu duquel je la trouve à ma visite.

Je la vois pour la première fois à huit heures et demie du matin. Elle est dans le décubitus dorsal, immobile, les yeux fermés, les pupilles très étroites; sa respiration, d'une fréquence normale, est stertoreuse comme dans le coma de l'éclampsie. Sa peau chaude offre une teinte ictérique légère, qu'on retrouve également sur les conjonctives et la muqueuse buccale; la sensibilité cutanée est très affaiblie; un pincement, même énergique, ne peut tirer la malade de son sommeil comateux.

Le pouls, petit, bat 140 fois par minute. Depuis la veille il n'y a eu aucune excrétion d'urine ou de matière fécale; au moment où je découvre la malade pour la sonder, sort involontairement par la vulve un jet abondant d'une urine foncée tachant, en vert brun, le linge sur lequel elle tombe; une partie de cette urine recueillie dans un vase, et traitée par l'acide nitrique, prend immédiatement la couleur brun verdâtre, due à la matière colorante de la bile. Par l'ébullition elle ne perd pas sa transparence.

J'explique aux élèves qui suivaient la visite la gravité de cet état, et je porte un pronostic désespéré.

Cinq sangsues sont cependant placées derrière chaque oreille; deux heures plus tard, à dix heures et demie, après avoir terminé la visite, je reviens voir cette malade ; le coma persiste aussi profond et, de plus, le pouls, de cent quarante est monté à cent soixante-dix pulsations par minute. A midi la face devient violette et la malade succombe.

Voici ce que nous a montré l'autopsie faite quarante-cinq heures après la mort :

Coloration jaune de la peau, des conjonctives et de la muqueuse buccale plus prononcée que pendant la vie.

Presque toute la face est mouchetée par de petites ecchymoses. Dans toutes les parties déclives du cadavre, ces ecchymoses sous-cutanées sont beaucoup plus considérables ; elles masquent en ces points, par leur couleur violette, la teinte ictérique de la peau.

Les pupilles sont beaucoup moins resserrées que pendant la vie.

L'encéphale présente sur la convexité des hémisphères une injection artérielle très considérable, sous forme d'un lacis vasculaire très fin, dont les éléments, remplis d'un sang rouge, tranchent d'une façon très nette sur la couleur noirâtre des gros troncs veineux qui sont gorgés de sang. Sur sept ou huit endroits, on voit à la surface des circonvolutions, sous la séreuse viscérale, de petites suffusions sanguines qu'un filet d'eau ne fait point disparaître. La pulpe cérébrale offre un léger ramollissement avec un piqueté plus prononcé à droite qu'à gauche.

A l'ouverture de la poitrine, ce qui frappe, tout d'abord, ce sont de nombreuses ecchymoses de volume variable, à la base du cœur et sur les parois des gros vaisseaux ; toutes ces ecchymoses sont sous la séreuse.

Les ventricules ne renferment qu'un peu de sang diffluent et noir. Dans les oreillettes, il existe quelques petits caillots noirs et peu consistants.

Les poumons sont le siège d'une congestion hypostatique considérable, la coupe du tissu pulmonaire laisse suinter un sang très noir et complètement diffluent.

Dans l'abdomen se retrouvent encore de nombreuses ecchymoses sous-péritonéales, particulièrement au niveau de l'estomac et de la vessie.

La face interne de l'estomac, au niveau du cardia et du grand cul-de-sac, offre également de ces ecchymoses ; la cavité de l'organe est presque entièrement remplie par un liquide noirâtre, semblable à celui qui était rendu par les vomissements ; ce liquide examiné au microscope laisse voir une grande quantité de globules sanguins, dont quelques-uns sont altérés ; en outre, on y retrouve de la matière colorante de la bile.

La rate est normale.

Les reins, assez volumineux, sont colorés en jaune, leur tissu est ferme et consistant ; le foie est petit, il ne pèse que 752 grammes, sa couleur est brune foncée, sa consistance plutôt augmentée que diminuée, son aspect brun est uniforme et nullement parsemée de points jaunâtres.

Sa coupe offre la même couleur que sa surface extérieure, on en fait facilement suinter une bile foncée, la vésicule biliaire est vide.

Examiné au microscope, à six reprises différentes, par moi d'abord et plus tard par mon ami M. Gubler, le tissu de l'organe ne présente plus aucune trace de cellule hépatique. Dans toutes les préparations on retrouve d'abondants globules de graisse mêlée à de la matière biliaire.

Observation XXV
(Freeman) (1)

Le docteur Freeman rapporte le cas suivant :

Une dame, âgée de 25 ans, bonne santé antérieure, souffrait de désordres biliaires, indiqués par la teinte jaune de la peau et des yeux, en même temps que par du malaise et de la douleur dans les régions épigastrique et hypocondriaque droites, malaise qu'on supposait amené par la pression de l'utérus gravide, qui aurait influé sur les fonctions sécrétoires normales du foie.

Le matin du troisième jour de la maladie, elle donna le jour à

(1) Freeman, *Transaction méd. soc. Country Albany*, 1865, p. 162-164.

des jumeaux, après un travail facile d'une durée de quelques minutes. Elle se sentait maintenant bien, remarquablement calme et gaie. Mais le soir du jour suivant, elle fut prise tout à coup de délire, tomba peu à peu dans un coma profond, et mourut le sixième jour de la maladie, le troisième jour après l'accouchement. Après la mort la peau prit une teinte orange foncée.

Observation XXVI
(Kastagree) (1)

Coma biliaire au sixième mois de la grossesse.

Le 24 septembre à quatre heures de l'après-midi, je fus appelé auprès d'une femme atteinte de perte partielle de connaissance et de sentiment. C'était une femme hindoue, mariée, d'assez bonne constitution, âgée d'environ 20 ans, petite et grosse. Couchée sur son lit, elle roulait çà et là, en gémissant et proférant des paroles qui exprimaient sa souffrance; les yeux fermés. Elle était dans le sixième mois de sa grossesse. On m'apprit que depuis huit jours elle avait perdu l'appétit, que ses conjonctives et son urine était colorées en jaune, que depuis six jours consécutifs il y avait obstruction alvine complète; enfin que la nuit dernière (23) elle avait perdu connaissance.

Sur ma demande, on l'appela par son nom, et elle ne répondit pas; mais quoique n'ayant plus sa conscience, cependant elle se leva une fois en ma présence pour arranger ses vêtements, et descendit encore de son lit pour uriner, comme par l'impulsion instinctive de l'habitude, gardant tout le temps les yeux fermés, mais les deux fois elle ne put remonter toute seule dans son lit, et on dut l'aider.

A l'examen je trouvai ses yeux complètement jaunes, l'urine jaune, la température du corps normale avec une légère teinte jaunâtre, le pouls battant à 83 par minute, plutôt faible, et les pupilles

(1) A.-C. Kastagree, *Indian medical Gazette*, 1866, t. I, p. 365.

contractées. L'auscultation me fit percevoir les pulsations fœtales, mais la tumeur utérine était assez dure au toucher et penchée en avant lorsqu'elle était couchée.

Je ne pus m'assurer de l'état du col, l'entourage s'y étant opposé.

Traitement. — La tête fut rasée, et on y appliqua des compresses humides, avec aspersion d'eau froide toutes les deux heures; un vésicatoire fut mis sur la nuque, on donna un lavement d'huile de ricin et de térébenthine, mais il ne ressortit rien que le liquide injecté; on donna alors par la voie buccale une dose d'huile de ricin, et comme ce remède n'opérait pas non plus assez vite, un vomitif d'ipéca fut administré, dans le but de vider les conduites biliaires de leur contenu par l'action énergique et renversée de l'estomac; ce médicament opéra deux fois, après quoi, 20 grains de calomel étant placés sur la langue, on fit couler cette poudre, avec une nouvelle dose d'huile de ricin. La malade eut cette fois deux selles, la première formée de scybales, la seconde d'une quantité de fèces solides, de couleur foncée, sentant très mauvais.

Le lendemain matin (25), la malade avala une quantité de lait et de sagou, et ouvrit plusieurs fois la bouche pour avoir de l'eau, qu'on lui donna. En somme, quelque amélioration se fit sentir du côté des symptômes cérébraux.

A onze heures du matin, des contractions utérines douloureuses commencèrent et continuèrent d'une façon intermittente, et chaque fois la malade, gardant les yeux fermés, poussait des cris comme si elle éprouvait une douleur intolérable, appelant à son aide sa mère, qui à ce moment se trouvait à quelques jours de voyage de là.

Avec le consentement du mari, j'examinai le col; il était élevé, près du sacrum, dilaté de manière à admettre l'extrémité de l'index. Elle transpirait, changeait sans cesse de position, et jetait ses bras et ses jambes de tous côtés, appelait au secours, mais continuait à ne pas répondre aux questions; le pouls était quelque peu plus fort.

On ordonna l'application de douze sangsues sur les tempes; mais l'entourage ne tenant pas à ce qu'on les appliquât et un charlatan ayant juste à ce moment promis de la guérir dans un jour ou deux, elles ne furent pas appliquées, et la malade fut soignée par ce char-

latan depuis midi jusqu'au lendemain matin six heures. Pendant
tout ce temps, de la chaleur fut entretenue sur la tête, par l'application de beurre clarifié chaud (Ghee), et des frictions continuelles;
et on lui donna à l'intérieur des pilules, contenant probablement
de l'arsenic. Ce traitement du sorcier, diamétralement opposé au
mien, donna une marche nouvelle et fatale à son cas. Et le lendemain matin, lorsque le chirurgien civil et moi-même fûmes appelés, nous la trouvâmes dans un état complètement comateux;
extrémités rigides et froides, yeux rouges, pupilles dilatées, paupières à moitié ouvertes, pouls fort et incompressible, respiration
difficile accompagnée d'un bruit de gargouillement.

On considéra qu'une intervention opératoire ne serait maintenant qu'une simple perte de temps, et l'on ordonna de suite une
irrigation d'eau froide sur la tête, et 11 sangsues (toutes celles
qu'on put se procurer) furent appliquées aux tempes. Les extrémités devenant froides et le pouls faiblissant rapidement, on donna
toutes les heures des mélanges stimulants à petites doses. A dix
heures du matin, un fœtus mort fut expulsé, puis l'état de la
malade empira peu à peu, et elle mourut le soir même à six heures
et demie.

Remarques.

1° Si on avait continué sans l'interrompre le traitement que
j'avais commencé, je crois que la malade se serait rétablie avec
l'avortement.

2° La malade aurait repris ses sens, si, le 20, les sangsues avaient
été appliquées.

3° Le sorcier, en appliquant de la chaleur sur la tête pendant
treize heures de suite, s'il n'a pas causé la mort, l'a du moins hâtée.

Je suis heureux de voir mon opinion corroborée sur ces points
par celle du chirurgien civil.

Observation XXVII.
(NELSON) (1)

CAS II

Je fus appelé à visiter Mme B..., enceinte de huit mois; ayant de l'ictère depuis quelques jours avec tendance au coma. La peau et les yeux sont actuellement d'une couleur jaune foncée. L'urine a été foncée et des nausées ont incommodé la malade depuis le commencement de l'attaque. En arrivant auprès de la malade, je la trouvai agitée par le délire, se tordant dans son lit, cherchant à se lever, criant et prononçant des paroles incohérentes. En quelques jours, un profond coma se montra, et la mort suivit bientôt.

Observation XXVIII
(NELSON) (2)

CAS III

Je fus appelé en consultation avec les docteurs C... et M... pour visiter Mme F..., enceinte de huit mois et demi, ayant une attaque d'ictère sérieuse. Nous trouvons la malade en convulsions; elle en a eu plusieurs, avec du coma et du délire dans l'intervalle. Le travail était commencé et avançait rapidement. En peu de temps, elle mit au monde un enfant mort depuis quelque temps. Convulsion, délire, et grande agitation continue pendant vingt-quatre heures, après lesquelles la mort mit un terme à ses souffrances.

(1) NELSON, *Loc. cit.* Le cas I est un cas d'ictère suivi de guérison. (Voir plus haut.)
(2) *Ibid.*

Observation XXIX
(Dessoliès) (1)

Ictère grave chez une femme enceinte. — Mort 36 heures après l'apparition des troubles circulatoires et nerveux. — Autopsie. — Atrophie aiguë du foie.

Le 14 juin 1870, est entrée à l'hôpital de la Charité, salle Sainte-Anne, lit n° 14, la nommée Weiber Marie, âgée de dix-sept ans, couturière.

Cette jeune fille, qui habite Paris depuis cinq ans, est grande et forte, sa santé habituelle est bonne. Enceinte pour la première fois depuis quatre mois et demi, elle a eu depuis un mois des causes très vives de chagrin qui l'avaient un instant fait songer à se suicider. Jaune depuis quinze jours, elle fut prise de nausées, d'anorexie. Point de douleur au niveau du foie, qui a son volume normal. L'utérus gravide forme tumeur dans la cavité abdominale. Les battements du cœur du fœtus ne sont point perceptibles; du reste la mère n'a jamais senti remuer. Point de coliques. Le toucher vaginal ne permet point de constater un commencement de travail.

En dehors de ces légers troubles digestifs, la malade n'a rien éprouvé qui pût l'obliger à cesser ses occupations, et si elle entre à l'hôpital, ce n'est que pour la jaunisse, qui devient plus marquée.

Le pouls bat 120 fois par minute, le thermomètre accuse une température de 37° 6.

Rien dans la poitrine.

Les urines, qui sont d'un rouge brun, se colorent en vert par l'acide nitrique et renferment une très grande quantité de matières en suspension. Aucun trouble du système nerveux, pas de démangeaisons cutanées.

Le lendemain du jour de son entrée, à sept heures du matin,

(1) Dessoliès, *De l'ictère grave.* Thèse de Paris, 1870, p. 17 et suiv.

douleurs hypogastriques de plus en plus vives. A huit heures et demie, un fœtus enveloppé dans les membranes non rompues est trouvé aux trois quarts sorti de la cavité utérine. L'accouchement se termine à neuf heures. La délivrance était faite à neuf heures et demie. L'utérus, qui est bien revenu, se trouve à deux travers de doigt au-dessus du pubis.

Le fœtus était mort depuis plusieurs jours; toute la peau et surtout celle des extrémités inférieures était violacée, noirâtre, ridée, et l'épiderme s'enlevait avec la plus grande facilité.

A la visite du soir, la malade a 130 pulsations artérielles, la température s'élève à 39° 2. La teinte jaune semble avoir augmenté. Dans la journée, il y eut du côté de l'utérus des hémorrhagies considérables et ne pouvant pas être évaluées d'une façon exacte. La malade est abattue, mais elle a conservé toute son intelligence et répond nettement à toutes les questions qui lui sont faites. Pas de douleurs abdominales, pas de frisson, pas de vomissements.

Dans la nuit du 16 au 17, la malade est prise d'agitation, puis de délire; elle se lève, sort de la salle et ne peut être ramenée à son lit qu'après une assez vive résistance. Dans la matinée, elle eut une attaque convulsive qui se généralisa, mais qui fut prédominante du côté gauche. Deux ou trois vomissements.

Le 17, à la visite du matin, le pouls est fréquent, assez développé, mais dépressible; la peau est chaude. Une douleur vive se fait sentir à l'hypogastre, le ventre a son volume normal.

A la percussion, le foie ne mesure que 5 ou 6 centimètres, suivant la verticale mammaire; point de douleur à ce niveau. La teinte jaune est plus accusée; pas de garde-robes. Pendant toute la nuit, un écoulement séro-sanguinolent très abondant se fait par la vulve.

A la visite du soir, la température rectale s'élève à 40°; le pouls, qui bat de 136 à 140 fois par minute, est petit, misérable. A la percussion, sonorité dans toute la région hépatique.

Dans la nuit du 17 au 18, deux attaques convulsives. Mort le 18 à 9 heures du matin.

Les urines, prises avec la sonde la veille de la mort, ne renferment pas d'albumine. Elles donnent un dépôt abondant, qui au microscope est formé d'épithélium rénal fortement coloré en jaune, épithélium tantôt desquamé isolément, tantôt par masses cellulaires rappelant la forme des tubes du rein. On trouve, en outre, des cylindres transparents offrant çà et là quelques fines granulations. Ces cylindres rappellent ceux que l'on trouve dans la maladie de Bright confirmée. Par l'acide nitrique, ces urines donnent une coloration verte très nette. Sur quelques-uns de ces cylindres transparents on voit des cellules épithéliales rénales teintes en jaune, qui paraissent surajoutées à ces cylindres, car elles ne sont point au même foyer. Le microscope ne décèle rien autre chose, ni leucine ni tyrosine.

L'urée n'a pas été recherchée.

Le réactif de Pettenkofer ne révèle point l'existence des acides biliaires.

. . . .

. . . .

L'*autopsie* fut faite 24 heures après la mort.

A l'ouverture de l'abdomen il s'écoula un liquide d'une coloration rouge brique. La quantité de ce liquide, qui au microscope renferme de nombreux leucocytes dans un sérum rougeâtre coloré par la bile, peut être évaluée à 200 grammes.

Chaque cavité pleurale contenait quelques cuillerées d'un liquide ayant tout à fait le même aspect que le liquide précédent. L'examen microscopique n'a pas été fait.

Le foie, qui ne déborde point les fausses côtes, présente une surface externe uniformément colorée en rouge jaunâtre avec taches violacées. A la coupe, la coloration rouge orangée est parsemée de points beaucoup plus rouges. Cette coloration n'est pas uniforme, dans tout le lobe gauche elle est moins foncée, c'est à la partie supérieure du lobe droit qu'elle est plus marquée.

Le foie, considérablement diminué de volume, ne pèse plus que 607 grammes. Il mesure 20 centimètres transversalement, 10 d'avant en arrière ; le bord postérieur n'a plus que 3 centimètres d'épaisseur. Sa consistance, qui est tout à fait modifiée, est molle ; on ne peut pourtant point le déchirer avec le doigt, si ce n'est à la partie supérieure du lobe droit, où il est réduit en une espèce de masse ramollie. D'une façon générale il a la consistance d'un linge mouillé.

La vésicule biliaire ne renferme point de bile ; elle contient un liquide visqueux, jaunâtre. La veine porte, à peu près.exsangue, ne présente aucune altération appréciable.

Les canaux biliaires, vides de bile, sont pâles, décolorés ; ils ne renferment aucune espèce d'obstacle au cours de la bile.

La muqueuse stomacale est mamelonnée. L'examen microscopique du foie donne les résultats suivants :

Par le raclage, on obtient une matière jaunâtre, molle, dans laquelle on ne peut trouver une seule cellule hépatique, mais des trainées de granulations graisseuses et des masses jaunes, débris des cellules hépatiques ou de leurs noyaux, avec des cristaux d'hématoïdine en très grand nombre. Sur une coupe préalablement mise dans du carmin, on peut voir la disposition lobulée du foie : au centre se trouve la veine sus-hépatique, au pourtour les ramifications de la veine porte et de l'artère hépatique. Dans aucun des acini on ne retrouve de cellules hépatiques ; toutes ont disparu et sont remplacées par les éléments obtenus par le raclage. Pas de traces d'exsudat, mais en raison même de la difficulté de faire une coupe, vu la mollesse du tissu, il est impossible d'affirmer qu'il n'y en ait pas.

La surface interne de l'utérus contient une matière visqueuse, sanguinolente, les sinus utérins paraissent vides de sang et ne renferment point de pus. Rien dans les culs-de-sac postérieurs. Les ovaires, dont le volume est assez considérable, sont friables et se réduisent à une pulpe noirâtre. La cavité utérine ne renfermait pas le moindre fragment de placenta.

Les bronches contiennent un liquide coloré en jaune verdâtre. Le poumon est sain, on ne trouve que quelques adhérences anciennes.

Rien dans le péricarde, si ce n'est une petite quantité de liquide jaunâtre.

Le cœur offre une coloration jaune à la surface interne, comme au niveau des coupes. Cette coloration est due à la matière colorante biliaire. Les fibres musculaires, examinées au microscope, ont été trouvées normales, non granuleuses, avec leurs stries transversales. Les fibres musculaires de la vie de relation étaient également intactes.

Dans l'aorte, on trouve quelques petits points blanchâtres et opaques. Le bord adhérent des valvules sigmoïdes est dur et presque cartilagineux.

Les cavités du cœur ne contiennent point de caillots; dans le ventricule droit on trouve du sang liquide, noirâtre, qui, au point de vue de l'examen histologique, n'a rien offert de particulier à noter.

La rate, petite, exsangue, d'un volume a peu près normal, est assez résistante.

La surface externe des reins, présente une coloration jaune avec taches d'un rouge noir. A la coupe, la coloration jaune est beaucoup plus marquée au niveau de la substance corticale et des colonnes de Bertin. Les reins sont mous, mais ont leur volume normal.

A l'examen microscopique les tubuli sont noirâtres, opaques, et les cellules épithéliales distendues par des granulations extrêmement fines et très abondantes, cachant complètement leurs noyaux, absolument comme dans le deuxième degré de la maladie de Bright.

La pie-mère est légèrement injectée, se détache avec difficulté des circonvolutions, et, dans quelques rares endroits, elle entraîne une portion du parenchyme. Rien d'apparent extérieurement au niveau de la pulpe cérébrale ; les vaisseaux paraissent sains.

A la coupe, la substance cérébrale est assez ferme ; point de liquide dans les ventricules. Les parties centrales sont bien conservées, non ramollies :

Observation XXX
(J. S. GREEN) (1)

Le docteur James S. Green lit l'histoire suivante d'un cas d'ictère gravidique avec issue fatale, arrivée chez une dame au septième mois de la grossesse :

(1) James S. GREEN, *History of a fatal case of icterus gravidarum. The Am. Journ. of obst.* 1876, p. 644.

Je fus appelé en consultation avec le docteur Crane, d'Élisabeth N. J., le 15 avril 1876, pour voir Mme H..., âgée de 31 ans, III pare, arrivée au septième mois de sa grossesse.

Elle était mariée depuis neuf ans, et avait eu deux accouchements normaux, n'ayant éprouvé pendant ses grossesses précédentes aucun trouble particulier. Son principal ennui avait été un éphélis très marqué de la face, lequel existait également à un degré marqué dans cette dernière grossesse.

Elle avait été sujette à des attaques répétées de fièvre paludéenne.

Lorsque je la vis pour la première fois, le 15 avril, elle souffrait de cruelles douleurs névralgiques dans les membres inférieurs, dans le bassin, et de temps en temps dans le dos, douleurs qui se reproduisaient avec violence toutes les deux nuits.

Le docteur Crane l'avait mise sous la pleine influence de la quinine, et la violence de ses douleurs avait été atténuée par des suppositoires calmants.

A ce moment il n'y avait pas d'ictère net. La coloration des conjonctives était normale ainsi que celle de la peau, excepté aux joues et au front, où l' « éphélis » était remarquable.

On continua à administrer de la quinine, et une purgation complète fut prescrite.

Je la revis trois jours après (18 avril), elle se plaignait alors d'un mal de tête intense, de perte d'appétit, d'une grande prostration, d'agitation, de nausées avec vomissements de matière brune, bilieuse, et de douleurs dans l'abdomen : pouls 110; temp. 99° F. (37° 2); resp. 20.

La douleur dans les membres avait cessé, et elle souffrait surtout dans le bassin.

En pratiquant le toucher vaginal, je trouvai le rectum et l'S iliaque remplis de matières fécales, et sur le côté droit du col de la matrice un endroit circonscrit très sensible au toucher.

L'orifice utérin était mou et béant. Pas de signes de travail commencé. Nous décidâmes de lui administrer une pilule cathartique composée V. S. P. (fraîchement préparée), toutes les quatre heures jusqu'à effet purgatif. On continua la quinine, le régime lacté et le champagne.

La douleur et l'agitation devaient être traitées par des injections hypodermiques de morphine.

19 *avril.* — Je revois la malade avec le docteur Crane. Les intestins ont été complètement vidés, une grande quantité de matières fécales a été évacuée. La malade a dormi pendant la nuit sans l'usage de calmants : pouls 115; temp. 98° 3/5 F. (36° 8).

Intelligence nette. Elle se plaint de douleurs dans les deux hypochondres, elle a des nausées et vomit des matières foncées.

Les conjonctives sont jaunes, et la peau prend la teinte ictérique. Douleur de temps en temps dans le bassin.

L'urine n'ayant pas été évacuée, on fait le cathétérisme. L'urine est foncée, mais non rare. Tendance à l'assoupissement, mais on en tire facilement la femme.

On donne X grains de calomel, et une lotion d'acide nitro-muriatique (! ?) est appliquée sur l'hypochondre droit.

Dans le but de décider s'il y avait lieu de provoquer le travail pour soulager son état ictérique, le docteur Thomas fut appelé en consultation, mais ne put voir la malade que le lendemain.

20 *avril.* — Vers minuit de la nuit précédente, elle tombe dans un coma partiel et est réveillée avec beaucoup de difficulté; elle tombe alors immédiatement dans un profond sommeil avec respiration stertoreuse.

A dix heures du matin, elle est vue par le docteur Thomas : pouls 110; temp. 99° F. (37° 2).

L'urine analysée ne contient aucune trace d'albumine. Le docteur Thomas diagnostique un cas d'empoisonnement cholémique, et conseille de provoquer l'accouchement.

Ceci décidé, nous devions, le docteur Crane et moi, commencer l'intervention à trois heures de l'après-midi; mais à midi le travail se déclara spontanément, et à 1 heure 30 après midi Mme H. expulsa un fœtus mort de sept mois.

Pas d'hémorrhagie. Le fœtus paraissait être mort depuis deux jours, mais ne présentait aucun ictère.

Six heures du soir. — L'accouchement n'a pas amélioré les symptômes : pouls 105; temp. 99° F. (37° 2); resp. 15.

La tendance au coma profond augmente. Les vomissements de matières foncées continuent. On donne X grains de sous-nitrate de bismuth toutes les trois heures environ. Lait, quinine et eau-de-vie.

21 avril. — Coma plus profond : pouls 110 ; resp. 15 ; temp. 98°F. (36°6).

L'ictère a augmenté. Rétention d'urine ; cathétérisme. Urine très foncée.

Dans l'après-midi la malade est complètement inconsciente, très agitée, soupirs et respiration bruyants.

Les lochies ayant cessé, on donne des injections vaginales chaudes pour les faire revenir.

22 avril. — Pouls à 110 ; resp. 12 ; temp. 99° F. (37° 2).

Elle a été inconsciente et agitée toute la nuit, poussant des cris, s'agitant avec une grande violence. On donne du chloroforme qui produit un bon effet. La malade refuse toute nourriture, elle vomit des matières brunes ; selles.

Le docteur Thomas vit la malade à huit heures du soir : pouls 110 ; temp. 99° F. (37° 2) ; resp. 8.

Dans l'intervalle des mouvements respiratoires, on remarque trois ou quatre spasmes de la glotte.

23 avril. — La malade meurt à 7 heures 30 du matin. Le pouls et la température sont restés dans le même état jusqu'à peu de temps avant la mort.

Dans un effort pour expulser les matières contenues dans l'estomac, celles-ci passèrent dans la trachée, et la mort subite s'ensuivit.

On ne put obtenir de faire l'autopsie.

Observation XXXI
(Brouardel *in* Decaudin) (1)

Ictère grave au septième mois de la grossesse. — Purpura. Albumine dans les urines. — Avortement et mort dans le coma. — Entrée le 27 janvier. Morte le 1ᵉʳ février 1877..

(1) Decaudin, *loc. cit.*, p. 88.

La femme X...., âgée de 34 ans, vit dans son ménage et souffre beaucoup des mauvais rapports qu'elle a avec son mari, ivrogne avéré, rentrant tard, et la battant parfois.

27 janvier. — Cette femme, qui en est à sa troisième grossesse, est enceinte de sept mois et n'a jamais eu aucun accident lors de ses couches. Le 27 au soir, va porter son ouvrage vers cinq heures, et rentre à sept heures par une pluie battante qu'elle a reçue tout le long du chemin. En rentrant, se plaint de l'estomac, vomit et se met au lit.

Son mari la veille une partie de la nuit, puis s'endort.

Le 28. — Ce matin, en se réveillant, entend sa femme râler et ne peut la tirer de son sommeil. Elle était, en effet, plongée dans le plus profond coma.

Dans la matinée, la malade est prise, au milieu de son coma, d'attaques caractérisées par des secousses, des soubresauts, des convulsions ; la face est vultueuse, les yeux sortent de leur orbite, une écume sanguinolente s'échappe de ses lèvres.

En raison de cet état, le médecin mandé la fait transporter à l'hôpital Saint-Antoine, où elle est admise, le 28 janvier, à deux heures de l'après-midi.

L'interne de garde, appelé en toute hâte, reconnaît là l'éclampsie-type. Cette femme avait la peau un peu brune, mais rien de spécial n'attira l'attention de notre collègue, qui, sondant la malade, recueillit son urine, où il lui fut possible de deceler la présence de l'albumine à flots.

Dimanche soir. — Deux collègues se joignirent à l'interne de garde et constatèrent, outre le coma, la respiration stertoreuse et l'écume à la bouche, une grande quantité d'albumine.

Ils virent, en outre, un peu d'œdème à la face interne des tibias. Le cœur du fœtus ne battait plus. Par le toucher, on constate un col entr'ouvert et possédant encore une certaine longueur. Les sclérotiques (et un de nos collègues se rappelle avoir constaté ce signe qui, au premier abord, n'avait pas grande importance) étaient jaunes lors de son entrée.

C'est alors que, la soignant pour une éclampsie véritable, on pratiqua une première saignée de 300 grammes.

Lundi 29. — A la visite du matin, même état de stertor, de coma, pas d'écume, n'a pas eu d'attaques convulsives dans la nuit. Mais une teinte ictérique très prononcée est répandue sur les téguments.

Respiration fréquente, impérieuse et bruyante; pouls fréquent, 132. Temp. 38° 2.

Les pupilles sont inégales; enfin, un peu d'œdème des membres inférieurs.

On note, en plus, des taches de purpura disséminées, larges comme de petites lentilles, se trouvant sur le cou et sur les membres.

Stertor et coma. Les membres retombent inertes quand on les soulève; les pincements déterminent des mouvements lents de défense et quelques gémissements faibles. La sensibilité est conservée. Cette femme ressemble à une apoplectique dans le coma, sans paralysie. La teinte jaune fait penser à l'intoxication phosphorée, mais la démonstration du contraire fut vite établie.

Le foie est gros, il mesure 12 centimètres et déborde les fausses côtes.

Saignée de 200 grammes.

L'urine est retirée avec la sonde. Mais on ne trouve plus d'albumine. On ne trouve pas de pigment biliaire. L'urine est, d'ailleurs, peu colorée.

On n'a pu retirer que 500 grammes d'urine, et l'on trouve 25 grammes d'urée par litre.

Le 29, au soir. Même état toute la journée et le soir. Le coma persiste sans convulsions. La jaunisse est encore plus étendue, avec des taches purpuriques nouvelles. Le ventre reste globuleux, aucun battement fœtal n'est perceptible.

Urine retirée de la vessie : 50 grammes. Urine peu colorée.

Dans la nuit du 29 au 30, après un ou deux cris, expulse spontanément le fœtus au milieu d'une petite quantité de sang, la malade restant toujours sans parole et dans le même état comateux. La fille de salle trouve de suite le fœtus couché entre les cuisses de la mère. L'interne de garde appelé peut faire la délivrance, mais le cordon se casse entre ses doigts. Hémorrhagie consécutive peu considérable.

Le 30, au matin, on cherche à extraire le placenta ; la main pénètre bien à travers le col ; mais il est impossible de le décoller. Jaunisse un peu moins forte. Même état de coma. Il y a toujours absence de matière colorante de l'urine et pas traces d'albumine.

On remarque une escharre au sacrum, ou plutôt une phlyctène qui semble devenir le point de départ d'une mortification.

Le 30, soir. Même état de torpeur ; n'a pas encore prononcé une parole. Le ventre est bien diminué et peu douloureux. L'utérus reste toujours occupé par le placenta.

La malade semble sortir un peu de sa prostration et ne peut encore répondre que par signes de tête et cris plaintifs. Elle ouvre les yeux, regarde, mais ne semble reconnaître qui lui parle (mère, mari, fille de salle).

Quelques phlyctènes, comme à la suite de brûlures à l'extrémité des doigts.

Le 31, au matin. — Un peu moins de jaunisse. Semble sortir de son coma encore plus que la veille. Elle ne parle toujours pas. La sensibilité est encore obtuse.

Le 31, soir, même état.

1er février. Déjaunie presque complètement, elle est couleur de cire. Même état de torpeur, toutefois, le coma est diminué. Elle crie maintenant quand on la pince, ne parle toujours pas. Il y a un peu de fièvre et de chaleur à la peau.

A onze heures du matin. La respiration est un peu gênée, on recommence les tentatives d'extraction du placenta qui avaient été tentées la veille sans succès. Cette fois elles réussissent et il n'y a pas d'hémorrhagie, tout est enlevé. Pendant cette délivrance, la malade semble être sortie de son coma, et se plaint en gémissant de la douleur qu'on lui cause, toutefois ne parle toujours pas. Elle ne cesse d'avoir de la fièvre. La respiration, avant comme après l'avortement, est embarrassée. La peau est chaude, blanche comme de la cire. Elle a comme température, 39°.

Les sclérotiques restent jaunes.

Cette malade meurt à trois heures de l'après-midi, sans agitation. S'est éteinte doucement avec le râle trachéal. L'oppression et la gêne respiratoire ont augmenté jusqu'au dernier moment. N'a pas parlé avant de mourir.

Autopsie. — Rien au petit bassin, aucune trace de péritonite, ni pus, ni phlébite dans les sinus.

Rien au cerveau. Les poumons sont congestionnés, œdémateux. Pas de pneumonie. Rien au cœur.

Le foie déborde les fausses côtes, il est gros et pèse 1,864 grammes, il est brun jaunâtre, et à la coupe il est de couleur roux peu foncé, tirant sur la coloration du foie gras des phtisiques, très friable et un peu mou. La vésicule est remplie d'une bile épaisse, noire, ayant la consistance de la gelée de groseille. Pas de calculs. Le canal cholédoque est normal, sans dilatation ni ampoule.

Les bords du lobe droit sont un peu durs, on dirait d'un tissu cirrhotique.

Reins. — Le rein droit est plus gros que le gauche. La substance corticale peut-être un peu dégénérée en graisse. Pas d'abcès, ni de teinte ictérique, aucun aspect congestionné.

Le sang provenant de la saignée faite le lundi matin, le lendemain de son entrée, fut examiné par M. Descout, le préparateur de M. Brouardel, et l'analyse, faite avec 36 grammes de sérum couleur jaune verdâtre, a donné les résultats suivants :

Eau	85 gr. 660 0/0
Albumine | desséchée à 100°.......... Sérine |	12 — 123 —
Matières grasses et cholestérine.........	0 — 665 —
Urée	0 — 221 —
Sels solubles, chlorures, etc...........	1 — 330 —
Sels insolubles.....................	0 — 090 —

Il y a, de plus, des traces de matières colorantes de la bile. L'urine, examinée à l'entrée, a donné des précipités abondants d'albumine. Le pigment biliaire n'a pu être retrouvé, en dépit de la jaunisse des téguments. L'albumine a disparu dès le lendemain de son entrée. L'urée s'est trouvée en quantité moindre qu'à l'état normal et s'est trouvée en excès dans le sang.

L'examen microscopique fait au laboratoire de M. Charcot, par son préparateur, M. Gombaud, nous a révélé l'atrophie partielle du foie et la destruction de bon nombre de cellules hépatiques.

Quant aux reins, ils sont peu altérés, un ou deux glomérules paraissent altérés ; mais l'épithélium des tubes set sain et non graisseux.

Observation XXXII
(Recueillie par le Dr ALBERT ROBIN à l'hôpital Beaujon, dans le service du professeur GUBLER) (1)

La nommée Madeleine, âgée de 32 ans, couchée au n° 1 de la salle Sainte-Marthe.

Entrée le 18 mars 1874. — Morte le 21 mars. — Autopsie le 23.

Fille sans profession et de mœurs faciles, robuste et de constitution saine, a toujours été bien portante. Comme elle avait quitté son mari et qu'elle était devenue enceinte, elle se fit avorter il y a dix-huit mois ; elle fut soignée, à cette époque, salle Sainte-Marthe, pour une hémorrhagie consécutive. Tempérament nerveux, très irritable, coléreuse. La nuit du mardi gras, s'est fatiguée fortement par suite d'excès de tous genres. Le lendemain, mercredi des Cendres, son amant la quitte ; elle eut une syncope, fut prise d'attaques de nerfs, et, pendant trois semaines, s'en fut répétant partout qu'elle allait mourir de chagrin ; en tout cas, pleurant sans cesse. Comme elle se sentait enceinte et que depuis deux mois ses règles n'avaient paru, elle fit une nouvelle tentative d'avortement. Il est impossible de savoir laquelle ; cependant, une nouvelle métrorrhagie survint quelques jours avant son entrée à l'hôpital, et la veille même, les pertes continuant, elle eut encore une scène très violente.

Le 18 mars, elle entre à l'hôpital pour des pertes abondantes. Femme grande, mince, bien musclée, très brune.

A la visite du soir, nous la trouvons dans l'état suivant : agitation considérable, répond impatiemment aux questions qu'on lui pose. Se plaint de douleurs extrêmement vives et pousse des gémissements.

______

(1) Thèse DECAUDIN, *loc. cit.*, p. 92.

Elle ne peut, toutefois, préciser le siège de ses douleurs. Elle indique successivement les jambes, les cuisses, les reins, le ventre, la tête ; mais le ventre et la région lombaire paraissent plus douloureux à la pression. Céphalalgie intense. Constipation. Pas d'appétit. Langue blanche, sale. Râles sibilants dans la poitrine, tousse un peu.

Peau chaude, pouls assez fort et fréquent, en un mot, fièvre, mais peu intense.

Elle perd du sang par le vagin et n'avoue pas ses tentatives d'avortement. Les pertes sont abondantes avec des caillots poussés par des douleurs expulsives. Au toucher, le col est entr'ouvert, le corps utérin est globuleux, plus volumineux qu'à l'état normal.

Pendant la nuit, agitation extrême (injection de morphine).

Le 19. — Se plaint d'un sentiment de constriction à l'épigastre ; l'agitation est extrême. Fièvre, inappétence, douleurs dans les genoux ; un peu de liquide dans le genou droit. La métrorrhagie continue. Quelques nausées.

Albumine dans l'urine.

Le 21, au matin. — Épistaxis. Hémoptysie. Ictère intense, un peu d'incohérence dans la journée, accès étrange ; la malade est prise de mouvements convulsifs, se jette hors de son lit, les yeux sont fixes. Le corps est un peu raidi. Pouls insensible. Toutefois le facies ne paraît point altéré. On a peine à croire à une affection grave. Elle retombe le plus souvent dans la somnolence. Nouvel accès convulsif le soir. Mort dans la nuit.

Autopsie le 23. — Le *foie* est d'une couleur jaune havane, uniforme, de consistance molle, analogue à celle du mastic frais. A la coupe, il n'y a plus traces de lobules, tellement il s'écrase sous le couteau. La couleur est gomme-gutte sur les coupes. Le couteau paraît gras. Le foie est aussi aplati et affaissé. La vésicule biliaire est distendue par une bile noire chargée de grumeaux. Pas d'oblitérations des canaux excréteurs de la bile. P. 1470 gr.

La *rate* est considérablement augmentée de volume, pèse 400 gr.

Les *reins* sont extrêmement mous. La substance corticale montre une très grande quantité de vaisseaux qui tranchent sur le fond rouge jaunâtre. La dégénérescence graisseuse paraît très probable. Dans une certaine portion du rein gauche, le tissu est extrêmement ramolli et de couleur violacée, cette portion s'écrase en pulpe sous le doigt et semble avoir été le siège d'une hémorrhagie interstitielle.

Poumon fortement congestionné avec exsudats pleurétiques de la plèvre gauche.

Rien de spécial ni au *cœur*, ni dans les vaisseaux, sinon une grosse plaque d'athérome à la naissance de l'aorte ascendante.

Cerveau et *cervelet*, rien.

Rien non plus dans l'*intestin*.

Observation XXXIII
(M. Duncan) (1)

E. C..., 34 ans. Dit avoir des habitudes de tempérance. Mariée depuis environ un an. Trois mois après son mariage, avortement de deux mois (suppose-t-on). Son état à cette époque est décrit comme celui qu'elle présentait au moment de son admission; mais ictère plus intense alors.

A son entrée, elle souffre depuis cinq semaines de vomissements et maux de tête, les premiers ayant été continuels depuis. A gardé le lit trois ou quatre semaines.

La couleur de l'ictère aurait augmenté.

Délire surtout le soir. A son entrée, elle est dans un état de délire et de rêvasseries et dit ne pas souffrir. Ictère général, mais seulement léger. Langue humide, pas saburrale, haleine sentant mauvais. Pas de démangeaison, pas de vision jaune. Pouls, 108; resp., 12; temp., 98° 6 (36° 9).

Sensation de plénitude et matité au-dessus du pubis, dans l'hypogastre, où il y a aussi une certaine sensibilité. Il est impossible de pratiquer un examen vaginal suffisant.

Matité hépatique et matité splénique normales. Urine de couleur

(1) J. Matthews Duncan, *Clinical lecture in hepatic desease in gyn. and obtetrics medical Times and Gazette*. London, 18 janvier 1879.

foncée, teintée de bile : densité = 1,012; elle est trouble, acide, albumineuse (1/5). Elle contient des cylindres (casti) et des cellules épithéliales et hématiques.

La malade prend du lait et du bouillon, mais vomit presque tout.

4 décembre. — On prescrit pour la bouche un gargarisme au borax. Purgatif salin.

5. — Hocquet de temps en temps.

6. — Une selle foncée, en masse.

7. — Mal de tête.

8. — La malade a bien dormi après avoir pris 10 grains de chloral.

9. — On l'alimente par le rectum.

10. — Diminution de l'ictère. Elle dit qu'elle se sent mieux. Pouls, 86; temp., 97° 4 (36° 3).

11. — Urine : une pinte 1/2 dans les 24 heures. Albumine, 1/8. — Hoquet.

18. — Pouls, 128; resp. 18; temp. 97 (36° 1); coloration pourpre de la face interne des cuisses.

19. — Langue chargée. L'assoupissement et le délire augmentent. Vomissements de bile mêlée aux aliments. Seulement des traces d'albumine dans les urines qui contiennent des cristaux de leucine. Urée, environ 16 grammes en 24 heures.

21. — La matité hépatique est légèrement diminuée. Jaunisse moins intense. Elle a toute sa raison lorsqu'elle refuse de se soumettre à un examen vaginal. Elle s'oppose à ce qu'on provoque l'avortement.

23. — Une tige de laminaire (tangle) est introduite dans le col utérin. L'urine s'écoule dans le lit. La tige est retirée après 16 heures.

24. — Une sonde est passée dans l'utérus, et une grande tige de laminaire placée dans le col, avec une éponge dans le vagin. Injections sous-cutanées d'ergotine.

La malade meurt dans l'après-midi.

Autopsie, 43 heures après la mort :

La surface de l'utérus, qui a environ le volume d'une balle

de cricket, est congestionnée, ainsi que les anses d'intestin voisines.

Le foie petit, pesant 2 livres 2 onces, est souple et flasque au toucher. La surface est en partie verte (surtout vers les bords); en partie brune, avec les lobules très distinctement marqués. Pas de signes de congestion.

La vésicule biliaire contient de la bile qui paraît normale. Le foie, à la coupe, donne une sensation d'emphysème. Couleur uniforme, d'abord d'un brun verdâtre, mais devenant plus foncée. On ne voit pas de traces de lobules. Très emphysémateux (non putréfié); la coupe ressemble à celle d'un pain très aéré.

La rate est d'une couleur très foncée et emphysémateuse.

Les reins sont flasques avec de grosses bulles d'air sous la capsule, et des vésicules d'air à la coupe; structure très indistincte, mais présentant des tissus de la substance corticale et des bases des pyramides.

La cavité utérine contient de l'air et des lambeaux de membranes, et un fœtus très décomposé, de 6 semaines environ (on la croyait enceinte de 3 mois).

Placenta adhérent. — 5 centimètres de diamètre environ.

Contenu de l'intestin teinté de bile.

Estomac congestionné et présentant dans son intérieur de nombreuses vésicules d'air.

La veine iliaque primitive gauche contient de l'air avec du sang fluide.

Observation XXXIV
(BARNES) (1)

Dans un cas intéressant, que j'ai observé il y a peu de temps...
La femme, âgée de 30 ans, Ipare, en dehors de l'ictère, ne pré-

(1) BARNES, *De la valeur clinique de l'ictère dans la grossesse. British medical journal London*, 1880, t. I, p. 127.

sentait aucun symptôme net d'une lésion hépatique. Il y avait simultanément un grand trouble du côté de la digestion.

Sous l'influence d'un traitement tonique, la malade parut se rétablir, lorsqu'elle mourut subitement, et contre toute attente, dans les vingt-quatre heures qui suivirent son accouchement, lequel eut lieu à terme, et qui ne présenta rien de particulier, sinon que le pouls était un peu lent et faible, et qu'il y eut une très légère hémorrhagie.

L'autopsie ne put être faite, mais il y a toute raison de croire que la mort est due au « schock » causé par l'accouchement chez un organisme affaibli jusqu'à un état ataxique par suite de l'appauvrissement du sang consécutif à un trouble de l'assimilation.

Si pareil cas se représentait, on pourrait sérieusement envisager s'il n'y a pas lieu d'interrompre le cours de la grossesse, en provoquant le travail avant terme, comme on le recommande dans les vomissements persistants et incoercibles.

Observation XXXV
(Parish) (1)

Le docteur W.-H. Parish, accoucheur de l'Hôpital de Philadelphie, rapporte le cas suivant d'ictère survenu pendant la grossesse.

J... K..., 19 ans, célibataire, domestique.

Il y a un an environ, a eu un avortement, qui n'a pas eu, à ce qu'il paraît, de conséquences pathologiques.

L'observation ne mentionne pas de syphilis.

De nouveau enceinte, elle entre à l'Hôpital de Philadelphie le 29 novembre 1880.

En se livrant à quelques travaux au dehors, elle contracte une bronchite légère, et est obligée de s'aliter.

Le temps était à cette époque froid et humide.

---

(1) Parish, *L'ictère dans la grossesse.* (*Amer. Journ. of obst.*, t. XIV, 1881, p. 688.)

Tout à coup, le 3 janvier 1881, elle est prise d'ictère. Le médecin résident commença le traitement en lui administrant de la poudre de Dower et du calomel, ce dernier médicament à doses laxatives. Elle se sent à ce moment assez bien, quoique ayant un peu mal à la tête, un certain degré de constipation, et de la courbature générale.

Le 5 janvier, je présente la malade à la leçon clinique. L'ictère est très net, mais elle se sent « tout à fait bien » ; le pouls et la température sont normaux, l'urine est colorée par la bile, mais ne contient pas d'albumine. Les bruits du cœur fœtal sont bons. Je prescris du bitartrate de potassium à doses modérées, laxatives et diurétiques, et je recommande, en outre, de la tenir chaudement.

7 janvier. — Début de travail. La grossesse est au septième mois. Présentation du siège. Accouchement normal. Après l'expulsion, l'utérus se contracte bien. L'enfant meurt peu de temps après la naissance, ayant fait quelques inspirations.

Six heures environ après l'accouchement, la malade devient agitée et importune, elle est prise de vomissements. La matière vomie paraît contenir de la bile.

Le médecin résident ordonne du sous-nitrate de bismuth, par doses de cinq grains. D'après son dire, les vomissements étaient tout à fait tenaces, mais cessèrent au bout de douze heures.

· Le mal de tête augmente. Le médecin prescrit 1 grain d'opium et 5 grains de sulfate de quinine dans un lavement.

8 janvier. — La malade a passé une bonne nuit, et, ce matin, rien ne semblerait aller mal, n'était l'ictère : température 99° F. (37° 2), pouls de fréquence normale, bon, mais très léger mal de tête. Cependant, vers midi, elle devient très agitée, avec du délire marmotté ; on parvient cependant à la faire tenir tranquille en parlant haut.

Vers deux heures après midi, elle devient extrêmement agitée, est prise de délire furieux, il faut la tenir de force dans son lit. On lui donne une potion avec XXX grains de bromure, qui la calme pendant une heure environ.

A son réveil, elle est prise pendant quelques minutes de délire violent. Cet état dure peu, et le coma s'établit. Température actuelle : 102° 3/5 F (39°). Pouls faible, rapide, 140. Respiration : 48, stertoreuse.

On sonde la femme pour recueillir de l'urine ; il n'y a pas d'albumine. Le médecin résident ordonne de la digitale et du whisky. Il prescrit aussi de l'extrait fluide de Jaborandi. Il s'ensuit une sudation et une salivation abondantes. Pour arrêter la sécrétion exagérée de salive, on injecte, par la voie hypodermique 1/60° de grain d'atropine. La salivation diminue, sans que la diaphorèse semble influencée. Pendant quelques minutes, le coma paraît diminuer quelque peu.

La mort survient le 8 au soir, environ trente-six heures après l'accouchement, et cinq jours environ après l'apparition d'un ictère marqué.

Le médecin résident pratique l'autopsie, qui est très incomplète, les membres de la famille étant présents, et voulant s'opposer à ce qu'elle soit pratiquée.

Les tissus sont généralement décolorés. On enlève les reins, et une portion du foie. Ce dernier organe ne semble pas particulièrement petit, bien qu'on n'ait pas exactement déterminé ses dimensions et son poids.

L'utérus et les annexes semblent normaux, étant donné l'âge de la grossesse et le temps écoulé depuis l'accouchement.

Le docteur E. O. Shakespeare a examiné au microscope le tissu du rein et du foie.

Foie. — Le morceau de foie qui m'a été remis pour l'examiner était quelque peu mou et flasque, la capsule de Glisson était lâche.

Par places, les acini glandulaires étaient entièrement invisibles, tandis que leurs limites externes étaient peu nettes dans toute l'étendue de la portion de foie soumise à mon examen. La couleur qui dominait, en regardant une coupe, était le jaune ocre, mais cette nuance n'était pas distribuée régulièrement. Elle était, selon les points, plus ou moins intense. En beaucoup d'endroits cette coloration devenait d'un brun jaunâtre. Les surfaces à coloration intense correspondaient en général aux points où les limites externes des lobules n'étaient pas visibles.

Après durcissement nous avons procédé à des coupes fines, qui ont été colorées au carmin et montées dans le baume. Voici leur aspect au microscope.

Dans les régions où la coloration était intense, et les lobules invisibles à l'œil nu, le tissu paraissait consister en un amas presque homogène de granules jaunâtres.

On distinguait, à de rares intervalles, à travers cette masse, quelques cellules hépatiques isolées, mais si complètement atteintes par la dégénérescence graisseuse, qu'on pouvait rarement leur distinguer un noyau.

Dans les portions de la coupe qui correspondaient à des régions moins altérées, le microscope laissait voir les lobules d'une façon plus ou moins indistincte.

Les cellules glandulaires de ces acini étaient en général en voie de dégénérescence graisseuse, cet état n'ayant d'ailleurs pas progressé jusqu'à la destruction totale des éléments. Le noyau, bien que très obscur, se laissait néanmoins distinguer dans la plupart des cellules glandulaires (*gland cell.*).

Beaucoup de ces cellules étaient chargées de granules de pigment. Le tissu conjonctif entre les lobules n'était pas augmenté.

Les vaisseaux sanguins se laissaient facilement distinguer dans les portions du tissu hépatique qui n'avaient pas subi la dégénérescence totale. Presque tous étaient remplis d'éléments solides du sang, parmi lesquels les leucocytes étaient, ou presque, en majorité.

Dans ces portions aussi, on pouvait reconnaître les vaisseaux biliaires intralobulaires, et l'épithélium qui les limitait était souvent fort peu altéré.

Dans les régions où les lobules étaient complètement oblitérés, on observait rarement de vaisseaux soit sanguins, soit biliaires.

D'après les constatations ci-dessus on peut conclure à la présence, avant la mort, d'une atrophie jaune partielle, ayant attaqué certaines parties du foie avec plus d'activité et de gravité que les autres.

Reins. — Les coupes pratiquées dans les reins ont révélé l'existence d'une néphrite catarrhale, et à peine quelques traces d'une inflammation intestinale concomitante ou antérieure.

Il semble donc probable que nous sommes en présence d'un ictère catarrhal dû au froid et à l'humidité.

La | cholémie a suivi. Les reins, source naturelle de soulagement, furent rendus impuissants soit par suite d'une lésion ancienne, soit en raison de l'époque avancée de la grossesse.

L'élimination de la bile en excès dans le sang n'a pas eu lieu ; c'est l'adultération générale (dégénération) du sang qui a amené l'avortement; c'est cette même cause qui a produit la céphalée violente, le délire, le coma et la mort.

Les traités classiques n'insistent pas assez sur les rapports de l'ictère avec la grossesse.

L'ictère peut être un des symptômes de la septicémie, mais ici, ce ne pouvait être le cas, attendu qu'il n'y avait aucune cause d'infection, et, de plus, bien que l'infection puisse venir du dehors pendant la grossesse, l'ictère, dans l'espèce, était trop intense.

L'ictère de la septicémie est modéré comme intensité de sa coloration.

Tout cas d'ictère pendant la grossesse doit être envisagé sérieusement, comme pouvant mettre en jeu la vie de la mère et celle de l'enfant.

Dans la grossesse, ce qui d'abord n'était qu'un ictère catarrhal peut devenir en peu de jours un ictère grave, en raison de l'altération du sang ainsi que de la dégénérescence possible du foie.

L'indication dans le traitement est de faire fonctionner les autres émonctoires pour suppléer le foie en détresse, tout en s'attachant à rendre ses fonctions à cet organe.

Observation XXXVI
(Cénas) (1)

Grossesse de huit mois. — Albuminurie. — Ictère grave. — Observation recueillie par M. Cénas dans le service du docteur Couturier (Hôtel-Dieu).

Blanchon Antoinette, née et domiciliée à Saint-Étienne, âgée de 26 ans, entre, le 6 janvier 1881, dans la salle de l'Espéc. Elle est enceinte de huit mois, et présente depuis trois semaines de l'œdème des jambes. L'utérus remonte à quatre travers de doigt au-dessus de l'ombilic ; il est déjeté à droite. Le bruit de souffle utéro-placentaire est perçu à gauche, et le maximum des bruits fœtaux au-dessous de l'ombilic.

Le col est effacé, mou ; l'orifice en est circulaire. Il s'agit d'une primipare.

L'œdème des jambes est dur et conserve longtemps l'empreinte des doigts ; cet œdème s'est développé progressivement.

Il faut noter parfois de l'incontinence d'urine au début de la grossesse, quelques vomissements qui cessent bientôt spontanément. A mesure que la grossesse avança, cette femme eut de graves chagrins et tomba dans la plus profonde tristesse. Puis survint l'anasarque. Au moment de son entrée à l'hôpital, elle se plaint d'une courbature générale qui dure quelques jours : l'appétit est diminué ; constipation depuis trois jours, langue assez bonne. Rien au cœur ; rien au poumon ; pas de fièvre ; pouls, 65. Les urines, du matin 7 janvier, sont épaisses, troubles, d'une coloration jaune verdâtre. Elles ne sont pas analysées ce jour-là.

En somme, la malade n'est entrée à l'hôpital que pour un malaise général mal déterminé. Le soir, à 5 heures, violent frisson, douleur à l'hypochondre droit, vomissement bilieux qui, d'ailleurs, ne s'est

(1) *Annales de la Société de médecine de Saint-Étienne et de la Loire*, 1882, t. VIII, p. 23. (J. Pichon, éditeur, 13, rue de la Croix, Saint-Étienne.)

pas renouvelé ; à l'auscultation, quelques râles en arrière et à droite. Pendant la nuit, agitation extrême, cris ; vive anxiété qui persiste le matin, 8 janvier, au moment de la visite ; on constate alors une coloration ictérique légère de la peau dans toute la partie sus-ombilicale du corps. Les conjonctives sont verdâtres. Céphalalgie intense ; voix faible, respiration présentant une inspiration brusque, suivie d'une pause, puis expiration également brusque et courte, suivie d'une nouvelle pause. Le rythme dans son ensemble est lent. Légère épistaxis ; mais pas d'autres signes d'hémorraghie ; douleur vive dans la région hépatique ; la malade ne peut supporter la moindre tentative de palpation.

L'utérus a pris depuis la veille une dureté ligneuse. Pouls petit, régulier, à 140. Température axillaire : 38°5. Rien au cœur. A l'auscultation, les râles sont plus gros qu'hier.

Les urines troubles et sédimenteuses contiennent une notable quantité d'albumine : la réaction de Gmelin est à peine marquée.

A 11 heures, la sommolence remplace l'agitation. Pas de délire, pas de convulsions. A 5 heures du soir, la malade est dans le coma et meurt à 7 heures.

Depuis 3 heures, les bruits fœtaux étaient devenus très obscurs ; le col était resté fermé. On se préparait à l'opération césarienne qui n'a pu être pratiquée à cause de la rapidité de la terminaison fatale.

Autopsie. — Teinte ictérique très prononcée et qui s'est complètement généralisée. Putréfaction précoce ; à l'ouverture de l'abdomen, écoulement d'une sérosité claire et sanguinolente. Ecchymoses nombreuses sur le péritoine pariétal, qui est comme marqueté de plaques rouges et violettes.

L'intestin grêle est injecté par places ; le mésentère présente quelques taches purpuriques. Pas d'adhérence entre les anses intestinales ; pas de fausses membranes ; le péritoine pariétal n'est pas épaissi. Hémorrhagies dans la tunique adventice de la veine porte et des veines sus-hépatiques, dans les ovaires, les ligaments larges, etc. Vis-à-vis des points où des ventouses avaient été appliquées, sous les pectoraux, on constate aussi des épanchements hémorrhagiques.

Foie volumineux pesant 2 kil. 100, couleur rouge foncé, marbrures en quelques points. Le doigt pénètre dans la substance hépatique comme dans une bouillie.

Il ne s'écoule à la coupe ni sang ni bile. La vésicule biliaire affaissée contient un peu de bile très noire et très épaisse. La capsule de Glisson n'est pas ridée.

Cœur petit, dur, hypérémié; reins présentant l'aspect d'une néphrite mixte, mais plutôt granuleuse. Le cerveau n'a pu être examiné. Fœtus non ictérique; il est déjà macéré à un tel point qu'un de nos confrères des hôpitaux ne peut croire que sa mort remonte à 24 heures seulement.

L'examen microscopique démontre que les cellules hépatiques sont sur quelques points troubles ou granuleuses ; mais elles ne sont complètement détruites sur aucune préparation.

Observation XXXVII
(Harley) (1)

Une femme de 17 ans, enceinte de trois mois, fut prise d'une attaque bilieuse et d'ictère après une violente querelle avec son mari qui l'accusait d'infidélité. Elle avait eu quelques symptômes fébriles et des vomissements. Au bout de deux jours, elle eut du délire, elle poussait des cris et eut des accès convulsifs. Le lendemain, elle avait perdu toute sensibilité, la respiration était stertoreuse, et il y avait de l'écume aux lèvres. Les pupilles étaient modérément dilatées et sensibles à la lumière. Pouls, 120. La matité hépatique se réduisait à une bande étroite située un peu au-dessous des côtes inférieures. Anurie pendant 24 heures. On fit le cathétérisme qui donna issue à 350 grammes de liquide d'aspect bilieux. J'ai pu examiner cette urine quelques jours après. Elle était de couleur ocre et contenait un dépôt considérable; j'en ai donné l'analyse complète au chapitre où j'appelle l'attention sur la valeur diagnostique de la leucine et de la tyrosine qui existent toujours dans les cas d'atrophie aiguë du foie.

(1) Harley, *Loc. cit.,* p. 133.

La nuit qui précéda la mort, cette femme avorta et perdit une quantité considérable de sang. La durée totale de la maladie avait été de six jours, et les symptômes les plus graves s'étaient manifestés seulement deux jours avant la mort.

A l'autopsie, on trouva le foie très petit, on estima que son poids ne dépassait pas 750 grammes; il était très fortement maculé de jaune; ses cellules étaient petites et rompues; il fut impossible d'en trouver une intacte; il y avait une quantité énorme de débris de tissu hépatique et de graisse. La vésicule biliaire était rétractée et ne contenait qu'un peu de mucus. La vessie était vide.

(1) Densité	1.028
Réaction	Légèrement acide.
Couleur	Ocre jaune claire.

Sur 1,000 parties, on trouve :

Eau	948.860.
Éléments solides..................	51.138.
Urée............................	30.
Acide urique.....................	0.375.
Résine, mucus, graisse............	
Biliverdine......................	
Urohématine.....................	14.575.
Leucine et tyrosine...............	
Sels minéraux....................	6.188.

A la simple évaporation, l'urine laissait déposer des cristaux de leucine et de tyrosine. Celle-ci en petite quantité, celle-là très abondante. La résine et les graisses étaient très accrues.

Observation XXXVIII (inédite)
(M. Pinard)

Angiocholite pendant la grossesse. — Avortement à six mois. — Mort.

Femme de 30 ans, obèse, présentant les antécédents suivants :

Antécédents héréditaires. — Père neurasthénique, actuellement âgé de 60 ans.

(1) Harley, *ibid.*, p. 187.

Mère morte tuberculeuse à 28 ans.

Antécédents pathologiques. — Ictère à l'âge de 18 ans; ictère à 22 ans; ictère à 25 ans. Quelque temps avant la première grossesse, crise d'ictère.

Antécédents obstétricaux. — 1re grossesse en 1888, normale. Accouchement spontané, à terme, enfant vivant actuellement.

2e grossesse en 1890. Ictère au troisième mois. Avortement à trois mois et demi.

3e grossesse en 1892. Accouchement à terme d'un enfant vivant, mais après avoir suivi pendant toute la durée de la grossesse un régime sévère dirigé contre les accidents hépatiques.

Enceinte pour la quatrième fois, aucun régime ne fut suivi. Même pendant toute la durée de cette grossesse; Mme D... continue à faire usage de la morphine, car elle était morphinomane.

Vers cinq mois et demi, début d'ictère. Les urines, très colorées, sont peu abondantes, de couleur acajou et horriblement fétides.

L'ictère devint très intense le troisième jour, en même temps que se montraient les symptômes suivants : ballonnement du ventre, subdélirium et hyperthémie, 38°5.

Vue à ce moment par MM. Hanot, Troisier, Joffroy et Pinard. Diagnostic porté : angiocholite infectieuse.

Cet état dura huit jours. Avortement : expulsion d'un enfant mort. Délivrance sans hémorrhagie.

Les urines devinrent plus abondantes, mais la température s'éleva à 39°5 et 40, le délire s'accentua et la mort survint cinq jours après l'avortement, après l'apparition de phénomènes bulbaires.

Observation XXXIX (inédite)
Personnelle.

Ictère grave survenu au neuvième mois d'une première grossesse chez une femme alcoolique et ayant déterminé l'accouchement prématuré et la mort de la mère et du fœtus.

La nommée F..., Catherine, ménagère, entre à la clinique Baudelocque, le 22 avril 1898, dans le service de M. le professeur Pinard.

C'est une primipare de 33 ans, arrivée au neuvième mois de sa grossesse, atteinte d'ictère grave, et qui, malgré la torpeur intellectuelle dans laquelle nous la trouvons au moment de notre examen, a conservé, cependant, assez de lucidité pour nous donner les renseignements suivants :

Née d'un père alcoolique mort à l'âge de 72 ans des suites d'une paralysie datant de cinq ans, et d'une mère, actuellement vivante, ayant présenté, à l'âge de 55 ans, un ictère en dehors de la puerpéralité, elle ne commença à marcher qu'à l'âge de 3 ans. Cette atteinte de rachitisme fut le point de départ de stigmates du côté du squelette dont nous retrouverons la description à l'examen obstétrical.

Sa nutrition se ressentit, sans nul doute, de cette double influence : la tare héréditaire et le rachitisme ; car, elle nous dit avoir souffert pendant toute son enfance et sa jeunesse de maux d'estomac continuels. Elle fut réglée à 15 ans, une seule fois la première année. A partir de 16 ans, les règles revinrent périodiquement, avec une durée moyenne de 2 à 3 jours, mais elles furent toujours irrégulières.

Les années suivantes ne furent marquées par aucun incident notable. La santé générale, sans être brillante, à cause de la persistance des troubles dyspeptiques, était cependant suffisamment bonne pour lui permettre de travailler. Son régime alimentaire consistait en viandes et légumes divers ; elle n'avait pas, à cette époque, de dégoût prononcé pour les matières grasses. Mais, depuis plusieurs années (environ 5 à 6 ans), la qualité et la quantité du liquide dont elle faisait sa boisson ordinaire ne furent pas sans jouer un rôle néfaste dans sa nutrition générale ; et bientôt cette femme devint une alcoolique avérée : elle fabriquait elle-même du vin avec du raisin sec et du genièvre et en but d'abord deux litres par jour ; puis, bientôt, comme elle avait toujours une soif vive et qu'elle trouvait ce breuvage « *très agréable* », elle finit par en absorber 5 à 6 litres (quantité qu'elle avoue sans la moindre difficulté), sans compter, d'ailleurs, les autres liquides pris de façon plus ou moins régulière. Il en résulta vite des crampes et des fourmillements dans les membres inférieurs, puis des cauchemars nocturnes pendant lesquels,tantôt elle croyait tomber dans un précipice, tantôt elle se trouvait la proie d'animaux prêts à la dévorer, enfin, des contractions fibrillaires de la langue et le tremblement caractéristique des doigts qu'il nous est facile de constater au moment de notre examen.

C'est dans ces mauvaises conditions, déjà alcoolique invétérée, qu'en 1897, elle se maria, puis devint enceinte. Elle ne peut préciser le début de sa grossesse, les règles précédentes ayant toujours été irrégulières. Mais un point sur lequel elle se montre très affirmative, c'est que pendant plusieurs mois, elle eut des *vomissements* abondants et bilieux, soit spontanés, soit surtout provoqués par la vue des aliments. En même temps, elle avait de l'inappétence, une soif vive, des digestions très difficiles, et un dégoût marqué pour les aliments gras.

Les vomissements cessèrent vers le mois de janvier 1898, et pendant une période de deux mois environ, à ce mauvais état général succédèrent un calme et un bien-être relatifs. A la fin de mars, les troubles digestifs, de la constipation, et les malaises reparurent; et à cet ensemble de symptômes, banal chez elle à force d'être persistant, vint s'en ajouter un autre de premier ordre, c'est-à-dire des *épistaxis abondantes* se reproduisant presque tous les soirs. Mentionnons, enfin, une vive émotion qu'elle eut, il y a une quinzaine de jours, occasionnée par une rixe survenue chez les personnes dont elle faisait le ménage, et nous aurons le tableau symptomatique, aussi exact que possible, présenté par notre malade jusqu'au jeudi 21 avril, date probable de l'apparition de son ictère.

C'est, en effet, ce jour-là, que pour la première fois son mari, s'apercevant qu'elle était devenue jaune et « la trouvant malade », la fit conduire à la clinique Baudelocque où elle entra le vendredi soir 22. Sa température était alors de 36°4. En raison de son état, on la fit coucher immédiatement et mettre au régime lacté intégral.

Examen le samedi 23. — Le lendemain 23, lorsque nous vîmes cette femme pour la première fois, nous la trouvons dans l'état suivant :

Elle est couchée dans le décubitus dorsal, plongée dans un état demi-somnolent, et c'est avec difficulté qu'elle répond à notre interrogatoire, car elle a continuellement « *du brouillard devant les yeux* ».

L'*ictère* est très accusé; les sclérotiques, les conjonctives et la muqueuse sublinguale ont une coloration jaune safran. Toute la surface cutanée, surtout la peau du thorax, de l'abdomen et de la face interne des cuisses,' est fortement imprégnée par le pigment biliaire.

Les *selles* rendues depuis son entrée étaient assez dures et décolorées comme du mastic.

Les *urines*, émises spontanément, l'ont été en petite quantité et mélangées avec les matières fécales. Comme les tentatives de miction sont restées absolument infructueuses depuis plus de douze heures, par suite de la parésie vésicale, nous retirons, par le cathétérisme, exactement *un litre d'urine*, de coloration acajou, dont l'examen pratiqué par le pharmacien du service a donné les résultats suivants :

Quantité recueillie	1 litre.
Couleur	Jaune rouge.
Odeur	Fétide attribuable à un début de fermentation ammoniacale.
Réaction	Neutre (même cause).
Aspect	Louche.
Urée	6 gr. 40.
Phosphates évalués en $Ph^2 O^5$	1 — 63.
Chlorures évalués en Nacl	1 — 75.
Albumine	0 — 20.
Pigments biliaires	Très nettement décelés par le Gmelin, quoique en quantité faible.
Acides biliaires	0.
Urobiline	0.
Sucre	0.

En raison du développement de l'utérus gravide dont la hauteur au-dessus de la symphyse est de 30 centimètres, il est difficile d'apprécier le volume du foie; toutefois, il nous semble plutôt diminué, car, au-dessus de la matité du globe utérin, c'est à peine si on trouve trace de la matité hépatique; en revanche, la région correspondante est le siège d'une sensibilité manifeste à la pression.

Il n'existe ni souffle ni bruits anormaux à la pointe ni à la base du cœur. Le deuxième bruit aortique est, cependant, un peu éclatant. Les poumons ne présentent pas de signes stéthoscopiques; il n'y a pas de varices ni traces d'œdème.

Le squelette est normal dans son ensemble : une légère incurvation en arc de cercle, portant sur toute la longueur des membres inférieurs, et un diamètre promonto-sous-pubien de 10 centimètres, sont les seuls indices du rachitisme signalé dans la première enfance.

Le ventre a une tension moyenne : par le palper, on constate une présentation de l'extrémité céphalique en gauche transversale. Les bruits du cœur, lents et sourds, sont perceptibles sur la ligne médiane au-dessous de l'ombilic. Il existe des contractions utérines; mais il n'y a aucun début de travail, puisque ces contractions ne sont pas douloureuses et que le col a conservé toute sa longueur (4 heures de l'après-midi).

A ce moment, la température est de 36° 8; le pouls bat 120 par minute. Malgré l'état d'obnubilation et de torpeur sur lequel nous avons insisté, la malade peut encore, cependant, se soulever assez facilement et se servir elle-même du lait, qu'elle boit volontiers. C'est dans ces conditions que s'achève la soirée du 23.

24 *avril.* — A 4 heures 55 du matin, l'infirmière de service vient prévenir que la malade ne se réveille pas et semble avoir saigné du nez. M. Leduc, externe de garde, la trouve plongée dans le coma, souillée par des matières fécales, liquides, décolorées et par du liquide amniotique. Le cordon, sans battements, fait procidence à la vulve, et la tête elle-même, mal ossifiée et mal fléchie vient la distendre sous l'influence de quelques rares contractions utérines. La vessie est pleine d'urine; du sang noir et poisseux s'étale autour du nez et tache la chemise; les extrémités cyanosées sont froides; le

pouls à peine perceptible est à 160. On fait à la malade trois piqûres d'éther et on l'emporte à la salle de travail. Mlle Rose, sage-femme en chef, pratique immédiatement une application de forceps, puis la délivrance artificielle; mais le râle trachéal et les contractions fibrillaires des muscles continuent, et la mort survient à 5 heures 30.

L'enfant, du sexe masculin, et du poids du 2,100 grammes, n'est pas ictérique; il ne présente aucune altération de la surface tégumentaire, preuve que la mort est de date récente. Le placenta est normal et pèse 450 grammes, de sorte que le rapport physiologique existant entre ce dernier et le poids de l'enfant est conservé.

Autopsie (30 heures après la mort). — Rien de particulier à noter au point de vue de l'aspect extérieur du cadavre, si ce n'est la coloration ictérique déjà décrite. A l'ouverture de la cavité abdominale, les viscères étant examinés en place, le tablier épiploïque spontanément relevé, on constate que tous les organes visibles à l'œil nu, c'est-à-dire la vessie, l'utérus, l'intestin et l'estomac, y compris le péritoine, sont colorés en jaune. Il n'existe qu'une très faible quantité de sérosité franchement jaune, au niveau des parties déclives. L'*estomac* est à l'état de réplétion; il est même distendu par du liquide, ainsi qu'on s'en rend facilement compte en le palpant. Quant au foie, au lieu d'apparaître au niveau du rebord des fausses côtes, comme à l'état normal, il est complètement caché au-dessous d'elles.

L'autopsie n'a pu être faite en détail. Voici les résultats de l'examen du cœur, du foie, des reins et de la rate.

1°) Examen macroscopique.

Le *cœur* est congestionné et surchargé de graisse. Il pèse 270 gr. Il ne présente aucune lésion orificielle.

Le *foie*, petit, pèse 1,000 grammes. Son bord tranchant fait une mince lamelle. Sa coloration est jaune havane. La vésicule biliaire et les parties circonvoisines ont une coloration vert bouteille. Cette vésicule ne contient pas de calculs. Il existe quelques petites hémorrhagies sous-capsulaires au niveau de la face supérieure du lobe droit.

Les *reins* pèsent 115 et 125 grammes. Ils se décortiquent facilement; et à part la coloration jaunâtre caractéristique des autres
organes, ils ne présentent pas de lésions macroscopiques appréciables.

La *rate* pèse 95 grammes. Sa coloration est normale et non ictérique.

2°) L'EXAMEN ANATOMO-PATHOLOGIQUE a été pratiqué par M. le professeur agrégé Letulle.

A) FOIE. — Les coupes du foie, après durcissement d'un fragment
par l'alcool, ont été étudiées : 1° *Avant toute coloration; 2° Après
colorations diverses.*

I) AVANT TOUTE COLORATION.

Dans ces conditions, le foie apparaît atteint de trois sortes de
lésions :

1) *Une surcharge pigmentaire des cellules hépatiques.* — Cette
surcharge pigmentaire est assez abondante et paraît affecter, de préférence, les tronçons de trabécules hépatiques voisins de la veine
centrale du lobule et des veines sus-hépatiques sous-lobulaires. Ce
pigment est constitué par des grains jaune brunâtre, très fins, accu-
mulés en petit amas, pour la plupart au centre des cellules hépatiques, autour du noyau. Quelques îlots de pigment sont cependant
extérieurs aux trabécules hépatiques et semblent logés dans le protoplasma des cellules fixes et des endothéliums vasculaires. Sur
quelques points même, cette disposition extra-trabéculaire des îlots
de pigment est assez confluente pour former des traînées pigmentaires inter-trabéculaires qui dessinent d'une façon régulière le
·trajet des capillaires sanguins. L'épreuve par le ferrocyanure de
potassium et l'acide chlorhydrique, d'une part, et, d'autre part, par
le sulfhydrate d'ammoniaque, permet de reconnaître qu'aucune de
ces particules pigmentaires n'est ferrugineuse. Il ne s'agit donc pas
de pigment ocre provenant directement de l'hémoglobine. La preuve
que l'on est en présence d'un pigment d'origine biliaire peut être
donnée par l'action de l'acide nitrique nitreux.

2) *La dislocation des trabécules hépatiques.* — Cette deuxième

lésion est très apparente avant toute coloration. La plus grande partie des travées lobulaires se reconnait à peine, sauf en certains points voisins des espaces-portes de moyenne dimension. Presque partout ailleurs, la disposition radiée et divergente, par rapport à l'axe du lobule, des trabécules hépatiques n'est plus reconnaissable. La raison de ce désordre topographique apparent est donnée par l'examen méthodique des coupes colorées au picro-carmin. Cette technique montrera, en effet, qu'il existe un certain degré de cirrhose interstitielle diffuse et que la presque totalité des cellules hépatiques est frappée d'une dégénérescence protoplasmique granulo-graisseuse, rendant individuellement chacun des éléments glandulaires à peu près méconnaissable.

3) *La désintégration granulo-graisseuse et vacuolaire de la presque totalité des cellules hépatiques* constitue la troisième lésion. Cette altération du protoplasma déforme les cellules, qui perdent plus ou moins complètement leur aspect cuboïde, en même temps qu'elle donne au protoplasma ainsi atteint une translucidité anormale, suffisante à elle seule pour désorienter l'œil de l'observateur, puisque la sériation trabéculaire des cellules est, de la sorte, presque complètement détruite.

II) Après colorations diverses.

I) *Après coloration au picro-carmin*, l'aspect des coupes est des plus caractéristiques. Les espaces-portes, modérément élargis, donnent, sur presque tous les points, naissance à un fin réseau fibroïde péri-capillaire qui s'enfonce, très irrégulièrement, dans la profondeur des lobules hépatiques adjacents et parvient ainsi à dissocier, presque cellule à cellule, les blocs trabéculaires. Il est facile d'établir que ces travées fibreuses longent les capillaires inter-trabéculaires, épaissis eux-mêmes modérément. Cette sclérose interstitielle diffuse du foie est irrégulière, semée comme au hasard, dans toute l'étendue des coupes. Elle ne s'accompagne pas d'un grand nombre de cellules lymphatiques, preuve qu'il s'agit d'une affection inflammatoire déjà ancienne, quoique discrète. La plupart des veines centrales des lobules sont manifestement épaissies et paraissent quelque peu dilatées. Les premières assises sous-lobulaires des veines sus-hépatiques sont, de même, sclérosées et notablement dilatées.

2) *Après coloration par l'hématoxyline et montage dans la glycérine, sans passage par l'éosine,* l'état pathologique du protoplasma cellulaire est très apparent : les cellules hépatiques en voie de dégénérescence aiguë ont toutes conservé leur noyau. Il ne s'agit donc pas d'une mortification cellulaire effectuée, car ces noyaux sont bien teints par l'hématoxyline ou l'hématéine, arrondis, ou plus ou moins anguleux ; enfin, sur nombre de points, la cellule contient deux, parfois même trois noyaux. Plusieurs d'entre eux sont vacuolaires et leur nucléine apparaît ponctuée de grains irrégulièrement disséminés. Quelquefois le noyau, unique, est vésiculeux, énorme, avec un nucléole très brillant. Les trabécules, encore indemnes ou à peu près normales, sont formées de cellules hépatiques très riches en noyaux. Sur quelques points même, on observe des traces d'une kariokynèse à peine esquissée.

Les endothéliums vasculaires, inversement, montrent souvent les signes d'une irritation proliférative des plus marquées. On peut même dire que sur quelques points, la presque totalité des endothéliums capillaires inter-trabéculaires ont leurs filaments chromatiques pelotonnés, sous forme de plaques équatoriales. Le contraste qui existe entre la tuméfaction avec état vacuolaire des noyaux des cellules hépatiques et l'irritation proliférative des endothéliums mérite d'être signalé.

Les épithéliums des canaux biliaires ont des noyaux nombreux, petits, mais à l'état de repos, pour l'immense majorité. Il n'existe pas moins quelques noyaux en kariokynèse au niveau des canalicules les plus rapprochés des trabécules hépatiques.

De place en place, surtout au niveau des grands espaces-portes, les capillaires sanguins inter-trabéculaires contiennent un grand nombre de globules blancs polynucléaires et surtout mononucléaires, très rapprochés les uns des autres, sans cependant arriver à remplir complètement la lumière des vaisseaux. Cette disposition fournit la preuve qu'un certain degré de réaction inflammatoire était en train de s'effectuer dans l'intimité même des lobules hépatiques. L'immense majorité des cellules de Kupfer (cellules interstitielles péri-capillaires) sont intactes quant à leur noyau. Un grand nombre d'entre elles paraissent s'être imprégnées de pigment biliaire, qui leur donne ces tons jaune d'or signalés sur les coupes montées dans le baume.

3) *Après coloration par la thionine phéniquée,* l'aspect des parties est extrêmement tranché. Les noyaux des cellules hépatiques montrent leur protoplasma bleuâtre, translucide, et la thionine colore en bleu foncé leurs nucléoles, qu'elle isole très nettement. Immédiatement en dehors du noyau, le protoplasma de la cellule se détache sous forme de lignes ponctuées, d'un bleu vif; ces lignes ponctuées divergentes rejoignent la surface de la cellule après avoir délimité un nombre variable de loges (12 à 15) assez régulièrement arrondies et de différentes dimensions, qui cloisonnent la totalité du protoplasma cellulaire. La surface même de la cellule est dessinée par une ligne bleue également ponctuée, très nette, même quand on examine les coupes à l'éclairage Abbe, à l'aide de l'objectif à immersion homogène. L'étude attentive des parties permet d'établir ainsi que l'aspect anguleux des noyaux décrit plus haut (picrocarmin) n'est qu'une apparence optique due à la condensation ou à la conservation de la portion périnucléaire du protoplasma. Les grains pigmentaires logés dans certaines cellules ont, après la thionine, un ton vert sale qui facilite singulièrement le diagnostic de la lésion et de la variété des éléments tatoués de la sorte. — Grâce encore à la thionine, il est facile de montrer que les cellules hépatiques, même les plus granulo-vacuolaires, contiennent souvent 2 et 3 noyaux. L'imprégnation des endothéliums vasculaires par le pigment est également des plus aisées à reconnaître au moyen de cette coloration. Quelques cellules des canalicules biliaires sont en karyokinèse avancée, sinon même complète. Au niveau des grands espaces-portes, on note la présence d'un nombre assez considérable de cellules granuleuses d'Ehrlich, encore vivement colorées en rouge violâtre par la thionine.

4) *Après action de l'acide osmique.* — Déjà, sur les coupes colo-

17

rées au picro-carmin, l'aspect vacuolaire des cellules hépatiques donnait à penser à une transformation graisseuse du protoplasma parenchymateux. Toutefois, on devait noter les petites dimensions de ces boules translucides creusées dans le protoplasma, surtout à sa périphérie. Un petit nombre seulement de cellules hépatiques contiennent des globules graisseux bien caractéristiques, grâce à leur forme arrondie et à leur réfringence.

Après l'acide osmique, l'aspect des parties n'est pas aussi décisif qu'on pouvait s'y attendre. C'est ainsi que le long des trabécules encore intactes, on constate la présence d'un assez grand nombre de fines granulations graisseuses, arrondies, d'un brun foncé, logées autour du noyau ; donc, pour ces cellules, nul doute n'est possible. Mais au niveau des cellules hépatiques les plus vacuolaires, l'acide osmique semble mordre beaucoup plus difficilement et n'y colorer qu'un très petit nombre des boules translucides, déjà bien reconnues et si nettement appréciables sur les coupes au picro-carmin et à la thionine. On ne saurait arguer, avec les préparations que nous examinons, d'une technique insuffisante, puisque nombre de points ont bien pris le ton brun foncé, caractéristique de la graisse touchée par l'osmium.

Il est donc logique d'admettre ici une triple lésion protoplasmique des épithéliums glandulaires :

a) Une pigmentation anormale biliaire ;

b) Une dégénérescence granulo-graisseuse ;

c) Un état vacuolaire.

Cette dernière altération n'a rien d'inattendu : on la peut constater en effet, dans un grand nombre d'éléments cellulaires au cours de différentes maladies infectieuses, tant aiguës que chroniques, ou d'intoxications. Elle rappelle surtout la désintégration granulo-graisseuse et vacuolaire des épithéliums du rein, signalée dans certaines formes de néphrite aiguë.

B) REINS. — Le rein est remarquablement sain. Tout au plus doit-on noter le nombre assez considérable des noyaux et la tuméfaction modérée de quelques-unes des ses cellules tombant ainsi à l'intérieur de la lumière du tube quelque peu élargie. Mais, en aucun point, nous n'avons pu constater soit la kariokynèse des cellules rénales, soit la formation de cylindres hyalins. Sur quelques tubes droits des pyramides de Ferrein, les épithéliums semblent en petit nombre, creusés de vacuoles claires, peu nombreuses, et ne déformant qu'à peine la lumière du canal. Les glomérules ne sont point congestionnés, et la cavité glomérulaire conserve son endothélium très plat. Les vaisseaux du rein sont sains. Un petit nombre de cellules des tubes droits et des canaux collecteurs sont pigmentés en jaune orangé par le pigment biliaire.

C) Rate. — La rate montre une intégrité à peu près complète de ses follicules, remarquables, surtout, par leurs petites dimensions.

La pulpe proprement dite, peu congestionnée, semble plus fibreuse, plus riche en cellules que normalement. Les capillaires et les vacuoles sont, en effet, enserrées par des travées connectives bien plus riches en cellules fusiformes qu'en fibrilles interstitielles. Ces cellules fusiformes ont, presque toutes, le caractère de cellules de tissu fibreux. Dans les intertices, circulent des globules rouges peu nombreux et des globules blancs, surtout mononucléaires. Il existe enfin quelques grandes cellules à noyaux multiples, éparses au milieu du tissu interstitiel ; autant de lésions, imputables à une irritation chronique de date ancienne.

Réflexions. — Cette observation n'a pas besoin de longs commentaires. Nous en avons déjà parlé à propos de la discussion de la théorie rénale de Decaudin, contre laquelle elle est une preuve des plus convaincantes, car elle établit, de la façon la plus nette, la subordination, au moins chez la femme enceinte, de l'insuffisance rénale à l'insuffisance hépatique.

3°) CAS D'ICTÈRES PENDANT LES SUITES DE COUCHES
13 *observations comprenant* 10 *cas de mort et* 3 *cas de guérison.*
Deux sont inédites.

Observation XL
(Hervieux) (1)

Péritonite généralisée. — Ictère deutéropathique. — Mort.
Autopsie. — Examen microscopique du foie et de divers organes.

Femme Boulanger, 34 ans, multipare, originaire de Rennes,
habite Paris depuis un an. Cette femme dit avoir été atteinte d'une
fièvre typhoïde, mais elle ne sait au juste à quel âge, et avoir eu
des palpitations pendant deux ans, à la suite de cette maladie. Dans
le cours de sa dernière grossesse, elle eut une constipation assez
intense, et de l'œdème aux membres inférieurs, mais sans trace
d'albumine dans l'urine. Elle accoucha naturellement le 13 juin
1866, d'un garçon pesant 2,920 grammes.

Le lendemain 14, le pouls était à 72, le ventre souple et indolent.

15 juin. — Pouls à 76; peau modérément chaude; infiltration
des grandes lèvres. Une éraillure située à la partie inférieure de la
vulve commence à se couvrir d'escarres.

16 juin. — Pouls à 86; langue blanche, peau chaude. Sept garde-
robes en diarrhée.

17. — Pouls à 86; langue blanche, diarrhée, lochies fétides.

Le soir, pouls à 106; peau chaude, langue sale, douleurs dans la
région hypogastrique; six garde-robes en diarrhée.

18 juin. — Peau chaude; pouls à 112; langue blanche; douleurs
abdominales généralisées, avec retentissement dans les lombes et
le dos.

(1) Hervieux, *loc. cit.*, p. 217-219 et p. 229-232. — Les quatre premières
observations de cette série sont celles que M. Hervieux range sous l'étiquette
d'ictère deutéropathique.

19. — Commencement d'ictère sur la face et le tronc; coloration jaune des conjonctives et de la muqueuse buccale. Pouls à 126; chaleur à la peau; respiration à 34; expression d'inquiétude et de souffrance; météorisme abdominal, diarrhée, vomissements bilieux, lochies peu abondantes, d'un gris rougeâtre et très fétides. Guérison des escarres vulvaires; pulvérulence des narines; état général grave.

20 juin. — L'ictère s'est généralisé en se prononçant davantage à la face, au tronc et sur les muqueuses; pouls à 126; respiration à 34; chaleur brûlante à la peau; langue rouge et sèche. Augmentation du météorisme abdominal; pas de sensibilité à la pression, ainsi que cela a presque toujours lieu dans la péritonite des femmes en couches, quand la tension des parois abdominales est très grande. Diarrhée; lochies assez abondantes et fétides; vomissement des boissons.

Dans la soirée, l'état de la malade s'est considérablement aggravé. Elle succombe le lendemain 21 juin, à six heures du matin.

Autopsie. — Les téguments ont conservé la teinte ictérique observée pendant la vie. A l'ouverture de l'abdomen, issue d'une quantité considérable de sérosité jaune mêlée de flocons pseudo-membraneux également jaunes. Pus épais d'un jaune ictérique, accumulé dans le petit bassin, avec mélange de flocons jaunes. Fausses membranes sur l'utérus, les ligaments larges, les ovaires, les intestins, le foie et la rate. Ces deux derniers organes en sont littéralement couverts. Utérus volumineux mesurant 16 centimètres sur 14. Col noirâtre, tuméfié, ramolli, déchiré à son pourtour, comme éraillé sur plusieurs points de sa circonférence. Muqueuse utérine ramollie, se détachant aisément par le raclage, et baignée par une sanie noirâtre comme de la suie, fétide, mais d'odeur non gangreneuse. Cotylédons utérins noirs, ramollis, imprégnés de la même sanie. Tissu utérin de couleur jaunâtre, mais pas nacré comme à l'ordinaire, moins consistant et criant moins sous le scalpel qu'à l'état normal. Au niveau de l'insertion de chaque ligament large, et notamment dans la portion qui correspond à l'ovaire, foyer purulent, du volume d'une grosse noix, ayant aminci l'utérus en ce point, de telle sorte que la face interne n'en est séparée que par une faible épaisseur de tissu. Ovaires rougeâtres, ramollis, sans traces de pus, parsemés de petits foyers sanguins dont le volume varie depuis celui d'une tête d'épingle jusqu'à celui d'une lentille.

Le foie examiné au microscope par M. Cornil a présenté les altérations suivantes :

Coloration jaune rougeâtre du tissu examiné à l'œil nu. Ramollissement ; le tissu ne se soutient pas. Au microscope, infiltration des éléments du foie par le pigment biliaire. La plupart des cellules présentent, en outre, des granulations graisseuses. Presque toutes ces cellules ont deux noyaux. La multiplication des noyaux a été rapportée par Virchow à une sorte d'inflammation parenchymateuse, non pas à une hépatite pure, mais à une altération nutritive. Selon Virchow, cet état précède la dégénérescence graisseuse.

La bile était d'un vert noirâtre très foncé, très épaisse, consistante, visqueuse.

Les reins ictériques contenaient du pus dans les calices et les bassinets. La vessie renfermait aussi un pus jaune évidemment coloré par le pigment biliaire. La rate, couleur lie de vin, est ramollie.

Les poumons un peu engoués à leur base. Quelques adhérences pleurétiques entre les lobes et sur les parois thoraciques, mais sans épanchement aucun. Le cœur très petit ; l'endocarde violacé. L'aorte d'un rouge de carmin, depuis son origine jusqu'à la naissance des artères iliaques. Examinée au microscope, elle a montré l'absence totale de vascularisation. Il y avait imbibition pure et simple, ce qui s'explique par la présence des caillots sanguins noirs contenus dans le vaisseau et sur une grande étendue. La dure-mère et l'arachnoïde présentaient une teinte jaunâtre. Le cerveau exempt de toute congestion et de toute altération.

Observation XLI
(Hervieux)

Métro-péritonite et ovarite purulente. — Ictère deutéropathique.
Mort. — Autopsie.

Fille Lemaire, 23 ans, primipare, originaire d'Amiens, habitait
la campagne et travaillait aux champs à Saint-Cloud depuis quinze
mois où elle était cuisinière. Bonne santé habituelle; jamais de
maladies graves; pas d'accidents pendant la grossesse. Accouchée le
30 décembre 1862, d'une fille vivante, au terme de huit mois, et
pesant 2,650 grammes.

Délivrance naturelle. Rien de particulier à noter jusqu'au 8 janvier 1863. A cette époque on constate de la fièvre, des douleurs
abdominales, de la diarrhée, de l'ictère.

Tous ces symptômes vont en s'aggravant jusqu'au 13 janvier, où
nous trouvons la malade dans l'état suivant : ictère intense, coloration jaune des conjonctives et de la muqueuse gingivo-buccale, chaleur vive à la peau; pouls à 128, langue blanche un peu poisseuse;
ventre médiocrement développé; sensibilité utérine très vive à la
plus légère pression; diarrhée; pas de vomissements; respiration
accélérée; pas de toux ni d'expectoration; soif très vive; sentiment
de courbature et d'endolorissement des membres. Pas de frissons
antérieurs.

14 janvier. — L'ictère a fait de nouveaux progrès; l'intensité de
la coloration jaune a augmenté à la face, sur le tronc, sur les
membres et sur les muqueuses accessibles à la vue. La sécrétion
lactée a pris elle-même une teinte ictérique. Le volume du foie
reste sans augmentation ni diminution appréciables. Même sensibilité du ventre; langue sèche, rouge, comme vernissée; respiration
fréquente, foie altéré, abattement extrême, chaleur brûlante à la
peau; pouls fort, tendu, développé à 120; évacuations diarrhéiques
involontaires; insomnie. L'exploration de l'urine par l'acide
nitrique a donné une couleur verte très prononcée.

15 janvier. — Progression croissante de l'intensité de l'ictère. La coloration de la peau est devenue safranée; elle présente son maximum d'intensité à la face et sur les conjonctives; 60 respirations, pouls petit concentré, insaisissable, par moments à 130; refroidissement des extrémités et de la muqueuse buccale; hier soir et cette nuit deux épistaxis très abondantes. Ventre peu développé; la malade dit n'y ressentir aucune douleur, même à la pression; elle se plaint de souffrir toujours dans les jointures; parole difficile embarrassée, prostration excessive, intelligence conservée; ni convulsions ni délire. Diarrhée persistante.

Tous ces symptômes s'aggravent après la visite; le refroidissement s'est étendu des extrémités à la peau du tronc, et la malade succombe à onze heures du matin.

Autopsie. — A l'ouverture du ventre, issue d'une quantité considérable (deux à trois litres environ) de sérosité trouble, jaune orangé, mélangée de pus et de fausses membranes, surtout dans le petit bassin. Le grand épiploon descend à trois ou quatre travers de doigt au-dessous de l'ombilic; il est fortement injecté. Des arborisations d'un rouge violacé bleuâtre, verticalement dirigées, le parcourent dans toute son étendue. Les anses intestinales sont agglutinées par une matière gommeuse et poisseuse; elles sont soudées les unes aux autres par tous les points de leur circonférence de manière à former une masse serrée compacte et devenue presque fixe, au lieu de présenter cette souplesse, cette indépendance, cette mobilité, cette sorte de fluidité qui constitue un de ses caractères physiologiques. De plus, ces anses, au lieu d'être arrondies, cylindriques et convexes à leur partie antérieure, sont aplaties, nivelées et pour ainsi dire taillées carrément; elles présentent, elles aussi, une teinte jaune manifestement ictérique. Il en était de même des fausses membranes disséminées à la surface du foie et de la rate; elles étaient, elles aussi, jaunies par l'ictère.

Utérus volumineux, de couleur terne, grisâtre, ardoisée. Les canaux veineux qui parcourent le corps de cet organe sont tous remplis de pus. Le col ramolli, noirâtre, fortement ecchymosé, n'offre aucune trace de suppuration. Les trompes sont pleines d'un liquide mucoso-purulent, les ligaments larges, considérablement hypertrophiés et d'une épaisseur de 1 à 2 centimètres environ. Les deux ovaires, considérés à l'extérieur, offraient, sur la presque totalité de leur périphérie, un cinquième excepté, l'aspect d'un corps ovoïde noirâtre. Cette coloration était due à la présence d'une couche de sang noir coagulé et évidemment située à sa surface, car l'incision de l'ovaire a montré que cette couche n'avait pas plus de 1 à 2 millimètres d'épaisseur. Dans chacun des deux ovaires il existait, en outre, deux petits foyers purulents du volume d'un gros pois environ. Ces foyers étaient formés par un pus concret qui ne s'échappait pas après l'incision, comme si la partie liquide eût été absorbée. Le reste du tissu ovarique était sain. Les deux ovaires avaient contracté adhérences avec les anses intestinales voisines.

Le foie avait son volume normal, mais il présentait cette particularité que la couche la plus superficielle de la glande offrait une couleur ardoisée d'un vert bleuâtre; cette couche avait partout deux millimètres d'épaisseur environ. Le reste du parenchyme hépatique avait une coloration d'un jaune rougeâtre, était bien granité, avait sa consistance normale, ses vaisseaux et ses conduits parfaitement perméables. Les cellules du foie étaient infiltrées de pigment biliaire. La vésicule était petite et renfermait une bile épaisse, sirupeuse, d'un noir rougeâtre tirant sur le jaune, comparable à de la mélasse.

La rate était comme le foie, ardoisée à sa surface dans une épaisseur de deux millimètres environ. Le reste de son tissu était sain et d'un rouge amarante très vif. J'ai déjà eu occasion de rencontrer plusieurs fois cette altération de couleur de la couche superficielle des organes hépatique et splénique; altération coïncidant toujours avec la présence de néo-membranes à la surface de ces viscères.

Y a-t-il là un effet cadavérique ou pathologique? Je l'ignore; mais la coïncidence de la péritonite diaphragmatique avec l'altération que je signale est un fait que j'ai eu bien des fois occasion de rencontrer.

Reins ictériques et anémiés; le droit plus petit que le gauche.

L'estomac avait subi une certaine ampliation; il contenait un ver lombric et une matière rouge noirâtre évidemment constituée par du sang concret.

Volume du cœur normal; paroi du ventricule gauche en apparence hypertrophiée, mais simplement contractée sous l'influence du froid (nous étions au mois de janvier).

Les poumons sains.

Toute la surface tégumentaire, les conjonctives et la muqueuse buccale offraient encore la teinte ictérique au degré le plus prononcé.

Observation XLII
(Hervieux)

Péritonite généralisée et ictère.

Fouratier, primipare 28 ans, cuisinière, originaire du Berry, à Paris depuis deux mois. Pas de maladies graves antérieures, pas d'accidents pendant la grossesse.

Accouchée naturellement le 17 novembre 1863 à la Maternité. État satisfaisant jusqu'au 22. A dater de ce jour jusqu'au 26, quelques petits frissons, un peu de diarrhée et de temps à autre un peu de sensibilité abdominale. Dans la nuit du 25 au 26, grande agitation; la malade, désireuse d'abandonner son enfant, et trouvant qu'on ne le lui enlevait pas assez tôt, avait été prise d'insomnie, de délire, de mouvements désordonnés, deux fois elle s'était levée en proie à des hallucinations toutes relatives à son enfant.

Dans la soirée du 26 survient un grand frisson d'une demi-heure, avec tremblement des membres et claquement des dents.

27 novembre. — Expression de souffrance, teinte ictérique de la peau très manifeste à la face, sur la muqueuse buccale et sur les conjonctives, moins prononcée sur le tronc. L'urine traitée par l'acide nitrique prend une teinte verte très accusée. Ventre modérément développé, mais très sensible à la pression. Il est aussi le siège de douleurs spontanées qui arrachent des plaintes presque continuelles à la malade; chaleur vive à la peau, pouls à 130, petit et faible; diarrhée et vomissements verts.

28. — L'ictère a considérablement augmenté, la face et les conjonctives sont d'un jaune foncé, les gencives et toute la muqueuse gengivo-buccale apparaissent non moins jaunes quand on refoule le sang par une pression énergique. L'intensité de la coloration ictérique s'est accrue dans la même proportion sur le tronc et les membres.

Les doigts, quoique refroidis et violacés par l'approche de la mort, ont subi très notablement l'influence de la suffusion du pigment biliaire dans toutes les parties du corps. L'urine verdit et se fonce encore plus que la veille par l'acide nitrique. Pouls presque imperceptible; refroidissement de la face, de la langue et des extrémités; immobilité dans le décubitus dorsal, yeux convulsés en haut, indifférence et insensibilité à toutes les stimulations extérieures, respiration haute, précipitée à] 60; mort imminente.

La malade succombe le même jour à neuf heures du matin.

Autopsie. — A l'ouverture du ventre, issue d'une quantité énorme de liquide louche, jaune, mêlée de flocons purulents et pseudo-membraneux semblables à une crème mal prise. Le petit bassin est rempli de ce pus et de ces fausses membranes. La périphérie du foie et de la rate en est entièrement tapissée. La face interne de l'utérus présente sur tous ces points une couche de liquide rouge noirâtre semblable pour l'aspect et la consistance à de la gelée de groseille déjà ancienne, et qui n'est en réalité que du sang exhalé par la paroi utérine. Du reste, pas de trace de pus, ni dans l'utérus dont le tissu nacré a conservé sa blancheur, sa fermeté et ses caractères physiologiques, ni dans les ligaments larges qui sont souples et indemnes de toute lésion, même à leur insertion sur la matrice, ni enfin dans les trompes et les ovaires.

Foie de volume ordinaire, mais ramolli et d'une couleur jaune très vive exactement comparable à celle du pain d'épice. Le ramollissement de l'organe nous a paru devoir être attribué à l'action du liquide contenu dans la cavité abdominale. Quant à la couleur spéciale du tissu hépatique, elle reconnaissait pour cause l'infiltration générale des cellules du foie par le pigment biliaire.

La vésicule biliaire, très pâle à l'extérieur, ne contenait qu'un liquide séreux, limpide et d'un jaune clair. Rien dans la rate. Poumons congestionnés dans la plus grande partie de leur étendue. Plèvres intactes. Cœur et gros vaisseaux sains. Le cerveau et ses membranes, d'une intégrité d'ailleurs parfaite, étaient légèrement colorés en jaune par l'ictère.

Observation XLIII
(ANDRAL cité par HERVIEUX)

Une femme de 29 ans accouche facilement et promptement d'un enfant à terme. Immédiatement après l'accouchement, perte abondante qui est combattue par des applications de glace sur l'hypogastre et du suc de citron porté sur le col utérin. Les lochies coulent comme de coutume.

Le quatrième jour, sans cause connue, toute espèce d'écoulement se supprime, et l'abdomen devient le siège de vives douleurs. Le lendemain, cinquième jour, cette femme entre à la Charité. Abdomen fortement ballonné, très douloureux à la pression; respiration accélérée sans toux ni expectoration; pouls petit et fréquent; peau chaude et sèche; langue naturelle. Pas de selles depuis deux jours; ni nausées ni vomissements. Face pâle, altérée, abattement profond. D'ailleurs on ne sent aucune tumeur au-dessus du pubis, et le col utérin peut être touché sans douleur. (Vingt sangsues et lavements émollients.)

Toutes les fois que la malade essaye de prendre de l'huile de ricin, elle la vomit. Dans la journée, elle s'affaisse de plus en plus; une teinte jaune se répand sur la figure, et dans la matinée du sixième jour l'ictère est très prononcé. Abdomen toujours ballonné et douloureux; prostration de plus en plus grande.

Mort dans la soirée, six jours après l'accouchement et trois jours après l'invasion des douleurs abdominales. Peu d'heures avant la mort, tuméfaction du ventre très considérable; dans toute l'étendue de la paroi antérieure, il résonnait comme un tambour.

Autopsie. — Abdomen ballonné comme pendant la vie. En incisant les parois, on pique une anse intestinale, et une grande quantité de gaz s'échappe avec bruit du tube digestif. Entre les intestins étaient accumulées des masses blanches albumineuses qui les unissaient et ne présentaient d'ailleurs encore aucune trace d'organisation.

Un pus blanc et épais remplissait l'excavation du petit bassin. Une vive injection colorait en beaucoup de points le tissu cellulaire sous-péritonéal; la surface interne de l'estomac était pâle, mais une forte rougeur existait dans tout le duodénum. De petits vaisseaux rampaient en grand nombre dans le tissu cellulaire sous-muqueux de l'intestin grêle et du cæcum; le reste du gros intestin était blanc et rempli de matières fécales dures. Le foie n'offrait, soit dans ses canaux, soit dans son parenchyme, aucune altération appréciable.

L'utérus, revenu sur lui-même, ne dépassant pas le pubis, offrait une assez ample cavité à surface interne rougeâtre. Rien dans le thorax et le crâne.

Il y avait dans le duodénum une inflammation d'autant plus remarquable qu'elle coïncidait avec l'existence d'un ictère, sans lésion appréciable dans le foie.

Les premières traces de cet ictère apparurent à la suite des vomissements que provoqua l'huile de ricin. Le médicament fut-il vomi parce qu'il y avait déjà duodénite antécédente qui, exaspérée par lui, se propagea aux canaux biliaires et produisit l'ictère, ou bien fut-il la première cause de l'inflammation du duodénum? La duodénite ne contribua peut-être pas à produire la prostration extrême dans laquelle la malade tomba tout à coup et au milieu de laquelle elle succomba. (ANDRAL, *Clin. méd.*, t. II, p. 576.)

Observation XLIV
(QUINQUAUD) (1)

A......, domestique, 35 ans, primipare. Entrée le 23 septembre. Bien constituée. Les parties molles peu dilatables s'opposaient à

(1) Thèse de Lavoix, *loc. cit.*, p. 33.

l'accouchement. On applique le forceps à minuit le 25. Le travail durait depuis deux jours. Battements fœtaux très faibles. Application de forceps au détroit inférieur faite sans difficulté.

26 (matin). — Rétention d'urine ; (soir) abdomen douloureux, mais souple, ni frisson, ni nausées. Respiration un peu accélérée. Déchirure assez étendue du périnée.

27 (matin). — Abdomen peu développé. Pas de douleurs spontanées, mais vives à la pression. Seins flasques. Surface cutanée colorée en jaune.

Ictère. — 28. Soif vive. Langue chargée, ventre ballonné. La douleur persiste. Le soir : ventre très développé, frisson, pas de nausées. — 29. Lochies fétides. Nymphes œdématiées. Prostration, nuls troubles circulatoires. — 30. Agitation. Respiration fréquente. Même état de l'abdomen. Nausées. Relâchement du sphincter anal. L'auscultation fait entendre des râles sous-crépitants et un souffle lointain dans le tiers inférieur du poumon droit. A gauche quelques râles sous-crépitants, puis légère submatité. Mort le 1er octobre.

Autopsie. — *Abdomen* : liquide purulent en abondance. Fausses membranes recouvrant les intestins, le foie, la rate et l'utérus. Foie volumineux. Bile jaunâtre. Sang fluide dans la veine sus-hépatique. Rate augmentée de volume. Reins normaux. — *Thorax* : quelques adhérences pleurales récentes du côté droit en arrière. Le lobe supérieur droit est un peu congestionné, partiellement atélectasié. Lobe inférieur droit carnifié. Pas de noyaux de vraie hépatisation. A gauche, lobe supérieur congestionné ; *idem* pour le lobe inférieur où se voient plusieurs traces d'atélectasie, tissus tous colorés en jaune. Cœur petit. Un peu d'adhérence des valvules sigmoïdes de l'aorte. Utérus volumineux. Veines iliaques contenant du sang noir. Sur les parties latérales, pas de pus dans les sinus. En quelques points cependant on fait suindre une matière jaunâtre qui paraît être de la fibrine en régression. Les autres sinus sont béants ou contiennent du sang noir. L'intérieur de l'utérus contient une matière sanieuse ; vers le col on trouve un liquide puriforme. A ce niveau, la coupe montre des vaisseaux sains. Le vagin contient le même liquide. Quelques points gangrèneux à la vulve. Quelques lymphatiques purulents vers le col.

Poumons, péricarde, membrane interne des ventricules colorés en jaune. La couleur jaune ne s'étend pas au tissu cérébral. Les fausses membranes et le liquide abdominal présentent aussi la teinte jaune. Une portion du foie examinée plus attentivement fait voir des îlots jaunâtres ramollis, un peu congestionnés, plus gorgés de liquide que les parties ambiantes. En faisant une coupe de ces points, on voit qu'une portion des cellules hépatiques sont détruites, et il existe à la place des granulations protéiques et graisseuses avec du pigment biliaire. Ailleurs les cellules hépatiques sont remplies de pigment, mais leur contour est net et leur volume normal.

Il s'agit d'une hépatite dégénérative disséminée par îlots (Quinquaud.)

Enfant A... Né avant terme, 2,650 grammes. 27 septembre à minuit. A été insufflé. Sa température a baissé rapidement. Mort le 28 dans la journée.

Autopsie. — Bien conformé, paraissant né à huit mois. Il existe deux plaies contuses sur le crâne (forceps), l'une sur le pariétal gauche, l'autre sur le coronal droit. Plèvre contenant un peu de sérosité sanguinolente. Poumon gauche induré (hépatisation) dans tout le lobe inférieur, lobe supérieur sain. Poumon droit un peu congestionné à la partie inférieure. Cœur normal. Foie très congestionné. Bile jaune dans la vésicule. Il y a encore du méconium à la fin du gros intestin. Le cerveau est simplement congestionné ; il n'y a nulle lésion des méninges.

Observation XLV
(Cornil) (1)

Femme B..., 20 ans, domestique, entrée le 14 mars 1872. — Bonne grossesse. — Accouchement primipare, 58 heures de douleurs.

(1) Thèse de Lavoix, p. 35.

Affaiblissement considérable. Douleurs abdominales; à la suite, fièvre violente continuelle. Douleurs dans tous les membres. N'allaite pas son enfant. Trouve qu'elle est mal soignée et mal nourrie. Sort de l'hôpital au bout de sept jours. La maladie augmente d'intensité. Toux. Crachats blancs. Insomnie. Fièvre continuelle. Perte des forces progressive.

14 mars au soir. — Pâleur mate considérable, générale ; peau recouverte par une sueur froide. Pouls à 156. Battements du cœur violents avec souffle intense à la base (1ᵉʳ temps), prolongement vers la pointe. Ventre ballonné, douloureux, pas de taches. Seins très larges, aplatis, ne contenant plus de lait. Pas d'écoulement par la vulve. Alcoolature d'aconit, 4 grammes. Extrait thébaïque, 5 centigrammes.

15 mars. — Délire la nuit. Douleurs dans les genoux, surtout le droit, avec rougeur autour de la rotule droite. Pâleur plus blanche qu'hier, face grippée. Prostration. Nausées continuelles. Râles sibilants et muqueux. Douleur de ventre très intense à gauche avec matité sur les côtés. Même souffle au cœur. Pouls 124. — Soir : pas de selles. Dyspnée. Douleurs du ventre et du dos. Nausées. Pouls 132. Même prostration. Alcoolature d'aconit, 4 grammes. Glace. Onguent napolitain belladone.

16 mars. — Insomnie. Pouls 132. Dyspnée moindre. Pommettes rouges. Douleur de ventre. Une selle par lavement. Face rouge et suante. Vives douleurs dans la journée, moindres le soir. Le soir, ventre très ballonné. Dyspnée. Souffle du cœur moins fort. Pouls 140.

17 mars. — Insomnie. Ictère léger. Pouls 140. Dyspnée augmente. Faiblesse. — Rougeur des joues. Soif intense. Le soir : dyspnée intense, grande faiblesse. Le pouls ne peut se compter. Somnolence. Mort dans la nuit.

Autopsie. — Le ventre est rempli par les intestins agglutinés par des fausses membranes imprégnées de pus. Le tout est extrêmement rouge. Il s'écoule un liquide puriforme en assez grande abondance. Le petit bassin contient du pus bien lié. L'utérus est gros ; tous les vaisseaux des sinus sont remplis de pus. La surface interne de l'utérus est tomenteuse d'une couleur noirâtre. Les intestins contiennent un liquide puriforme. Le foie est gras, flasque, pas d'abcès dans son tissu qui a une couleur jaune. Les reins sont également mous, lisses à la surface, sauf quelques îlots ecchymotiques. La surface de section offre une couleur jaune opaque de la substance corticale. Les poumons présentent des noyaux suppurés, de petits abcès dans le lobe moyen du poumon droit. OEdème et congestion également répartis dans les deux poumons. D'autres petits abcès à la partie inférieure et tranchante du lobe inférieur du poumon gauche et dans le lobe supérieur du poumon droit. Le cœur est sain. L'articulation du genou droit, douloureux pendant la vie, ne présente rien de notable.

Examen microscopique fait par M. Cornil. Le grand épiploon, détaché des intestins auxquels il était adhérent et sur lesquels il était étalé et étendu, montre ses trabécules dépouillées de cellules ; ses mailles présentent des filaments de fibrine implantés sur les trabécules et contenant des globules de pus.

Les cellules du foie, examinées à l'état frais, sont infiltrées de pigment biliaire et présentent une coloration légèrement jaunâtre et des granulations jaunes. Un fragment de foie est placé dans l'alcool : le liquide se colore bientôt en jaune.

Observation XLVI
(Nelson B. Sizer) (1)

(Cas présenté à la Société obstétricale de New-York.
Le 6 janvier 1874.)

La malade dont l'histoire est ici rapportée était d'abord traitée à la maternité d'un de nos hôpitaux de la cité. Une épidémie de fièvre puerpérale ayant éclaté dans ce service avec des résultats très

(1) Nelson B. Sizer, *A case of puerperal peritonitis complicated with yellow atrophy of the liver with remarks.* (Amer. Journ. of. obst. N.-Y., 1874-75, t. VII, p. 232.)

meurtriers, les femmes non encore accouchées furent évacuées sur d'autres hôpitaux, afin de les isoler de la contagion.

Elle fut reçue, le 23 décembre 1872, au « Presbyterian hospital », service de M. le docteur Eward B. Seguin.

Dora R..., 27 ans, née en Irlande, célibataire, couturière, se croit à la fin du huitième mois de la grossesse, mais n'est pas fixée sur la date probable de son accouchement.

C'est une femme bien nourrie, fortement bâtie, vigoureuse, brune.

Les glandes mammaires sont bien développées et consistantes, aréoles foncées et bien marquées.

L'abdomen semble avoir acquis le développement qu'il atteint ordinairement à terme.

L'ombilic fait saillie considérablement, et la respiration est principalement thoracique.

La percussion délimite facilement une tumeur abdominale, s'étendant à un travers de main au-dessus de l'ombilic; il existe en outre une tympanite considérable. A l'auscultation (pulmonaire) on trouve la respiration quelque peu puérile. Bruits du cœur normaux.

Le bruit placentaire s'entend très distinctement près de l'ombilic.

On ne distingue pas les bruits du cœur fœtal, probablement à cause des nombreux borborygmes.

Au toucher, on trouve l'utérus très augmenté de volume et abaissé, l'orifice est béant, le col souple, et l'index atteint facilement l'orifice interne.

La malade se plaint d'être très constipée, mais à tous les autres points de vue, elle se trouve très bien.

On lui prescrit le régime de la maison et des laxatifs, *pro re nata* (?).

Jusqu'au 12 janvier 1873, l'abdomen a lentement augmenté de volume depuis son admission et les mouvements fœtaux sont très distincts; pendant plusieurs nuits, la dyspnée a parfois été assez douloureuse pour l'empêcher de dormir.

A cette date, l'auscultation pratiquée par le chirurgien de l'établissement révèle le même bruit (placentaire) qu'auparavant. Un foyer du cœur fœtal s'entend maintenant distinctement bien en bas vers la fosse iliaque gauche. On entend un autre foyer, au même examen, ayant son intensité maximum au niveau et cinq centimètres à droite de l'ombilic; on porte le diagnostic de grossesse double.

27 janvier 1873. — Peu de changement dans l'état de la malade. Elle a ressenti dans le dos et les membres inférieurs de légères douleurs qu'elle décrit comme des « crampes » qui ont duré une heure ou deux. La constipation se renouvelle.

On prescrit 1/2 once d'huile de ricin.

28 janvier, 10 heures du matin. — La femme a des douleurs aiguës de travail.

Le toucher montre un début de dilatation du col. Douleurs toutes les 20 minutes.

On recommande de la surveiller avec soin, de la mettre au lit aussitôt que les douleurs viendront plus souvent que toutes les dix minutes, en même temps qu'on préviendra de suite le chirurgien.

11 heures du matin. — La malade, qui a demandé à marcher quelques moments, est saisie, tandis qu'elle est debout, d'une violente douleur unique et expulse un enfant mâle qui a atteint tout son développement, lequel tombe sur le plancher. Le cordon ombilical se rompt.

Le chirurgien qui est dans le bâtiment est aussitôt appelé. On met de suite au lit la malade qui est tombée à terre.

L'enfant ne s'est fait aucun mal. On régularise et on lie le cordon. Par le toucher on sent, au détroit supérieur, les membranes d'un second fœtus, en présentation du siège.

11 heures 15' du matin. — Une violente douleur se produit encore; les membranes sont rompues, et le corps du second enfant est expulsé. La tête est retenue pendant un instant, mais passe bientôt le périnée.

L'enfant souffre de congestion cérébrale; on laisse couler du cordon 1/2 once de sang; cette émission sanguine associée à la flagellation et à une affusion froide amène bientôt une respiration vigoureuse.

Les douleurs revenant bientôt, le placenta et les membranes sont extraits au complet, l'utérus se contracte promptement et reste con-tracté.

Le bandage est appliqué comme de coutume, et on prescrit le repos complet dans le décubitus dorsal.

La mère se trouvant bien, sauf un peu de nervosisme et d'excitation, on lui donne une injection hypodermique de 8 minimes de solution de Magendie; elle s'endort bientôt et reste tout le jour exempte de douleur.

29 janvier, 10 heures du matin. — La malade a bien dormi toute la nuit, mais maintenant elle se plaint de douleurs aiguës le long des nerfs sciatiques. On prescrit des frictions sur les points douloureux avec le liniment chloroformé.

4 heures du soir. — La douleur est maintenant passée, on ordonne une injection vaginale de liqueur diluée « sodæ chlorinatæ », 2 fois par jour.

30 janvier, 2 heures du matin. — Grand frisson qui dure 20 minutes.

10 heures du matin. — Temp. 102° 6 (39° 2), pouls 104; elle est acerbe et irritable. Respiration 24. Légère sensibilité abdominale et tympanite; respiration thoracique.

On prescrit : liquor morph. sulph., U. S. P., 1/2 drachme liquide aux heures suivantes : 11 heures, midi, 1 heure et 2 heures. A 2 heures les symptômes sont à peu près comme à 10 heures du matin, et la malade est un peu narcotisée (?).

4 heures du soir. — Elle est éveillée, mais n'a pas de douleur ni de sensibilité. Encore légère tympanite : temp. 104° (39° 9); pouls 104; resp. 24.

On prescrit des fomentations à la térébenthine.

6 heures du soir. — On prescrit 5 minimes Magend. Hypo.

11 heures du soir. — Temp. 102° 6 (39° 2); pouls 100; resp. 20. 5 minimes d'hypo.

31 janvier, 10 heures du matin. — Elle se sent mieux : temp. 99° 6 (37° 5); pouls 88; resp. 20.

Elle dort presque continuellement.

4 heures du soir. — Temp. 99° 6 (37° 5); pouls 90; resp. 22.

1er février, 10 heures du matin. — Temp. 99°.4 (37° 4); pouls 88; resp. 24.

Elle se sent bien, son appétit est bon, et les enfants se portent bien.

4 heures du soir. — Temp. 100° (37° 7); pouls 100; resp. 25.

Les symptômes généraux sont calmés.

On prescrit de la morphine en injections hypodermiques pour conserver à la malade son bien-être et lui éviter toute douleur.

2 février, 10 heures du matin. — Temp. 100° (37° 77); pouls 100; resp. 25.

La malade est beaucoup plus mal, sa langue est très chargée, son estomac est très irritable, et depuis le dernier examen, une jaunisse très marquée s'est développée, surtout au visage. L'urine est colorée, et sa densité est élevée. Pas d'albumine.

4 heures du soir. — L'estomac est moins irritable, on ordonne de l'acide nitro-muriatique dilué, 16 minimes toutes les quatre heures : temp. 101° (38° 3); pouls 100; resp. 25.

3 février, 10 heures du matin. — La diarrhée débute, avec sensibilité croissante de tout l'abdomen. Les selles ont une couleur jaune verdâtre, acide arrêté. Fièvre élevée.

On ordonne 6 grains de sulfate de quinine et 1 grain d'opium, à prendre de suite.

Fomentation camphrée sur l'abdomen. Les lochies sont maintenant arrêtées. L'injection vaginale est changée contre une solution phéniquée à 2 0/0 3 fois par jour. On prescrit 5 grains de sulfate de quinine toutes les 3 heures.

5 heures du soir. — La malade se sent beaucoup mieux : temp. 100° (37° 7); pouls 100; resp. 30

4 février, 10 heures du matin. — Elle a bien dormi toute la nuit : temp. 100° (37° 7); pouls 100; resp. 25.

La diarrhée a beaucoup diminué.

On prescrit 10 minimes de teinture d'opium, dans 1 once fluide d'eau d'amidon, par le rectum, après chaque selle.

5 heures du soir. — Temp. 104° 3 (40° 1); pouls 132; resp. 40.

La malade vomit maintenant avec violence, mais se calme au bout de quelques minutes. L'ictère est maintenant très marqué.

5 février, 10 heures du matin. — Temp. 101 (38° 3); pouls 120; resp. 32.

Continuation de la quinine toutes les 3 heures comme auparavant. Morphine p. r. n. — On remarque maintenant pour la première fois une très rapide émaciation du corps, et la malade se plaint de douleur dans l'hypochondre droit et la région infra-axillaire droite, mais examens physiques répétés restent absolument négatifs. La matité hépatique est tout à fait normale dans ses limites. S'il y avait variation, ce serait plutôt en plus qu'en moins. Le lait, qui a diminué pendant 48 heures, est maintenant totalement supprimé.

5 heures du soir. — Temp. 100° 6 (38° 1); pouls 30; resp. 110.

L'estomac est encore très irritable, l'ictère est très marqué. La diarrhée continue encore. On ordonne de l'eau gazeuse *ad libitum*, et de la glace, et de l'acide cyanhydrique dilué, *pro re nata*.

6 février. — État général comme la veille, excepté que maintenant elle a de la douleur dans l'hypochondre gauche. L'examen renouvelé est toujours négatif. La température pendant la journée varie de 100 à 101° 5 (37° 7 à 38° 6) : pouls 130; resp. 40. La langue est brune et sèche.

7 février. — Même état, mais affaiblissement. Mêmes signes fonctionnels que la veille.

8 février. — Diminution de la diarrhée. L'émaciation est maintenant extrême. L'ictère a atteint un maximum, et la malade est jaune comme du safran. Son esprit est maintenant quelque peu affecté, et pendant la nuit elle a eu un peu de délire.

10 heures du matin. — Temp. 102° (38° 8); pouls 116; resp. 37.

5 heures du soir. — Temp. 101° 6 (38° 6); pouls, 136, resp. 40.

Cette après-midi des taches ecchymotiques grandes et petites commencent à paraître sur la face postérieure du tronc et des cuisses.

9 février, 10 heures du matin. — Temp. 102° (38° 8); pouls 130; resp. 40.

La malade est beaucoup plus mal et délire constamment, son estomac ne garde rien.

4 heures du soir. — Temp. 102° 2 (38° 9); pouls 136; resp. 45.

Quoique l'aire de matité hépatique ne soit *PAS* diminuée, on porte le diagnostic ferme d'atrophie aiguë jaune du foie. La malade est évidemment mourante.

11 heures du soir. — Le chirurgien, appelé par la veilleuse, trouve la malade sans connaissance et avec les extrémités froides : temp. axilliaire 100° (37° 7); pouls 152, irrégulière; resp. 60.

Minuit 30. — La malade meurt tranquillement.

Autopsie, 11 février, 10 heures 30 du matin, trente-quatre heures après la mort.

Rigidité cadavérique bien accusée.

Ecchymoses très étendues à la face postérieure du tronc et des cuisses, ainsi que le long du trajet des veines de l'hypochondre et de l'épigastre.

Ictère général de toute la surface du corps spécialement marqué à la face.

Cerveau : 46 onces.

Dure-mère : adhérente en avant près du sinus longitudinal. Sa surface interne est teintée de pigment biliaire.

De petites ecchymoses ponctuées se voient au-dessus du vertex gauche. La convexité du cerveau, sa base et la section principale ne présentent rien d'anormal. Les vaisseaux paraissent perméables.

Le sinus latéral droit est vide, mais le gauche contient un caillot récent.

Le sinus longitudinal contient une série de petits caillots récents, blanchâtres, fermes, élastiques et qui ne remplissent pas le calibre du sinus.

Quelques petites ecchymoses se voient sur la dure-mère de la base.

Cœur : 12 onces. On trouve dans le péricarde 11 onces (fluides) de sérum. Il y a un gros dépôt de graisse sur le ventricule droit. Un caillot bien organisé est dans le ventricule gauche.

Le côté droit du cœur et l'aorte sont normaux. Un caillot ferme et gros dans l'auricule gauche.

Poumons. — Le droit : 24 onces. Adhérent à la plèvre tout le long de son bord interne. Le lobe supérieur est pigmenté d'une façon marquée par taches, qui s'étendent à travers tout le poumon, accompagnées d'œdème marqué.

Poumon gauche, 16 onces. Adhérent au sommet et de couleur très foncée. La partie inférieure du lobe supérieur est emphysémateuse.

Les plèvres, des deux côtés, sont teintées de jaune.

Abdomen. — Le péritoine pariétal est injecté d'une façon marquée, et est le siège d'extravasations petites et nombreuses.

Estomac. — Extrêmement injecté, spécialement à la petite courbure.

Rate. — 5 onces. Petite et souple.

Foie. — 66 onces (1,870 gr. 44). S'étend du bord supérieur de la septième côte au bord inférieur de la quatrième.

Le lobe gauche adhère au diaphragme, sur toute sa surface supérieure et postérieure, et est allongé vers la gauche et vers le haut. La surface de l'organe montre des ecchymoses étoilées. Sa substance est molle, jaune, et friable au toucher.

La vésicule biliaire est vide.

Examen microscopique. (Hartnak, n° 10. Immersion. — Oculaire n° 1.)

Les coupes prises sur le lobe gauche montrent seulement deux ou trois cellules hépatiques dans le champ de l'instrument, et celles-ci sont remplies avec une substance graisseuse, granuleuse. Le reste du champ montre des granules gras, des gouttes et des débris. Certaines parties du lobe droit montrent le nombre normal de cellules, ayant des noyaux indistincts, et contenant une quantité anormale de graisse. Ailleurs, les conditions sont les mêmes que dans le lobe gauche.

Pancréas : surface externe couverte d'extravasations.

Intestins très injectés dans toutes les parties. La muqueuse du petit intestin est très souple, et s'enlève facilement par un raclage léger.

Rein droit : sur sa surface postérieure, une vaste hémorrhagie. Son extrémité supérieure montre une cicatrice transverse dans la capsule. Il y a des ecchymoses, principalement dans la substance corticale. Elles ont un aspect ponctué remarquable, et certainement le mieux marqué près des bases des pyramides, et à l'extrémité inférieure.

Rein gauche. — Petit kyste à la face postérieure, et ecchymoses sur les deux faces. La substance corticale est très jaune avec de petites ecchymoses.

Cavité pelvienne : Le fond de l'utérus et les anses voisines du petit intestin sont couverts de pus.

La cavité pelvienne contient une grande quantité de liquide purulent. Le ligament large gauche est le siège d'un kyste de 2 cent. 1/2 de diamètre environ. Dans le ligament large droit, très bas, on trouve un abcès circonscrit contenant une once fluide de pus. On ne trouve pas du tout de pus dans les sinus utérins. A la coupe, l'utérus ne présente rien d'anormal.

L'examen des reins, sur des coupes transversales à l'axe d'une pyramide, montre l'épithélium des tubuli urinifères avec des cellules graisseuses incluses, avec des noyaux indistincts, et de nombreuses petites masses de pigment jetées çà et là.

Des examens répétés de l'urine, au point de vue de la tyrosine et de la leucine, n'ont pas donné de résultats décisifs.

Observation XLVII
(T. Frerichs) (1)

Accouchement difficile, symptômes de péritonite, ictère, vomissements de matières floconneuses noires, délire, mort. — Autopsie : Exsudat péritonéal purulent, ramollissement hémorrhagique du foie, extravasation sanguine sous son enveloppe péritonéale.

Caroline Herbst, âgée de 38 ans, accoucha pour la douzième fois, le 10 janvier 1856, et l'accouchement fut difficile. Dès le jour sui-

(1) Frerichs, *loc. cit.*, édit. de 1877. Obs. IV, p. 217.

vant, parurent des vomissements et du dévoiement avec suppression des lochies.

Lors de son entrée, le 18, il y avait un gonflement tympanique notable de l'abdomen; la percussion donnait un son évidemment obscur dans les régions iliaques; il n'y avait avec cela qu'une légère sensibilité. L'utérus dépassait la symphyse de la largeur de la main; le foie et la rate avaient leur volume normal. Évacuations brunes, solides et moulées; les organes thoraciques sont à l'état normal. Pouls à 119, petit.

Prescription : Tamarin avec sulfate de soude, cataplasmes chauds.

Le 19, l'écoulement sanguin des organes génitaux s'est rétabli; l'hypochondre droit est devenu douloureux; le pouls s'est élevé à 120; légère diminution de la tympanite; la conjonctive et la face ont pris une teinte ictérique; pas d'évacuations. Continuation de la même médication, lavement.

Le 20, l'ictère est déjà très intense; aux autres symptômes se joignent une somnolence typhoïde, une grande faiblesse et des vomissements réitérés de masses floconneuses brunes. L'urine obtenue avec la sonde est riche en pigment biliaire, acide, sans albumine, d'un poids spécifique de 1,014.

Prescription : acide phosphorique, analeptiques. La tympanite et la somnolence augmentent, et la mort arrive dès le matin du jour suivant.

Autopsie, 17 heures après la mort. Le corps a une couleur jaune foncé; il présente quelques marbrures cadavériques, aucune anomalie essentielle dans les cavités cranienne et thoracique; le cœur contient du sang noir en caillots jaunes; la cavité péritonéale contient une quantité modérée de liquide purulent, ayant évidemment une teinte bilieuse; le péritoine est injecté et opaque.

Dans l'estomac, on trouve un liquide gris jaunâtre, mélangé de flocons noirs; la muqueuse est pâle et sans perte de substance; le tube intestinal contient à sa partie supérieure des matières liquides jaunâtres, en bas des matières brunes, solides; la muqueuse est à l'état normal.

La rate n'a pas subi de changements dans son volume, ni dans sa consistance; elle pèse 0,17 kil. Les reins, à l'état normal d'ailleurs, ont une teinte ictérique.

L'utérus, qui dépasse la symphyse du pubis de 3 pouces environ, est couvert à sa face interne d'un liquide rouge brun; mais il ne présente aucune altération essentielle; les veines et les lymphatiques sont sains. L'ovaire gauche renferme un kyste de la grosseur d'une noix, rempli d'un liquide clair. Le vagin a une couleur livide et ne présente pas d'exsudat.

Le foie est augmenté de volume : il pèse 2, 3 kil.; sa forme n'a pas subi de changement appréciable; il est flasque et mou; quelques points du lobe droit et du lobe carré ont une consistance de bouillie. Sous l'enveloppe séreuse, on remarque de nombreuses extravasations sanguines du volume d'une pièce de 50 centimes, jusqu'à celui d'une pièce de 5 francs. Sur le bord interne du lobe droit, l'enveloppe de l'organe, soulevée dans l'étendue de plus de I pouce et demi, forme une poche flasque, remplie d'un liquide sanguinolent. Le parenchyme de la glande contient de nombreux épanchements sanguins, plus ou moins volumineux par places. Le parenchyme est d'un rouge jaune et présente un aspect lobulé manifeste; ailleurs il est d'un rouge brun. Une grande quantité de liquide séreux et sanguinolent s'écoule des surfaces de section, surtout des veines formant les vaisseaux marginaux des lobules du foie. Les cellules sont bien conservées au centre des lobules; à leur pourtour, elles sont très mélangées de détritus et de noyaux libres; beaucoup d'entre elles contiennent des gouttelettes graisseuses. On ne trouve qu'une très petite quantité du pigment en grains ou diffus.

Il n'existe, dans les voies biliaires, qu'une petite quantité de mucus d'un jaune pâle, et dans la vésicule qu'un peu de bile épaisse, d'un brun verdâtre sans albumine. Les rameaux de la veine porte, suivis aussi bien que possible, présentent leur structure normale, et le sang qu'ils contiennent n'offre, sous le microscope, aucune particularité.

Observation XLVIII
(Girode) (1)

Deuxième grossesse au quatrième mois. — Phénomènes d'ictère grave avec hématémèses, épistaxis, purpura néphrite, accidents nerveux. — Avortement. — Infection généralisée par le *staphylococcus pyogenus aureus*.

Fr. P., 38 ans, entre le 8 juin 1890 à l'hôpital Beaujon, salle Dubois, lit n° 22, service de M. Ribemont Dessaigne.

La malade est d'une bonne constitution et d'une santé habituellement parfaite. Premier accouchement régulier en 1887. En 1890, deuxième grossesse arrivée actuellement à trois mois et demi, jusqu'ici passée normalement.

Le 4 juin, la malade est prise assez rapidement et sans cause, d'un malaise général avec état fébrile, frissons répétés, vomissements, diarrhée, prostration. Cet état s'aggrave les jours suivants.

Le matin du 7 juin, assez forte hémorrhagie utérine et avortement rapide dont l'évolution se fait d'ailleurs sans rien changer à l'état de prostration et d'inconscience de la malade. Le fœtus seul est expulsé, les annexes sont retenues.

La malade est apportée à Beaujon le 8 au matin.

État actuel : Aspect de l'état typhoïde. Teinte ictérique très franche de la conjonctive et de la muqueuse palatine, modérément prononcée et d'un jaune clair sur le reste du corps. Selles diarrhéiques fréquentes, involontaires, d'un jaune ocreux. Urines très rares, troubles, un peu fétides, très fortement albumineuses. Pouls à 126; temp. 40°. Yeux cernés et excavés, pupilles étroites, narines pulvérulentes, langue sèche, fuliginosités buccales très prononcées.

Respiration accélérée, bruyante; rien à l'auscultation. Battements

(1) Obs. I du *Mémoire de Girode* (*in Arch. gén. de méd.* 1891, t. XXVII, p. 30).

du cœur faible, le premier bruit de la pointe à peine perceptible.

Ventre un peu ballonné, pas de signes nets de péritonite. Matité hépatique difficile à apprécier. La rate déborde un peu les fausses côtes gauches.

Utérus peu développé. Écoulement lochal faible, de teinte sanguine à peine odorant.

L'inconscience n'est pas tout à fait absolue, mais on obtient à peine quelques paroles. Par instants, marmottements de mots inintelligibles. Réaction faible à l'exploration de la sensibilité cutanée. Peau sèche, ardente, rugueuse, temp. du soir 40° 3.

Le 9, temp. 40° et 40° 5. Pouls à 120; filiforme. La nuit a été agitée. Sur le matin, sans qu'il y ait eu d'épistaxis antérieure, il se produit une hématémèse de sang rouge brun. Dans la journée, épistaxis à plusieurs reprises. Diarrhée ocreuse fréquente. Anurie presque complète. Urines troubles et très albumineuses; par l'addition d'acide nitrique, pas de réaction de Gmelin, mais teinte hémaphéique. L'ictère est à peine plus prononcé que la veille. Hoquet.

Le 10, temp. 40° 6; pouls 124. Dyspnée bruyante. Retour d'hématémèses, épistaxis. Ictère stationnaire. L'appareil génital ne fournit aucun phénomène dominant.

Au milieu de la journée, crise d'agitation violente, la malade se débat, vocifère, tente de quitter son lit; on a peine à la maintenir; elle se contusionne et s'excorie en divers points dans son agitation.

Vers le soir, il apparait sur toute la surface du corps, mais surtout aux avant-bras, aux doigts et aux jambes d'une part, un piqueté pétéchial discret avec quelques bulles sanguinolentes, et, d'autre part, une éruption plus confluente de bulles purulentes de la grosseur d'un pois ou davantage.

Le 11, coma complet. Pouls incomptable, battements et bruits du cœur impossibles à percevoir. Respiration embarrassée. Diarrhée supprimée, pas d'évacuation d'urine; la sonde ramène 100 grammes environ d'une urine bourbeuse un peu fétide.

L'ictère est moins prononcé. Cornées ternes.

La mort a lieu à deux heures et demie sans nouvel incident.

Girode se demande dans les réflexions qui suivent cette observation si ce cas d'ictère grave n'est pas un cas d'ictère infectieux.

Pour le rechercher, il examine au microscope, la malade étant encore vivante, une goutte de sang pur dans laquelle il trouve des *microcoques abondants* soit isolés, soit en diplocoques ou en amas. Puis, il ensemence avec ce sang plusieurs tubes de gélatine où se dessinent bientôt des colonies uniformes de *staphylocoque doré*, sans qu'il soit possible de déceler d'autre forme microbienne.

L'examen des urines et des bulles, soit purulentes, soit hémorrhagiques, donne le même résultat.

L'injection du bouillon de ces cultures à des lapins et à des cobayes tue ces animaux, les premiers en 6 et 8 jours; les seconds en 2 et 3 jours, avec des signes d'infection généralisée, ébauche de suppuration locale et abcès miliaires de la substance corticale des reins.

Ces faits établissent que l'agent pathogène de cette grave infection était doué d'une virulence très forte.

Voici maintenant le résumé de l'autopsie.

Pas de péritonite.

Foie, 1,900 grammes, mou, brun sale, lobe gauche moins flasque et de teinte jaune sale. A l'examen microscopique, on trouve une grande partie des lobules dont l'architecture est détruite, avec des amas de cellules embryonnaires, thromboses capillaires ou nodules infectieux. Quelques lobules paraissent être le siège de foyers de dégénérescence hyaline ou vitreuse.

Rate très hypertrophiée, très ramollie.

Reins peu mous, très altérés. A la surface et sur les coupes, très grande abondance de grains jaunes purulents ou de petites vacuoles résultant de l'évacuation des abcès miliaires précédents. Outre ces abcès miliaires visibles à l'œil nu, l'examen histologique en relève d'autres dans les couches superficielles de la substance corticale et sous la capsule; les plus minces enfin paraissent naître dans l'origine des tubes contournés. Au voisinage des abcès, d'assez larges infiltrations sanguines.

Estomac très dilaté avec 3 ecchymoses grandes, mais bien circonscrites sur la muqueuse.

Intestin rougeâtre avec ecchymoses disséminées sur la muqueuse.

Cœur flasque, pâle, myocarde lie de vin. Nombreuses ecchymoses et granulations purulentes sous le péricarde et surtout sur l'endocarde (piliers). Mêmes formations purulentes microscopiques sous le revêtement endo-péricardique. Nombreuses extravasations sanguines. Valvules saines. Rien à l'aorte.

Congestion pulmonaire intense aux 2 lobes inférieurs.

Encéphale mou.

Utérus. Peu de lésions. Surface interne : aucune trace de travail morbide spécial. En plein muscle, on trouve un certain nombre de grains purulents analogues à ceux des organes. Lésions interstitielles macroscopiques très comparables aux précédentes.

Les coupes de tous ces organes présentent toutes les mêmes microbes : le *staphylococcus pyogenes aureus*. Cette étude ne donne nulle part de résultats aussi frappants que sur les coupes de la paroi utérine où il en existe non seulement dans les amas lymphatiques, ∠∠∠ core dans la tunique interne des vaisseaux sanguins et les fentes intermusculaires. Le foie semble moins envahi.

Observation XLIX.
(Girode) (1)

Albuminurie gravidique avec œdème inférieur. — Accouchement gémellaire. — Fièvre puerpérale avec ictère infectieux. — Éruption cutanée purulente. — Diphtérie génitale. — Arthrites multiples. — Constatation du streptocoque dans l'éruption cutanée, l'écoulement vaginal, les sels, les urines pendant la vie.

Gr... Marie, 30 ans, couturière, entre le 15 mai 1886 à l'hôpital Beaujon, salle Béhier, lit n° 15, service de M. Guyot.

La malade est accouchée le 13 (à 2 heures du soir et à 11 heures

(1) Girode, *loc. cit.,* p. 169.

et demie) de deux jumeaux bien conformés. On n'a pas de renseignements précis sur les conditions de l'accouchement et de la délivrance.

Il s'est produit au moment de l'accouchement une déchirure du périnée étendue jusqu'au sphincter exclusivement.

Le vendredi 14, journée assez calme. Il y a eu cependant peu de repos à la suite de la délivrance. Quelques vomissements dans la soirée et accès fébrile, douleurs de ventre.

Dans la nuit, les phénomènes augmentent rapidement, le ventre se ballonne.

État le 15 : Teint pâle, pouls rapide, fièvre vive, anurie, soif ardente, quelques nausées, ballonnement extrême du ventre, diarrhée très fétide, urines rares et louches, dyspnée.

Le soir de l'entrée, temp. 38° 8.

Le 16, décubitus dorsal immobile. Ictère généralisé, teinte franchement jaune des conjonctives. Yeux cernés, facies grippé. Langue sèche. Anurie, soif extrême. Sensation d'oppression angoissante, sans toux ni signes stéthoscopiques. Éréthisme cardiaque, pouls 130, ample, dépressible.

Diarrhée involontaire très fréquente, toutes les heures, une selle ocreuse très fétide.

Urines rares, troubles, fortement albumineuses. Réaction de Gmelin après filtration. Mictions très fréquentes, douloureuses.

Ventre ballonné, dépassant la saillie que donne un utérus gravide. Fond de l'utérus difficile à sentir, à trois travers de doigt au-dessus de l'ombilic.

Douleurs de ventre spontanées continues et par intervalles crises de coliques ou tranchées très pénibles. La pression est très douloureuse à l'ombilic et aux angles de l'utérus.

La déchirure du périnée intéresse la peau jusqu'à l'orifice anal et se prolonge également très loin sur la paroi vaginale postérieure. Cependant le sphincter anal est conservé. Les côtés de la vulve et l'entrée du vagin présentent, dans une grande étendue, un aspect noirâtre sphacélique qui existe également sur la déchirure ; partout ailleurs, revêtement pseudo-membraneux épais, gris jaunâtre, rappelant absolument la couenne diphtérique. La fausse membrane adhère intimement aux parties sous-jacentes, surtout au pourtour de l'urèthre; ici, on ne peut l'enlever (en vue du cathétérisme) qu'en faisant un peu saigner les parties.

Lochies à peu près totalement supprimées. Il ne s'écoule des parties génitales qu'une petite quantité de liquide brun noir, fétide.

Les parois du vagin sont irrégulières, dilacérées, sèches. Col éloigné, largement entr'ouvert. La sonde introduite dans l'utérus pour les lavages permet de constater que la cavité est large et qu'il n'y a aucune tendance au retrait utérin sous l'influence de l'injection à 42°.

Peau sèche. Un peu d'œdème au devant des tibias.

Moral déprimé. Anxiété. Céphalalgie. Insomnie. Temp. 38° 4 et 39°.

Le 17, temp. 39° 2 et 40°. L'état semble un peu amélioré. Ballonnement du ventre notablement moindre. La diarrhée persiste Oligurie et dysurie. La vulve ne s'améliore pas. Pas de montée laiteuse. A peine d'écoulement lochial dans l'intervalle des lavages. Teint très jaune, sueurs jaunissant un peu le linge.

Le 18, temp. 36° 6 et 37° 2. État nauséeux. Langue grillée. Dyspnée extrême Pouls à 120, très dépressible. Frissonnements répétés.

Le 19, temp. 39° 4 et 39°.

Le 20, temp. 38° 6 et 39° 4. Dyspnée, anxiété précordiale. Il s'est développé sur la face et sur le thorax une éruption à forme bulleuse, mais avec bulles remplies de pus consistant.

Le 21, temp. 39° 4. Nouvelle exagération de la teinte ictérique, sensibilité obtuse. Par instants, un peu de délire tranquille. Hallucinations. L'utérus et la vulve sont restés dans le même état. Large plaque rouge au sacrum; au centre, phlyctène purulente. .

Le 22, temp. 39° 8. Pouls 140, filiforme. Gonflement considérable du genou gauche, épanchements articulaires notables, chaleur locale, pas de douleur à la pression. Mêmes phénomènes, moins marqués, à droite. Empâtement au niveau des deux articulations tibio-tarsiennes. Escharre sacrée.

Le soir, il se développe une bulle purulente, sur le côté interne de l'ongle de l'index gauche, empiétant sur la pulpe digitale qu'elle recouvre presque tout entière, large comme une pièce de 50 centimes, faisant une saillie de 1 cent. Autour, cercle rouge luisant. L'épiderme qui forme la voûte de ce petit abcès dermo-épidermique est absolument normal; pas de solution de continuité, pas de craquelure. Aucune lésion unguéale ou juxta-unguéale. La pression au niveau de cette lésion est très peu douloureuse et détermine à peine de réaction.

Le 23, temp. 39° 4 et 40° 6.

Le 24, temp. 40°. La malade s'éteint lentement dans la soirée. L'autopsie n'a pu être faite.

<h3 style="text-align:center">Observation L (1)</h3>

(Quinquaud) (2)

Salle Marguerite, n° 14. Femme D..., 19 ans, primipare. A terme, accouchée à 6 heures du matin, le 27 février 1869, naturellement, d'un enfant vivant qu'elle a allaité pendant quelques jours et qui a succombé le 26 mars avec péritonite chronique.

28 février. — Quelques douleurs musculaires. Céphalalgie. Pas de frisson, soif vive, peu de sensibilité abdominale à la pression. Vomissements en accouchant. On reconnait un érysipèle de la face qui s'étend au pavillon de l'oreille droite.

2 mars. — Un peu de délire, *ictère.*

3 mars. — L'érysipèle s'étend en avant et envahit les régions géniales.

4 mars. — Toute la face est englobée dans l'érysipèle. Diarrhée depuis 3 jours.

6 mars. — Mal de gorge.

(1) Les trois dernières observations de ce groupe sont des cas suivis de guérison.

(2) Th. Lavoix, *loc. cit.*, p. 31.

7 mars. — Vomissements bilieux. Mal de gorge jusqu'au 9 mars.

10 mars. — La malade se trouve bien. Le soir, nouvelle poussée érysipélateuse à la joue gauche. L'ictère persiste.

11 mars. — Tuméfaction phlegmoneuse à la nuque. L'érysipèle s'est étendu au dos.

13 mars. — L'érysipèle s'étend jusqu'au niveau de la 10e dorsale.

14 mars. — La région lombaire est envahie. Depuis 8 jours, la malade souffre à la partie inférieure de la jambe droite, au niveau du tendon d'Achille. Le matin, la douleur est très vive, il n'y a ni rougeur ni gonflement.

15 mars. — La douleur de gorge revient. Voix enrouée; selles diarrhéiques fréquentes, amaigrissement. Le soir, rougeurs intenses au tiers inférieur de la jambe droite.

17 mars. — La rougeur et le gonflement persistent à la jambe. Langue sèche. La tuméfaction de la jambe est produite par un phlegmon. L'érysipèle du tronc a cessé.

19 mars. — Diarrhée.

20 mars. — Fluctuation manifeste à la jambe.

21 mars. — L'abcès est ouvert largement, et la plaie donne issue à une grande quantité de pus.

22 mars. — Amélioration.

29 mars. — Vomissements.

30 mars. — On ouvre un petit abcès du mamelon. Sort le 15 avril parfaitement guérie.

Fille D... Nourrie d'abord au biberon, tette en même temps sa mère jusqu'au 16 mars. — 2 mars. Diarrhée. — 8. Muguet. — 11. Corysa léger. — 25. Abdomen tendu, veines abdominales saillantes, amaigrissement. — 27. Mort.

Autopsie. — Les commissures des ailes du nez sont tachées par les matières vomies. Facies abdominal. Intestin distendu par des gaz. Péritoine : 15 grammes d'un liquide purulent épais, verdâtre. Fausses membranes nombreuses, épaisses, adhérentes. Intestin rouge injecté, contenant des matières jaunâtres presque liquides. Foie, rate, reins, normaux.

Ombilic. — Nulle trace d'érysipèle ni de phelgmon. La cicatrice est faite. La veine contient un petit caillot filiforme et cylindrique non adhérent.

Les artères ombilicales sont saines.

Poumons. — Congestionnés en arrière. Cerveau un peu injecté. La nature des fausses membranes permet de faire remonter la maladie à une époque éloignée.

Observation LI (inédite)
(M. Champetier de Ribes)

Ictère généralisé consécutif à une seule injection intra-utérine de lysol chez une femme venant d'accoucher. — Accidents néphrétiques secondaires (anurie, albuminurie, urémie passagère). — Guérison.

La nommée H..., teinturière, âgée de **38** ans, entre, le **22** octobre **1895**, à la maternité de Tenon, dans le service de **M.** le docteur Champetier de Ribes.

Les antécédents héréditaires ne présentent aucune particularité bien importante : son père, âgé de 84 ans, malgré deux attaques d'apoplexie, jouit encore d'une bonne santé relative ; sa mère, toujours bien portante jusqu'à l'âge de 66 ans, époque de sa mort, avait eu six enfants, dont trois ont succombé en bas âge, et dont trois autres sont vivants et bien portants.

Cette femme, élevée au sein, a toujours vécu à Paris ; et, malgré sa faible constitution, elle n'a jamais eu de maladies dans son enfance. Réglée à 10 ans, elle l'a toujours été régulièrement, mais avec de la dysménorrhée (douleurs atroces l'obligeant à garder le lit, écoulement sanguin en caillots, durée 8 jours). Pas de pertes dans l'intervalle des règles.

Elle a eu dix grossesses, toutes caractérisées par des douleurs et des malaises, mais terminées néanmoins par des accouchements normaux en présentation du sommet. Des dix enfants, trois seulement ont survécu. Une de ses précédentes grossesses s'est terminée par l'accouchement prématuré, à huit mois, d'un enfant mort-né. Cet accouchement a eu lieu à Lariboisière; mais, comme elle fut endormie, elle ignore pourquoi l'enfant est né avant terme, et ce qu'on lui a fait à l'hôpital.

Ajoutons qu'en 1893, la malade aurait eu des douleurs articulaires pour lesquelles elle resta deux mois alitée, mais elle ne consulta aucun médecin, et ne prit pas de médicaments.

Grossesse actuelle : dernières règles le 22 mars 1895. Au 3e mois de la grossesse, elle reçut dans le bas-ventre un coup de poing, et cette contusion se traduisit par une ecchymose qui persista quelque temps. Elle dut, à la suite de cet accident, garder le lit pendant quinze jours, et, depuis lors, elle a toujours souffert.

Le cours de cette grossesse fut, en outre, marqué par de vives contrariétés, si bien que cette femme tenta un jour de se noyer, mais on put la sauver à temps.

C'est sur ces entrefaites, étant alors à six mois et demi de sa grossesse, environ, et ne sentant plus remuer, qu'elle dit être venue à la consultation, et qu'on n'aurait pas entendu les bruits du cœur. Elle accusait, de plus, à ce moment, de violentes douleurs comparables à des brûlures, à droite, au niveau de la région hépatique. Ces douleurs persistèrent, sans jaunisse consécutive, et le 22 octobre 1895, étant en travail depuis deux heures de l'après-midi, elle revient à la maternité de Tenon, où on la reçoit à trois heures.

Examen à l'entrée : c'est une femme nerveuse, sujette à des crises, présentant le symptôme classique de la boule hystérique, état nerveux qui concorde bien avec la tentative de suicide que nous avons relatée plus haut. Elle ne présente pas trace de syphilis, mais quelques symptômes d'alcoolisme, tels que : rêves et tremblement fibrillaire de la langue. Malgré un état général mauvais, on ne constate, cependant, rien d'anormal dans l'examen physique des viscères, et les urines ne contiennent pas d'albumine.

Le travail fait de rapides progrès : à 3 h. 45 les membranes se rompent spontanément, et il s'écoule un liquide noirâtre et infect. La dilatation est complète à quatre heures; et la parturiente expulse, presque aussitôt après, un fœtus macéré du poids de 1,160 grammes qui se présente par le sommet. La délivrance est incomplète : il manque la caduque. Le placenta est expulsé par sa face utérine; il pèse 450 grammes, et il est tellement macéré et d'odeur nauséabonde, qu'il faut le jeter immédiatement.

Suites de couches : une demi-heure après la délivrance, la malade a un grand frisson, et en même temps, la température qui était de 37° au moment de l'accouchement, monte à 40°. Comme on avait affaire à un utérus infecté par un œuf macéré, on fait alors, par prudence, *une injection intra-utérine de lysol au* 1/100. On en était au deuxième litre, quand, tout à coup, la malade est prise de petits tremblements des membres et tombe dans un état demi-syncopal qui dure environ une demi-heure. Quand elle revient à elle, la parole est légèrement bégayante. Ce fut la seule injection intra-utérine de lysol pratiquée.

23 octobre (2° jour). — Température matin : 37°. Pouls à 80. Mais le soir elle remontait à 39°5. Pouls 120, et en même temps apparaissait *un ictère généralisé.*

24 octobre (3° jour). — Temp. matin : 36°2; pouls 110. L'ictère, généralisé la veille, a en grande partie disparu, et il ne reste plus qu'une teinte subictérique de la peau; mais cette teinte va persister plusieurs jours. *Pour la première fois* (car ordinairement, dit-elle, les mictions sont abondantes, elle est même obligée de se lever la nuit), les urines commencent à devenir rares : 500 grammes. Temp. soir : 36°4; pouls 100.

25 octobre (4° jour). — Temp. matin : 35°5; pouls 90. A cause de la fétidité des lochies, M. Champetier de Ribes ordonne des injections vaginales de permanganate de potasse, lesquelles ressortent propres. A l'oligurie de la veille succède une véritable *anurie,* puisqu'on ne peut trouver qu'une quantité d'urine évaluée à 60 grammes, environ le contenu d'un verre à bordeaux.

26 octobre (5° jour). — Temp. matin : 35°6; pouls 70. *L'anurie* persiste : un verre à madère d'urine. Pas d'albumine. Pour provoquer la diurèse, on fait, sans résultat, une injection de 500 grammes d'eau salée. — Temp. soir : 36°8; pouls 80.

27 octobre (6° jour). — Temp. matin : 36°5; pouls 85. Même quantité d'urine que la veille (sans albumine toujours). Apparition de nombreuses vésicules d'herpès au niveau de la commissure labiale gauche. Lavement sans résultat. — Temp. soir : 37°8; pouls 100.

Du 28 au 30 octobre, la température reste à 37° et 37°2; le pouls oscille de 80 à 90°. Elle redescend un peu au-dessous de la normale: 36° à 36°8 du 31 octobre au 3 novembre. Pendant ce laps de temps (7 jours), la quantité d'urine reste toujours insignifiante, sans albumine. Les lavements ne donnent pas de résultat. Cependant l'état général se relève un peu, la peau présente toujours *des traces de subictère*. Mais les conjonctives ne sont pas jaunes; la malade, très gaie et nullement abattue, ne souffre pas dans les reins, et il n'y a rien d'anormal du côté de l'utérus.

3 novembre (13ᵉ jour). — L'état général devient mauvais : la malade perd sa gaieté, et a des idées sombres. Elle reste inerte dans son lit, et se plaint de douleurs vagues dans le membre supérieur gauche, sans qu'on puisse trouver aucune localisation nette ni tuméfaction. On cesse les injections vaginales, qui ont toujours ressorti propres. — Temp. matin : 36°; pouls 90. Rien dans les viscères. — Temp. soir : 36° 6; pouls 90.

4 novembre (14ᵉ jour). — Temp. matin : 36° 2; pouls 80. La somnolence continue; le matin, un peu de délire tranquille. — Temp. soir : 37°2; pouls 80.

5 novembre (15ᵉ jour). — Temp. 36°5; pouls 100. Pour la première fois depuis le 25 octobre, c'est-à-dire depuis onze jours, le taux des urines remonte, puisqu'on en peut recueillir 150 grammes. Mais elles contiennent de l'albumine. La malade, assoupie et triste, accuse des crampes d'estomac, fait demander l'aumônier, et parle de mourir. — Temp. soir : 36°8; pouls 110.

6 novembre (16ᵉ jour). — Temp. matin : 36° 5; pouls, 80. La sommolence persiste; nausées fréquentes; crampes d'estomac; sensibilité extrême de tout le petit bassin; l'abdomen est à peine sensible. — Temp. soir : 36° 8; pouls 100. Émission involontaire des garde-robes pendant la nuit.

7 novembre (17ᵉ jour). — Temp. matin : 36°6; pouls 80. Aux

.nausées succèdent des vomissements fréquents verdâtres. La malade vomit presque aussitôt les liquides glacés qu'elle ingère ; douleurs d'estomac. — Temp. soir : 36° 8 ; pouls 100, un peu dépressible, mais régulier. Rêvasseries, agitation légère, inquiétude.

8 novembre (18e jour). — Temp. : 36° 8. La malade est dans un état désespéré, et on la fait passer en médecine dans le service du docteur Gaillard.

Le lendemain, la diurèse se rétablit, et les urines *reviennent en quantité normale.* A cette diurèse correspond une amélioration sensible dans l'état général.

Peu après, cette amélioration s'accentue ; les reins continuent de bien fonctionner ; l'intelligence reprend sa lucidité, et treize jours après son passage en médecine, nous apprenons que la malade a quitté le service *en très bon état* (21 novembre).

RÉFLEXIONS

Cette observation présente plusieurs points intéressants qu'il importe de bien mettre en relief.

1° Une femme, surmenée par dix grossesses antérieures, le foie incontestablement touché par cette succession d'états graisseux relevant de ces dix grossesses, — touché peut-être aussi par un léger degré d'éthylisme, — et enfin chargé sans doute des produits toxiques provenant d'un œuf macéré, constituait ainsi un excellent terrain pour le développement d'un état pathologique quelconque, ou pour l'aggravation de l'état du foie sous la moindre influence.

2° Une demi-heure après l'accouchement, frisson et élévation de la température à 40°. Dans cet état, on fait à la parturiente une injection intra-utérine de lysol au 1/100, solution relativement faible d'une substance *antiseptique* destinée à combattre un début d'infection, mais aussi *substance toxique* capable de retentir sur un foie chargé, en principe, de la détruire ou de la modifier, mais insuffisant à remplir son rôle, parce qu'il est prédisposé.

3° L'intoxication de l'organisme est évidente : un litre de lysol s'est à peine écoulé dans l'utérus que des phénomènes d'intoxication générale se manifestent immédiatement (état syncopal, tremblement des membres, bégayement), phénomènes généraux, d'ailleurs passagers, parce que vite on cesse l'injection.

4° Mais, si anodine que dût être l'action d'un seul litre de lysol au 1/100, si passagère qu'ait été pour l'organisme en général l'action du médicament, en revanche l'action sur le foie s'affirme nettement, puisque, vingt-quatre heures après l'injection, apparaît un *ictère généralisé*. L'infection qui, après l'accouchement, avait semblé un moment s'établir, cesse brusquement, et à une hyperthermie de quarante-huit heures succède une hypothermie de plusieurs jours.

5° Le foie touché et ne remplissant pas son rôle de destructeur et de modificateur des poisons, laisse passer des produits toxiques qu'il ne devrait pas laisser passer; il est donc devenu, momentanément sans doute, mais incontestablement *insuffisant*.

6° Les reins, jusque-là perméables, puisque le taux des urines avait toujours été normal et qu'elles ne contenaient pas d'albumine, les reins, chargés d'éliminer une partie des poisons de l'organisme, laissent filtrer des produits toxiques capables de les altérer; ils deviennent à leur tour insuffisants, et cette insuffisance se traduit par de l'anurie, bientôt de l'albuminurie, et des symptômes d'urémie (vomissements, douleurs stomacales, rêvasseries, agitation, etc.).

7° Mais le foie a résisté à l'action du poison, et l'un des symptômes qui était la signature de son insuffisance, l'ictère, a diminué progressivement; par conséquent, il a repris son fonctionnement à peu près normal, puisqu'à la fin survient *une crise urinaire*, laquelle marque la cessation du passage des produits nocifs et est la preuve du rétablissement de la perméabilité rénale.

En résumé, cette observation est des plus intéressantes, car elle est en quelque sorte la preuve expérimentale accidentelle des relations étroites qui lient l'une à l'autre les deux insuffisances hépatique et rénale; mais elle est aussi (et c'est là un point sur lequel nous voulons insister) *la preuve de la subordination de l'insuffisance rénale à l'insuffisance hépatique*. En effet, étant donnés des accidents d'insuffisance hépatique *primitifs* et des accidents d'insuffisance rénale *secondaires*, faut-il concevoir absolument que les premiers (*cause*), ayant une priorité évidente dans le début et la marche des accidents, ne disparaîtront que si les seconds (*effet*), subtilisant à leur profit cette priorité, disparaissent à leur tour par rétablissement de la perméabilité rénale, par crise urinaire? En d'autres termes, le retour à la santé d'accidents d'insuffisance hépatique est-il étroitement lié au rétablissement de la perméabilité rénale? Oui, sans aucun doute. Cette perméabilité rénale, cette crise urinaire sont indispensables, capitales, *mais elles restent effet et ne deviennent pas cause*. Car, il ne faut pas l'oublier, si la perméabilité rénale se rétablit, c'est parce que le foie, malade jusque-là, a repris ses fonctions; c'est parce qu'il a lancé à travers le filtre rénal moins de produits nocifs que tout à l'heure. Alors, rien d'étonnant à ce que, le foie étant guéri ou moins altéré, le rein, s'il n'est pas lui-même le siège de lésions trop accusées ou d'une tare indélébile (et c'était le cas dans cette observation), ne récupère ses fonctions. Rien d'étonnant à ce que son épithélium devienne moins irrité et que le taux des urines se relève immédiatement. Perméabilité rénale rétablie, crise salutaire, sans doute! mais, perméabilité rénale solidaire, vassale de l'état du foie.

Observation LII (inédite)
(Due à l'obligeance de M. POTOCKI, accoucheur des hôpitaux)

Eclampsie à sept mois et demi chez une primipare. — Albuminurie. — Début du travail après la cessation des convulsions. — Extraction au forceps d'un enfant macéré. — Ictère. — Guérison.

Mme X..., 21 ans, Ipare, sans autres antécédents pathologiques qu'une congestion pulmonaire légère à 15 ans, est restée particulièrement bien portante jusqu'au commencement du septième mois de sa grossesse. Mais, à partir de ce moment, il s'est produit de l'œdème des membres inférieurs, de la bouffissure du visage, sans toutefois que l'urine examinée, pour la dernière fois, le 6 février, renfermât de l'albumine. La malade ne suit aucun traitement spécial.

Le *12 février 1898*, dans la soirée, apparaît de la dyspnée qui persiste dans la nuit et disparaît le matin. Le 13 février, aux crises d'étouffement s'ajoutent de la céphalalgie et de l'insomnie. Ces accidents vont s'aggravant, mais la malade ne s'en inquiète pas; elle continue à vivre de la vie ordinaire, sortant tous les jours, ne prenant pas de lait, lorsque le *16 février*, à midi et demi, au milieu du repas, elle est prise tout d'un coup d'un vertige. Elle se lève brusquement, tourne deux ou trois fois sur elle-même et tombe. La perte de connaissance ne dure que quelques minutes : la malade revient à elle et se plaint de céphalalgie et d'étouffement. On la transporte dans son lit. A 1 h. 15, nouvel accès. M. Potocki, prévenu, ordonne un lavement avec 4 grammes de chloral, précédé d'un lavement purgatif. La malade, qui a repris connaissance, accuse un fort mal de tête; le visage est bouffi, les paupières sont gonflées, les mains et les membres inférieurs très œdématiés. L'utérus est développé comme à sept mois et demi de grossesse, l'enfant est vivant; aucun début de travail. Les urines évacuées spontanément fournissent une grande quantité d'albumine.

A 3 h. 15, troisième accès. Inhalations de chloroforme : l'accès a duré plus longtemps que les précédents, ainsi que le coma consécutif.

A 6 h. 30, quatrième accès plus fort que les précédents. M. le professeur Pinard, appelé en consultation, fait les plus expresses réserves au point de vue du pronostic; cependant, jusqu'ici, l'état général n'est pas encore mauvais. Temp., 37° 7; pouls, 84.

La face restant congestionnée après les crises convulsives, M. Pinard ordonne de faire une saignée locale avec 12 sangsues placées aux apophyses mastoïdes, d'administrer, par la bouche, du lait additionné de chloral, et de faire des inhalations de chloroforme, s'il y a imminence de convulsions.

A 10 heures du soir, cinquième accès. Pouls, 144. A partir de ce moment, on maintient la malade en permanence sous l'influence du chloroforme.

17 février 1898. — A minuit, nouveau lavement purgatif suivi d'un second, avec 4 grammes de chloral expulsé immédiatement. Temp., 38° 2; pouls, 124.

A 1 h. 1/2 du matin, l'état s'aggrave, la dyspnée est plus forte; respiration stertoreuse, perte de connaissance absolue. Pouls, 160. La malade n'urine pas; on applique sur la légion lombaire 12 ventouses scarifiées qui donnent beaucoup de sang.

A 3 heures du matin, temp., 39°; pouls, 180.

A 3 h. 1/2 et à 4 h. 1/2, menace d'accès qu'une plus grande quantité de chloroforme fait avorter.

A 5 heures du matin, état alarmant. Saignée de 300 grammes. La malade n'a pas uriné. Le lait qu'on essaye d'administrer par la bouche n'est pas complètement dégluti.

A 6 heures du matin, M. Pinard déconseille toute nouvelle émission sanguine. Il recommande de continuer l'anesthésie par le chloroforme, et ordonne un nouveau lavement purgatif du Codex suivi d'un lavement de 500 grammes de solution de lactose.

A 9 heures du matin, temp., 37° 2; pouls, 120. Il y a eu dans la nuit, à trois reprises, des contractions utérines, mais le col a conservé toute sa longueur. Tête mobile au détroit supérieur. L'auscultation obstétricale est rendue impossible par suite de la respiration stertoreuse de la malade.

De midi à 2 heures, menaces d'accès. Même état. Dans l'après-midi, quelques contractions utérines qui provoquent un peu d'agitation.

A 6 heures, temp., 37° 2; pouls, 108; resp., 35. Cathétréisme, 800 grammes d'urine jaune renfermant 6 grammes d'albumine. La malade n'a pas encore uriné spontanément. A 8 h. 1/2, elle peut boire un peu de lait.

A 11 heures, lavement avec 500 grammes de solution de lactose. Miction très peu abondante.

18 février. — A 1 heure du matin, temp., 37° 4; pouls, 150.

A 4 heures, calme. Le lait est assez bien supporté. Pouls, 124. On suspend le chloroforme.

A 6 heures, temp., 37° 7; pouls, 132; resp., 64. A ce moment, le rythme respiratoire est altéré; de temps en temps, profondes inspirations légèrement suspirieuses suivies de pauses respiratoires. Il semble que ces phénomènes soient dus à un vague sentiment de douleur; on ne pense pas devoir les rattacher au rythme de Cheyne-Stokes. Nouvelle période d'agitation; on reprend le chloroforme. Langue œdématiée, rôtie, haleine fétide. Lavages fréquents de la bouche avec de l'eau de Vichy.

A 9 heures, M. Pinard ordonne de suspendre complètement le chloroforme; il n'y a pas eu, en effet, d'accès depuis 36 heures. On a employé jusqu'à 650 grammes de chloroforme. Il conseille de faire une injection de morphine, si la malade s'agite, et de la laisser dans le plus grand calme. Quelques contractions utérines; col en voie d'effacement. Cathétérisme.

A 10 h. 15, injection de 0,01 centigramme de chlorydrate de morphine.

A 1 heure, temp., 37° 6; pouls, 120. Le travail continue.

A 2 heures, dilatation comme 0,50 centimes.

A 5 heures, dilation comme 1 franc.

A 11 h. 1/2 du soir, dilatation complète. Chloroforme et extraction au forceps d'un enfant légèrement macéré, pesant 2,000 grammes. Délivrance naturelle, sans hémorrhagie. Le placenta présente trois infarctus hémorrhagiques du volume d'une noix.

19 février. — A 1 h. 1/2 du matin, hémorrhagie post partum, Environ 300 grammes de sang en caillots. Injection intra-utérine avec de l'eau bouillie très chaude. A partir de ce moment, plaintes continuelles de la malade qui alarment son entourage.

A 5 heures, injection sous-cutanée de 0,01 centigramme de morphine. Pouls, 128; resp., 16. A 7 heures du matin, temp., 37° 3; pouls, 130.

A 9 heures, la malade continue de se plaindre, mais son état parait s'améliorer. Même traitement.

A midi, 37° 2; pouls, 126; resp., 72. Inhalations d'oxygène. Par le cathétérisme, on recueille 1,050 grammes d'urine contenant 0,26 centigrammes d'albumine.

A 7 heures, temp., 37° 2; pouls, 140; resp., 40.

20 février. — Amélioration sensible; temp., 37° 3; pouls, 120; resp., 36. La langue mordue, pendant les accès convulsifs, est moins tuméfiée, mais toujours sèche; l'haleine est encore fétide. On continue les lavages fréquents de la bouche avec un collutoire mentholé. La malade boit assez facilement du lait coupé d'eau de Vichy : environ 2 litres dans les 24 heures. Le matin, miction et garde-robe spontanée, involontaire, diarrhéique, fétide. Agitation. Le coma persiste. Pour tout traitement, lait coupé d'eau de Vichy. Inhalations d'oxygène.

A 1 heure : Début d'ictère. La peau est légèrement jaune, ainsi que les sclérotiques.

A 6 heures, temp., 36° 6; pouls, 116; resp., 28. On recueille par le cathétérisme 1,200 grammes d'urine jaune foncée.

21 février. — Temp., 37° 8; pouls, 104.

Amélioration dans l'après-midi; la malade ouvre les yeux et reconnaît vaguement les membres de sa famille, auxquels elle sourit.

Diarrhée fétide. Cathétérisme. Urine foncée. Le soir, temp., 37° 9; pouls, 120.

22 février. — Temp., 37° 2; pouls, 120.

Ictère très prononcé. Diarrhée. Cathétérisme deux fois par jour. La malade dort une partie de la journée; quand elle se réveille, elle est assez agitée. Le soir, elle articule deux ou trois mots, pour la première fois, depuis le début de la maladie. Temp. 37° 5; pouls, 140.

23 février. — Le mieux s'accentue. La connaissance revient peu à peu. La malade dit quelques mots. Langue toujours sèche; les plaies sont cicatrisées, l'haleine n'est plus fétide. Temp., 38°; pouls, 132.

L'urine, de couleur verte, présente une forte odeur ammoniacale. On est toujours obligé de pratiquer le cathétérisme deux ou trois fois par 24 heures. Temp., 37° 8; pouls, 112.

24 février. — Matin : temp. 37° 8; pouls, 112; soir : temp., 38°; pouls, 120.

25 février. — Nuit calme. La malade parle de mieux en mieux.

Langue détergée humide. Temp., matin : 37°8 ; pouls, 124 ; temp., soir : 38° 2 ; pouls, 124.

Rien d'anormal, à aucun moment, du côté des organes génitaux. Involution utérine régulière.

Le régime lacté est continué. L'ictère diminue, les urines sont jaunes.

26 février. — Nuit encore un peu agitée. Sirop de chloral. Temp., matin : 37°8 ; pouls, 116. Temp., soir : 37°4 ; pouls, 108.

27 février. — Temp., 37° 3 ; pouls, 112. L'ictère a presque disparu. Il n'y a plus d'albumine dans l'urine. La malade, qui a beaucoup maigri, est très faible. On continue toujours le régime lacté absolu. Garde-robes spontanées et volontaires. Tantôt la malade urine spontanément ; tantôt on est obligé de recourir au cathétérisme. Urine un peu trouble, d'odeur ammoniacale.

Tous ces accidents disparaissent peu à peu, et le 15 mars, la malade se lève pour la première fois ; elle est complètement rétablie le 1er avril.

4°) TROIS CAS DE COLIQUES HÉPATIQUES.

Observation LIII (inédite)
(Due à l'obligeance de M. le professeur agrégé G. LEPAGE)

Coliques hépatiques pendant les suites de couches.

Mme X..., âgée de 30 ans, très arthritique, ayant un certain degré d'embonpoint, a été réglée irrégulièrement, avant et après son mariage, qui a eu lieu en 1886. Règles abondantes non douloureuses et durant cinq à six jours. Fatiguée.

A eu, de 1887 à 1892, deux ou trois fausses couches de six à huit semaines. En 1892, elle fit un avortement de trois mois précédé d'hémorrhagies abondantes surtout pendant les huit derniers jours. Il y eut également une hémorrhagie au moment de l'avortement.

Elle consulte pour la première fois le docteur Lepage, en 1896, étant de nouveau enceinte de cinq mois; — dernières règles : 2 au 8 mai. — A perdu un peu de sang à la fin de mai, et un peu à la fin de juin. Mouvements actifs : fin septembre. Cette femme reste presque constamment alitée, surtout à l'époque de ses règles. Ses urines ne renferment pas d'albumine, la quantité d'urée est très diminuée. Elle ne prend que très peu de lait. Le 5 décembre, à deux heures du matin, douleurs utérines, lavement laudanisé que la malade prend elle-même. A son arrivée, M. Lepage constate un début de travail net, dilatation de 5 francs, membranes intactes. Bientôt survient un écoulement sanguin assez abondant. Rupture artificielle des membranes. A quatre heures, expulsion d'un enfant du sexe masculin pesant 1,280 grammes et qui succomba le 6 décembre, à quatre heures de l'après-midi.

Le 9 décembre, sans élévation de température, la malade est prise d'une douleur vive dans l'épaule et d'endolorissement au niveau de la région hépatique.

Le 10, la douleur s'accentue. Quelques mouvements. M. Lepage est obligé de faire deux injections de morphine dans la journée.

Les 11 et 12, les douleurs sont beaucoup moins vives. On se contente de donner des opiacés et du chloral.

Le 13 décembre, nouvelle crise de colique hépatique nécessitant une injection de morphine. Subictère. Les suites de couches sont apyrétiques, la malade se lève le vingt-cinquième jour. On lui conseille un traitement de la lithiase biliaire : huile d'olive, perles d'éther, etc. A diverses reprises, pendant le mois qui suit, la femme éprouve de petits accès douloureux, mais ne nécessitant pas l'emploi de la morphine. Pour faciliter la marche, qui est douloureuse, cette femme est soumise à un traitement par le massage.

Elle revient consulter le docteur Lepage le 19 juin 1897. Les dernières règles ont eu lieu du 14 au 18 avril. Elles se sont accompagnées de caillots comme lors des règles précédentes; depuis cette époque, il n'y a pas eu de règles : nausées le matin, pas de constipation. A l'examen, col gros en avant, utérus en rétroversion légère. Sur la face postérieure, on sent deux ou trois petites saillies irrégulières, probablement fibromateuses : il y a vraisemblablement grossesse. **M.** Lepage conseille de faire chaque jour un exercice modéré, au lieu de se tenir sur une chaise longue, comme lors des grossesses précédentes. Régime lacté presque absolu. La malade va s'installer dans les environs de Paris, et suit le traitement donné, d'une manière assez rigoureuse. Elle rentre à Paris au milieu d'octobre et circule dans son appartement, sans sortir au dehors. — Lait, eau de Vichy; potages; œufs; pain grillé.

Le 8 janvier, debut de travail dans la matinée. A quatre heures de l'après-midi, présentation du siège décomplété, mode des fesses; dilatation de 5 francs environ. A neuf heures et demie du soir, dilatation presque complète, léger écoulement sanguin. Rupture artificielle des membranes. Abaissement du pied antérieur et extraction d'un enfant vivant du sexe masculin pesant 2,920 grammes, et présentant, dès le lendemain de la naissance, un léger degré d'ictère qui a persisté pendant une semaine; suites de couches apyrétiques. La femme allaite son enfant. Pas d'accident de lithiase biliaire. Le dix-huitième jour, la femme éprouve cependant quelques douleurs dans l'épaule droite. Il suffit de faire un peu de révulsion locale pour diminuer cette douleur.

Présentation du placenta par la face utérine; délivrance par expression.

La femme commence à se lever le 29 janvier.

RÉFLEXIONS (M. Lepage). — Il est difficile de déterminer chez cette femme la cause de l'expulsion prématurée du produit de conception. Il n'y a ni syphilis paternelle ni albuminurie. On ne peut que difficilement apprécier la forme de l'utérus, vu l'infiltration graisseuse de la paroi abdominale. Il semble que lors des deux derniers accouchements, le placenta ait été inséré sur le segment inférieur. Il faut, cependant, tenir compte de ce fait qu'après l'accouchement de 1896, il y a eu des accidents nets de lithiase biliaire se produisant pour la première fois. On peut se demander si ces accidents résultent de la sédentarité exagérée, cette femme, avide de maternité, s'étant condamnée à une immobilité presque absolue. Nous serions enclin à penser, étant donné que pendant cette grossesse, la quantité d'urine émise en vingt-quatre heures était de

800 grammes environ, que l'état du foie a eu une certaine influence sur l'expulsion prématurée du produit de conception. Il faut noter également que pendant la dernière grossesse qui, pour la première fois, s'est terminée par l'expulsion d'un enfant viable, le régime lacté a été suivi d'une manière assez rigoureuse sans que la femme ait gardé le lit un seul jour.

Observation LIV (inédite)
Due à l'obligeance de M. le professeur DIEULAFOY.

Cette malade, âgée de 28 ans, entre à l'Hôtel-Dieu dans le service de M. le professeur Dieulafoy, le 12 avril 1898, parce que, depuis trois jours, elle est devenue subitement jaune.

C'est la première fois que pareil accident lui arrive. Elle a une teinte franchement ictérique, aussi bien sur la figure que sur les membres et le tronc; son globe oculaire est très teinté; les muqueuses ne présentent rien de particulier. Aux lèvres, on voit encore deux petites cicatrices de vésicules d'herpès flétries; elle dit qu'elle a eu un peu de fièvre avant d'entrer à l'hôpital.

Elle est malade depuis sept semaines. A ce moment, elle a été prise, plusieurs fois, de douleurs atroces dans la région hépatique, douleurs s'irradiant dans les reins et l'épigastre. Ces douleurs étaient intolérables pendant une heure ou deux; la malade se roulait par terre, se cognait aux murs, et perdait souvent connaissance. Puis, la crise se passait, pour revenir presque tous les jours, tantôt aussi forte, tantôt plus atténuée, souvent de six heures en six heures. C'était une véritable crise de colique hépatique.

La région hépatique, pendant ces crises, était assez sensible. Mais la douleur dans la région épigastrique, quoique moins forte, gênait plus la malade, à cause de sa continuité. Depuis sept semaines, sans discontinuer, la malade a senti comme un poids sur l'estomac. La pression la soulage un peu. De plus, elle vomissait tous les aliments qu'elle prenait, même le lait. Elle ne pouvait supporter que le champagne glacé.

Ces crises de vomissement s'accompagnaient de douleurs irradiées dans la région rénale. Elles laissaient après elles une sensation de courbature très prononcée. Elles étaient accompagnées d'une certaine oppression et d'éructations nombreuses et pénibles.

Depuis ces sept dernières semaines, la malade est restée complètement couchée. Elle a eu de fortes démangeaisons, deux ou trois jours avant l'ictère ; elle a encore sur le corps des traces d'éruption et des marques de grattage. Contre ces démangeaisons, on lui a donné des bains qui la soulageaient.

Actuellement, son état semble être amélioré. L'ictère, qui a débuté il y a trois jours, semble, au dire de la malade, avoir déjà diminué ; les urines sont peu abondantes, d'une couleur acajou ; elles renferment des pigments biliaires, comme le montre la réaction de Gmelin ; les selles sont décolorées et couleur jaune mastic. La malade est très constipée, naturellement. Pendant ses crises, elle n'a jamais eu de diarrhée.

Le jour de son entrée, en se réveillant, elle a remarqué qu'elle avait du sang sur son oreiller ; elle paraît avoir eu une hémorrhagie de la muqueuse buccale ou une épistaxis, car elle raconte que le sang est venu sans efforts, ni de toux, ni de vomissement.

Le pouls n'est pas ralenti. Le foie déborde un peu les fausses côtes, il est assez volumineux. L'embonpoint de la malade en rend la délimitation difficile.

Mais, si c'est la première fois que la malade a de l'ictère, c'est depuis fort longtemps qu'elle est sujette aux douleurs qui ont précédé, et elle connaît bien l'affection dont elle est atteinte.

C'est à l'âge de seize ans (il y a, par conséquent, douze ans) qu'elle a ressenti pour la première fois les coliques hépatiques. Elle a commencé à souffrir, tout de suite après une fausse couche occasionnée par la peur, dans une circonstance assez dramatique. Et c'est à cet accident qu'elle fait remonter le début de tous les symptômes. Pendant plus d'un an, elle eut des points dans le côté droit et des douleurs sourdes pour lesquelles elle ne consulta pas.

Mais, à l'âge de dix-sept ans, les douleurs prirent une forme plus caractéristique de coliques hépatiques. Elle les sentait venir une journée à l'avance, mais elle n'avait ni fièvre, ni frisson ; la crise durait, en moyenne, deux ou trois semaines, avec des paroxysmes, souvent plusieurs fois par jour.

Elle usa de tous les traitements : régime lacté, sinapismes, cataplasmes, glace sur le ventre, morphine contre les douleurs, huile d'olive, purgatifs de toutes sortes, mais sans grand résultat.

Pendant ces douze ans, les crises sont revenues, en moyenne, deux ou trois fois par an, avec des intensités variables. Elle a eu *six grossesses*. Au début de chacune d'elles, elle avait toujours de grands vomissements bilieux ou non, sans douleurs, durant sept à huit jours, puis tout rentrait dans l'ordre jusqu'à l'accouchement. La grossesse s'achevait sans vomissements, sans crises de coliques.

Après l'accouchement, survenaient les crises dont les manifestations se produisaient seulement *un mois ou deux après*. Il y a six ans, cependant, à une grossesse antérieure, la crise se manifesta plus tôt : *deux heures après l'accouchement*. Malgré ces crises, la malade n'a jamais cessé de nourrir ses enfants. Sans exception, les crises présentaient le même type : une douleur très localisée dans le flanc droit et des vomissements biliaires.

A la suite du dernier accouchement qui eut lieu à terme, les crises apparurent quinze jours après, se répétant sous forme de points de côté, cinq mois durant. Puis, à la fin du cinquième mois, éclata la crise la plus violente qu'elle ait jamais eue, avec de grandes douleurs épigastriques d'une intensité inusitée, et, des vomissements alimentaires, au lieu d'être bilieux ; la crise dura sept semaines de suite, longueur également anormale ; *l'ictère* fit son apparition pour la première fois ; et, pour la première fois aussi, la malade fut obligée, tant la crise a été longue et douloureuse, en entrant à l'hôpital, de sevrer son sixième et dernier enfant qu'elle nourrissait depuis sept mois.

En résumé, nous sommes en présence d'une colique hépatique, avec ictère, par rétention du calcul. On n'a jamais recherché, jusqu'ici, de calculs dans les selles. Les coliques hépatiques antérieures, nombreuses, et bien caractérisées, font que le diagnostic s'impose.

Cette crise qui survient pendant l'allaitement est particulièrement forte, et présente des symptômes à prédominance gastrique, à tel point qu'on a fait le diagnostic de gastralgie.

Le pronostic actuel est très favorable; mais il est bien entendu qu'un régime, très sévère, et très prolongé, est absolument indispensable pour éviter les mauvais retentissements que les obstructions répétées des voies biliaires peuvent avoir sur les canaux biliaires et sur la cellule hépatique.

Observation LV (inédite)
PERSONNELLE

Crises de coliques hépatiques à répétition chez une Vpare non arthritique.

(Cette observation que nous avons recueillie à la clinique Baudelocque est consignée dans les archives de 1898. — Février. — n° 288.)

La nommée C... Louise, femme G..., journalière, âgée de 30 ans, Vpare, entre à la clinique Baudelocque, dans le service de M. le professeur Pinard, le 7 février 1898.

On ne relève dans ses ascendants aucune tare d'arthritisme; elle-même n'a jamais eu de rhumatismes ni de douleurs articulaires. Réglée à 13 ans, régulièrement depuis, sa santé a d'ailleurs toujours été parfaite; elle n'est pas nerveuse, et les accidents de lithiase que nous allons rapporter sont intégralement liés à ses grossesses successives.

1re *grossesse* (1885). — Les *trois premiers mois* furent marqués par des *vomissements presque incoercibles*, lesquels se reproduisaient tous les jours, mais sans retentissement sur l'état général ; l'appétit était conservé, et elle « ne s'en portait pas plus mal ». A partir du quatrième mois la grossesse évolua d'une façon normale, et elle accoucha spontanément et à terme d'une fille, se présentant par le sommet, qu'elle éleva au sein pendant neuf mois. Fille bien portante. Retour de couches au bout de six semaines.

2e *grossesse* (1890). — Pendant cette deuxième grossesse, il n'y eut pas de vomissements comme la première fois ; mais un état particulier, très important à noter, et caractérisé par une *anorexie* presque complète, un *dégoût* très prononcé pour toutes sortes d'aliments, notamment pour les matières grasses, — exagération de l'état normal, — si bien que la malade ayant perdu tout appétit et ne digérant que très mal, avait réduit son alimentation à un peu de bouillon et d'eau, les seules choses qu'elle pût supporter. Il est plus que probable que l'état général mauvais et l'amaigrissement qui résultèrent d'un régime aussi précaire eurent un fâcheux retentissement sur l'évolution de la grossesse, car elle se termina par l'avortement spontané, à six mois, d'une fille vivante qui mourut un quart d'heure après. Suite de couches normales. Retour de couches au bout de cinq semaines.

3e *grossesse* (1893). — Trois ans plus tard, trois ans passés d'ailleurs comme dans l'intervalle des deux premières grossesses, avec un état dyspeptique moins accusé sans doute, mais toujours caractérisé par le dégoût des aliments préparés avec des matières grasses (graisse, beurre, huile), par des renvois et une constipation plus accusée que pendant les grossesses, elle redevint enceinte, et *pour la première fois* elle eut *deux crises de coliques hépatiques :* l'une, à deux mois, céda au bout de trois ou quatre jours à un traitement, consistant en lait et eau de Vichy. L'autre ne fut qu'une ébauche de crise, vers la fin de la grossesse, et, dura un jour seulement. L'accouchement eut lieu spontanément et à terme. L'enfant, un garçon né vivant, fut élevé au biberon par sa mère et est bien portant. Retour de couches un mois après.

Jusqu'en 1895, cette femme ne redevint pas enceinte, et pendant ces deux années, *elle eut des crises de coliques hépatiques régulièrement tous les mois.* Les crises à répétition avaient une durée variant de *deux à six* jours. (Remarquons ici qu'elle n'allaitait pas.) Survint alors une quatrième grossesse.

4e *grossesse* (1895). — Dans les deux premiers mois de cette quatrième grossesse, la malade eut *une crise unique qui dura quinze jours,* et se termina par de l'*ictère* qui dura quatre jours (c'était la première fois quelle présentait ce symptôme). A partir de ce moment, la grossesse évolue, sans nouvelles crises, et se termine, le 31 mars 1895, à Baudelocque, par l'accouchement spontané et à terme d'une fille vivante, élevée au sein maternel pendant les six premiers mois, et ensuite au biberon, chez sa grand'mère, et actuellement bien portante.

De 1895 à 1898, pas de grossesse. Pendant cette période il y eut *une série de crises à répétition* comme entre la troisième et la quatrième grossesse, mais crises moins fortes et de moindre durée. (La malade, répétons-le ici, allaita son enfant les six premiers mois.) Le sixième mois après l'accouchement, elle dut cesser l'allaitement parce qu'elle eut une « congestion du foie » ; elle avait « le foie gros », dit-elle, et elle dut garder le lit pendant cinq mois. Cette congestion du foie fut marquée, au début et à la terminaison, par de l'ictère, lequel, à chaque reprise, dura huit jours.

5ᵉ grossesse (1898). — (Grossesse actuelle.) Dernières règles du 2 au 6 mars 1897. Pendant les deux premiers mois : *deux seules crises légères de coliques hépatiques* sans ictère. Ce fut tout. La grossesse évolua d'une façon très normale. Le 3 février, elle entra à la clinique Baudelocque, où elle se reposa une quinzaine de jours.

Son examen, à l'entrée, ne révéla rien de particulier, si ce n'est une hernie ombilicale du volume d'une noisette, hernie épiploïque, sans doute, laquelle avait débuté lors de sa troisième grossesse. Le cœur et les poumons ne présentaient aucun signe stéthoscopique. Le foie absolument normal, ayant une matité de 6 à 7 centimètres, ne débordait pas le rebord des fausses côtes, et n'était pas douloureux ; il n'y avait pas traces d'ictère, ni d'albumine dans les urines. Bref, l'état général de cette femme était aussi satisfaisant que possible.

Le 18 février, après un travail de six heures de durée environ, la femme accoucha spontanément d'une fille se présentant par le sommet en D. T. et pesant 4,420 grammes. La délivrance eut lieu au bout d'une demi-heure, le placenta pesait 750 grammes, poids sans doute un peu considérable, mais l'enfant pesait 4,420 gr., et il n'y a eu à relever, chez cette femme, aucune tare de syphilis paternelle ni maternelle.

Les suites de couches furent absolument normales.

Le 1er *mars*, la parturiente put quitter le service en parfait état. Sa fille pesait à la sortie 4,410 grammes.

TABLEAU A. — ICTÈRES PENDANT LA GROSSESSE (39 cas).

I. Ictères suivis de guérison (13 cas).

N°s D'ORDRE et sources des observations.	AGE.	ANTÉCÉDENTS.	PARITÉ.	GROSSESSES antérieures.	CAUSES Prédisposantes.	CAUSES Occasionnelles.	ÉPOQUE d'apparition de l'ictère.	MODE de début.	PRINCIPAUX SYMPTÔMES.	ÉTAT de la perméabilité rénale.	MARCHE et durée.	TERMINAISON.	ÉVOLUTION et terminaison de la grossesse.	ÉTAT DE L'ENFANT Viabilité.	ÉTAT DE L'ENFANT Ictère.	ANATOMIE pathologique.	OBSERVATIONS particulières.
Obs. I. Caradec (Th. Pétit) (1864).	42 ans.	Bonne santé habituelle.	VII pare.	Au 6e accouchement, albuminurie et éclampsie (guérison).	Grossesse.	»	5e mois.	?	Douleurs. Céphalalgie. Ictère. Foie gros. Mauvaise dépuration urinaire. OEdème. Vomissements. État comateux. (Saignée, lavements et purgatifs.)	Urines rares et albumineuses.	Jusqu'au 13e jour, marche progressive. Durée totale : 15 jours.	Guérison.	Pendant le coma, le 12e jour, avortement suivi d'amélioration.	Fille née vivante morte une heure après.	?	»	Albuminurie et éclampsie lors du 6e accouchement.
Obs. II. Hervieux (1867).	22 ans.	Légère. Fièvre quarte à 7 ans. Suppression des règles pendant 1 an.	I pare.	»	Grossesse.	?	9e mois (8 jours avant le terme.)	Grands vomissements pendant 7 jours.	Recrudescence des vomissements. Ictère simple pendant 8 jours; il augmente après l'accouchement. Foie gros et sensible. Frisson. Fièvre. Mieux à partir du 19e jour.	Urines ictériques.	Évolution en 24 à 25 jours.	G.	Accouchement spontané à terme.	Enfant vivant.	»	»	Ictère puerpéral protopathique de M. Hervieux.
Obs. III. Hervieux (1867).	23 ans.	Domestique. Pas de maladies antérieures.	I pare.	»	Grossesse.	»	8 mois.	Bonne grossesse. Pas de troubles généraux.	Ictère suivi d'accouchement prématuré quelques jours après. 3e jour, ictère plus accusé évoluant en même temps qu'une péritonite localisée à gauche. (Lésion annexielle sans doute.)	Urines ictériques.	Évolution parallèle de l'ictère et de l'infection consécutive à l'accouchement : 5 semaines.	G.	Accouchement prématuré à 8 mois.	Fille vivante. 2300 grammes.	Non ictérique.	»	Ictère puerpéral protopathique (variété abortive) de M. Hervieux.
Obs. IV. Nelson (1867).	?	?	?	?	Grossesse.	Une visite à une famille atteinte de jaunisse.	8 mois 1/2.	A la suite de la visite.	Ictère. Nausées et vomissements. Accouchement prématuré suivi d'une formidable hémorrhagie. Pas d'amélioration. Ictère plus accusé et grande agitation, puis, grosse débâcle intestinale suivie de mieux. Persistance des tissus jaunes.	?	Marche d'abord très grave, puis bénigne. Durée?	G.	Accouchement prématuré à 8 mois 1/2.	?	?	»	Contagion de l'ictère (?).
Obs. V. Duplain et Bergeret (1872).	25 ans.	Légers rhumatismes dans la jeunesse. Fièvre typhoïde à 20 ans. Pas d'alcoolisme.	III pare.	1re grossesse : ictère suivi d'avortement à 5 mois; 2e grossesse : ictère suivi d'avortement à 5 mois 1/2.	Grossesse.	»	Ictère à répétition : 4e et 6e mois.	Pas d'ictère.	A 4 mois, la 1re crise d'ictère cède au traitement. Un peu avant le 7e mois, réapparition des accidents. Hydramnios. Accouchement prématuré. Suites normales. Guérison pendant 7 mois, puis l'ictère reparaît. Péritonite, ictère généralisé. Ascite : 15 à 18 litres. Mort.	Urines rares bilieuses.	Bénigne d'abord, puis grave.	Guérison d'abord, puis mort 7 mois après.	Avortement dans le 6e mois.	Foetus de 1500 grammes mort au bout de 2 jours.	Non ictérique.	Lésions variées : ascite, péritonite, hépatite chronique. Cirrhose. Foie petit et bosselé. Rate grosse. Reins normaux.	Ictère à répétition.
Obs. VI. Le Duc (de Versailles) (1872).	39 ans.	Mariée à 19 ans. A travaillé 7 ans dans une manufacture de tabacs.	XII pare.	Redevient enceinte pour la 12e fois après dix mois de surmenage physique et moral.	Grossesse et surmenage.	Influence de l'épidémie de 1871.	7e mois.	Plutôt brusque.	Ictère très accusé et 4 jours après accouchement prématuré. Violente douleur dans la fosse iliaque gauche. Ascite ponctionnée et suivie d'amélioration, mais état général précaire pendant plusieurs mois.	?	Plusieurs mois.	G.	Accouchement prématuré à 7 mois.	Enfant très chétif mort quelques heures après.	?	»	»
Obs. VII. Frerichs (édition de 1877).	40 ans.	?	?	?	Grossesse.	Infection probable du tube digestif.	5e mois.	Violent, mais apparition tardive de l'ictère.	Pendant 14 jours, état infectieux à prédominance gastrique (vomissements). Le 14e jour : foie gros et douloureux ; rate tuméfiée. Le 16e jour : ictère léger de la face. Le foie diminue et n'est plus douloureux. Guérison rapide.	Urines rares et sans albumine, d'abord. Avec l'ictère, urines très rares et albumineuses. A la fin, disparition de l'albumine.	25 jours.	G.	Évolution normale de la grossesse. Accouchement à terme.	»	»	»	A cause de la céphalalgie brusque et violente du début, on avait songé d'abord à une méningite.

N° D'ORDRE et sources des observations.	AGE.	ANTÉCÉDENTS.	PARITÉ.	GROSSESSES antérieures.	CAUSES Prédisposantes.	CAUSES Occasionnelles.	ÉPOQUE d'apparition de l'ictère.	MODE de début.	PRINCIPAUX SYMPTÔMES.	ÉTAT de la perméabilité rénale.	MARCHE et durée.	TERMINAISON.	ÉVOLUTION et terminaison de la grossesse.	ÉTAT DE L'ENFANT Viabilité.	ÉTAT DE L'ENFANT Ictère.	ANATOMIE pathologique.	OBSERVATIONS particulières.
Obs. VIII. Chamberlain (1884).	?	?	I pare.		Grossesse.		7 mois 1/2.	Très brusque.	Violente douleur à l'épigastre. Diarrhée colliquative. Vomissements de couleur foncée. Ictère. Aspect typhoïde. 3 jours après le début, travail (16 heures), puis, 39°5. Délire. Après l'accouchement, cessation progressive des accidents.	Pas d'albumine.	Marche aiguë. Durée n'est pas précisée.	G.	Accouchement prématuré à 7 mois 1/2 après 16 heures de travail.	?	?		
Obs. IX. Harley (1890).	14 ans et 9 mois.	Toutes les maladies de l'enfance, plus variole et fièvre typhoïde.	I pare.		Grossesse.		3 mois.	Brusque.	Douleur hépatique aiguë le matin. Le lendemain, subictère conjonctival, puis ictère, mais peu accusé. Sensibilité du foie. Nausées, douleurs épigastriques. Atténuation progressive.	Urines très colorée tachant le linge en vert.	5 semaines environ.	G.	Continuation probable de la grossesse.				Outre l'influence de la grossesse très précoce, il faut aussi tenir compte des nombreuses maladies de l'enfance.
Obs. X (inédite). Champetier de Ribes (1894).	19 ans.	Bonne constitution, santé toujours bonne.	I pare.		Grossesse.		5e mois environ.	Par l'ictère.	Vomissements bilieux abondants à la fin du 2e mois. Au 5e mois, ictère, sans cause, sans douleurs. Diminution progressive.	Urines foncées.	16 jours environ.	G.	Accouchement dans le 9e mois; l'ictère n'existait plus.	Fille de 2570 gr. vivante.	Non ictérique.		Pas d'autre cause que la grossesse.
Obs. XI (inédite). Pissavy (1897).	27 ans.	Blanchisseuse. Pas d'antécédents héréditaires, pas de maladies, pas d'alcoolisme.	II pare.	1re grossesse; vomissements et ictère jusqu'à 6 mois; puis accouchement prématuré à 8 mois. Enfant mort à 7 semaines.	Grossesse.		3 mois 1/2. — 4 mois 1/2. — 9e mois.	Lent 15 jours par des vomissements alimentaires biliaires ou muqueux.	Ictère assez accusé. Foie gros. Rate normale. Diminution des symptômes sans l'action du traitement. Réapparition de l'ictère à deux autres reprises (écarts de régime).	Un litre et demi d'urine. Réaction de Gmelin. Albumine pendant 48 heures.	Plusieurs mois.	G.	Accouchement à terme à Baudelocque.	Fille de 2980 gr. vivante.	Non ictérique.		Ictère à répétition. Observation intéressante au point de vue du rapport des insuffisances hépatique et rénale. Efficacité du traitement.
Obs. XII (inédite). Champetier de Ribes (1898).	24 ans.	Carreau à 3 ans.	II pare.	1re grossesse, accouchement à terme normal.	Grossesse.		7 mois.	Brusque par l'ictère.	S'aperçoit de l'ictère un matin, mais fèces décolorées depuis quelques jours. 2 jours après, accouchement prématuré. Intensité plus grande de l'ictère le lendemain. Foie petit non douloureux.	Urines foncées très boueuses, pas d'albumine.	Durée: 7 jours.	G.	Accouchement prématuré à 7 mois.	Vivant 1950 gr. couveuse.	Non ictérique.		
Obs. XIII (inédite). Champetier de Ribes (1898).	20 ans.	Rougeole à 10 ans, règles très irrégulières.	I pare.		Grossesse.		7e mois.	Par douleurs gastriques diverses pendant le 5e et 6e mois.	Apparition de l'ictère sans douleurs, sans malaises généraux. A l'ictère succède une éruption pityriasiforme qui persiste jusqu'à la fin de la grossesse.	Urines normales.	Durée: 3 semaines.	G.	Accouchement à terme suivi d'une délivrance normale.	Vivant 3.080 gr. à la naissance et 3.570 gr. à la sortie.			

II. — Ictères suivis de mort (26 cas).

N° D'ORDRE et sources des observations.	AGE.	ANTÉCÉDENTS.	PARITÉ.	GROSSESSES antérieures.	CAUSES Prédisposantes.	CAUSES Occasionnelles.	ÉPOQUE d'apparition de l'ictère.	MODE de début.	PRINCIPAUX SYMPTÔMES.	ÉTAT de la perméabilité rénale.	MARCHE et durée.	TERMINAISON.	ÉVOLUTION et terminaison de la grossesse.	ÉTAT DE L'ENFANT Viabilité.	ÉTAT DE L'ENFANT Ictère.	ANATOMIE pathologique.	OBSERVATIONS particulières.
Obs. XIV. Osannan (1848).	20 ans.		I pare probablement.		Grossesse.		5 mois.	Brusque.	Ictère simple pendant 8 jours, puis accidents cérébraux. Perte de connaissance. Délire et agitation. Mort dans le coma, en vomissant du sang noir.	?	Marche bénigne d'abord. Durée: 8 jours.	M.	Avortement de 6 mois.	Fœtus mort.	Ictérique au niveau des plis de flexion.	Foie sans lésion apparente. Reins normaux.	Bénignité trompeuse des 8 premiers jours.
Obs. XV. Woillez (1862). Cité par Hervieux.	25 ans.	Fille robuste.	I pare probablement.		Grossesse.		7 mois.	?	Ictère depuis plusieurs jours, puis, coma profond. Ictère généralisé. Pas de matité hépatique. Mort dans les 48 heures après son entrée à l'hôpital.	Pas d'albumine.	Rapide, 3 jours d'accidents graves.	M.	Mort avant l'accouchement prématuré. Fœtus à moitié passé dans la cavité pelvienne pendant le travail.	Mort.	?	Foie: 675 gr. Destruction cellulaire complète et état graisseux. Reins augmentés de volume.	

N° D'ORDRE et sources des observations.	ÂGE.	ANTÉCÉDENTS.	PARITÉ.	GROSSESSES antérieures.	CAUSES Prédisposantes.	CAUSES Occasionnelles.	ÉPOQUE d'apparition de l'ictère.	MODE de début.	PRINCIPAUX SYMPTÔMES.	ÉTAT de la perméabilité rénale.	MARCHE et durée.	TERMINAISON.	ÉVOLUTION et terminaison de la grossesse.	ÉTAT DE L'ENFANT — Viabilité.	ÉTAT DE L'ENFANT — Ictère.	ANATOMIE pathologique.	OBSERVATIONS particulières.
Obs. XVI. (Lancereaux) (1864). (Th. A. Petit.)	22 ans.	Tempérament lymphatique.	II pare.	1re grossesse, avortement de six mois sans accident convulsif ou autre.	Grossesse.	»	6e mois.	Par un ictère simple.	Après 3 semaines d'ictère simple, délire et hallucinations, puis travail et mort dans le coma. Il y aurait eu des accès éclamptiques au début du travail. (Période d'agitation de l'ictère.)	Pas d'examen des urines pendant la vie. Post mortem, pas d'albumine.	Marche en deux temps : bénigne, puis subitement grave. 3 semaines et 3 jours.	M.	Mort au cours du travail de l'accouchement.	?	?	*Foie* : volume non modifié, mais destruction cellulaire presque complète avec dégénérescence graisseuse. *Reins* un peu gros, congestionnés, même dégénérés, de grosseur moindre cependant.	À noter la bénignité trompeuse des 3 premières semaines et les suivantes ressemblant aussi disant aux éclamptiques.
Obs. XVII. (Lancereaux) (1864). (Th. A. Petit.)	23 ans.	Fille très forte et bien constituée.	I pare.	»	Grossesse.	»	5 mois.	?	Fille ayant avorté la veille de son entrée à l'hôpital et amenée dans le coma.	?	?	M.	Avortement de 5 mois.	Mort.	Non ictérique.	*Foie* petit. Atrophie du lobe gauche. Altération et destruction de la plupart des cellules. *Reins* : hyperémiés : destruction des cellules épithéliales.	»
Obs. XVIII. (Lancereaux) (1864). (Th. A. Petit.)	20 ans.	Fille très robuste, obèse, toujours bien portante, éthylisme problématique.	I pare.	»	Grossesse; éthylisme (?).	»	5 mois à 5 mois 1/2.	?	Fille amenée dans le délire auquel succède le coma. Ictère très prononcé.	Albuminurie signalée dans l'en-tête de l'observation.)	Quelques jours probablement.	M.	Avortement non encore effectué.	Mort.	Non ictérique.	*Foie* petit, déliquescent, dégénérescence graisseuse et destruction cellulaire presque complète. *Reins* dégénérés aussi mais moins mous que le foie.	»
Obs. XIX. (Frerichs) (1864). (Th. A. Petit.)	33 ans.	Femme délicate et impressionnable, squirrhe du sein, affaiblissement général.	IV pare.	À sa 3e grossesse, squirrhe du sein.	Grossesse, état général mauvais.	Accès répétés de lumbago (?).	7e mois.	Début précédé d'un mauvais état général.	Douleur hépatique et ictère. Bientôt : céphalalgie, agitation, délire, coma. Mort.	? On signale seulement l'émission involontaire des urines à la fin.	Marche aiguë à partir de l'apparition de l'ictère : 3 jours.	M.	Accouchement prématuré non encore effectué.	Mort; encore dans l'œuf à l'autopsie.	Non ictérique.	*Foie* : Atrophie aiguë. *Reins* : flasques ayant subi en partie la dégénérescence graisseuse.	Ici, la grossesse a été le coup de fouet qui a favorisé le déchéance d'un foie sans doute déjà touché.
Obs. XX. (Frerichs) (1864). (Th. A. Petit.)	21 ans.	Femme très robuste, obèse, sans antécédents pathologiques.	I pare.	»	Grossesse.	Catarrhe aigu de l'estomac.	7e mois.	Brusque par le catarrhe de l'estomac.	3 jours après : ictère, vomissements. Délire, agitation très grande. L'ictère augmente après l'accouchement prématuré. Celui-ci est suivi d'une forte hémorragie qui se continue. Coma. Mort.	Pas d'albumine.	Marche rapide. Durée : 6 jours.	M.	Accouchement prématuré 2 jours après l'ictère. Pas d'amélioration consécutive.	Mort.	Non ictérique.	*Foie* : Atrophie aiguë. *Reins* (?).	»
Obs. XXI. (Frerichs) (1864). (Th. A. Petit.)	35 ans.	Robuste constitution.	I pare, probablement.	»	Grossesse.	»	7e mois.	Brusque par douleur épigastrique 1 semaine avant l'ictère.	Violent frisson. Forte céphalalgie. Ictère. Fièvre. Agitation. Vomissements alimentaires. 5 jours après : travail et accouchement suivi de frisson, petite hémorragie. Coma le lendemain. Vomissements continuels. Pétéchies. Mort.	Urines ictériques. Pas d'albumine.	Marche aiguë. Durée : 8 jours.	M.	Accouchement prématuré 5 jours après le début de l'ictère.	Né vivant.	Non ictérique.	*Foie* : 820 gr. Atrophie aiguë. *Reins* : gros, mous, dégénérescence graisseuse de la substance glandulaire. Urée dans le sang. Petite rate.	»
Obs. XXII. (Caradec) (1864). (Th. A. Petit.)	25 ans.	Forte constitution, nerveuse, quelques accès de fièvre.	II pare.	Lors de sa 1re grossesse, convulsions.	Grossesse.	»	7e mois et 9e mois.	Par l'ictère.	1re crise hépatique avec ictère qui cède au traitement en 4 à 5 jours (saignée, sangsues, lavements et purgatifs). Au 9e mois, réapparition de l'ictère avec céphalalgie, agitation, convulsions. Accouchement quelques minutes avant la mort.	?	Marche en deux temps. Durée : 3 jours à la 2e crise.	M.	Accouchement prématuré quelques minutes avant la mort.	Mort né.	?	»	Ictère à répétition.

N° D'ORDRE et sources des observations.	AGE.	ANTÉCÉDENTS.	PARITÉ.	GROSSESSES antérieures.	CAUSES — Prédisposantes.	CAUSES — Occasionnelles.	ÉPOQUE d'apparition de l'ictère.	MODE de début.	PRINCIPAUX SYMPTÔMES.	ÉTAT de la perméabilité rénale.	MARCHE et durée.	TERMINAISON.	ÉVOLUTION et terminaison de la grossesse.	ÉTAT DE L'ENFANT — Viabilité.	ÉTAT DE L'ENFANT — Ictère.	ANATOMIE pathologique.	OBSERVATIONS particulières.
Obs. XXIII. (Caradec) (1801). (Th. A. Petit.)	19 ans.	Forte constitution, crises d'hystérie à 15 ans.	1 pare.	·	Grossesse.	·	6e mois et 9e mois.	Par l'ictère.	1re crise hépatique avec ictère et accidents généraux qui cède au traitement; 2e crise au 9e mois. Céphalalgie, convulsions et éclampsie (?). Accouchement avant de mourir.	Urines ictériques.	Marche en deux temps. Durée : 4 jours à la 2e crise.	M.	Accouchement prématuré quelques instants avant la mort.	Mort.	?	·	Ictère à répétition. L'éclampsie de la fin doit être plutôt considérée comme la période d'agitation.
Obs. XXIV. (Blot) (1845-46).	29 ans.	Jeune fille, grande, forte, bien constituée.	1 pare.	·	Grossesse.	Vive contrariété et chagrin d'amour.	7e mois.	Par l'ictère à la suite de la contrariété.	Ictère léger suivi d'extrême agitation. Cris aigus. Vomissements abondants bilieux, 3 jours après, avortement. Un peu de calme ensuite, puis reprise de l'agitation, des cris et des vomissements, le tout suivi d'un coma profond jusqu'à la mort.	Urine fumée, réaction ictérique.	Marche très rapide, en 4 ou 5 jours.	M.	Avortement 3 jours après le début.	Mort.	? Liquide amniotique vert foncé.	Foie : 733 gr. Destruction des cellules hépatiques. Reins assez volumineux.	C'est un cas d'ictère à surprise à cause de son évolution très rapide.
Obs. XXV. (Frerichs) (1865).	25 ans.	Bonne santé antérieure.	?		Grossesse.	·	? Grossesse gémellaire.	?	Malaise, douleurs épigastrique et dans l'hypocondre droit. Ictère : 3 jours après, accouchement gémellaire. Amélioration, détente générale pendant 48 heures. Brusquement alors : délire, coma. Mort.	?	Marche très rapide en 3 jours.	M.	Accouchement gémellaire très rapide.	?	?	·	·
Obs. XXVI. (Kastagnec) (1866).	20 ans.	Assez bonne constitution.	?		Grossesse.	·	6e mois.	Anorexie, ictère conjonctival.	Obstruction alvine complète pendant 8 jours. 8e jour : coma et agitation spéciale. Deux selles produisent légère amélioration. 9e jour : travail. 10e jour : coma profond. Avortement. Mort.	Urines jaunes.	Marche d'apparence bénigne d'abord. Durée : 9 jours.	M.	Avortement suivi de la mort quelques heures après.	Mort.	?	·	Influence probable de l'auto-intoxication intestinale.
Obs. XXVII. (R. B. Nelson) (1867).	?	?	?	?	Grossesse.	·	8 mois.	Début progressif par nausées.	Ictère avec tendance au coma. Après quelques jours d'agitation et de délire, coma et mort.	Urines foncées.	Marche rapide. Durée : quelques jours.	M.	La mort a lieu avant l'accouchement prématuré.	?	?	·	·
Obs. XXVIII. (R. B. Nelson) (1867).	?	?	?	?	Grossesse.	·	8 mois 1/2.	Par attaque d'ictère sérieuse.	Après l'ictère, délire, coma et convulsions dans l'intervalle. Travail et accouchement. Pendant un jour : délire, convulsions, coma et mort.	?	Durée : quelques jours.	M.	Accouchement prématuré. Travail très rapide, sans amélioration consécutive.	Mort depuis quelque temps.	?	·	·
Obs. XXIX. (Dessolliis) (1870).	17 ans.	Couturière. Grande, forte, bonne santé.	1 pare.	·	Grossesse.	Emotions morales vives, chagrins.	4 mois 1/2.	Par nausées, anorexie, etc.. 13 jours après ces émotions.	Ictère, Foie douloureux, mais de volume normal. Le 18e jour, avortement. Le soir : 39°.2. Recrudescence de l'ictère. Métrorrhagie considérable, abattement. Le lendemain, agitation, délire, attaque convulsive, vomissements, foie douloureux. 2 nouvelles attaques convulsives. Mort 2 jours après l'avortement.	Urines ictériques avec dépôts abondants. Cylindres.	Durée : 19 jours environ.	M.	Avortement de 4 mois 1/2. Le fœtus sort enveloppé de ses membranes.	Mort et macéré.	?	Foie : 607 gr. Atrophie aiguë. — Reins relativement sains.	·
Obs. XXX. (J. S. Green) (1876).	31 ans.	Accès répétés du paludisme, névralgies.	III pare.	Les deux premières grossesses normales.	Grossesse. Paludisme.	·	7e mois.	Troubles gastro-intestinaux pendant 4 jours.	Ictère, agitation, coma de plus en plus profond alternant avec agitation. Rétention d'urine. Accouchement spontané le 5e jour, mort dans le coma et l'agitation.	Urines en quantité normale, puis rétention. Pas d'albumine.	Marche bénigne d'abord, puis rapidement grave. Durée : 8 jours.	M.	Accouchement prématuré spontané le 5e jour au moment où on se préparait à le provoquer.	Paraissait mort depuis 2 jours.	Non ictérique.	·	Au point de vue de la perméabilité rénale et de la rétention d'urine, rapprocher cette observation de la nôtre.

ICTÈRES PENDANT LA GROSSESSE (suite).

Nos D'ORDRE et sources des observations.	AGE.	ANTÉCÉDENTS	PARITÉ	GROSSESSES antérieures.	CAUSES Prédisposantes.	CAUSES Occasionnelles.	ÉPOQUE d'apparition de l'ictère.	MODE de début.	PRINCIPAUX SYMPTÔMES.	ÉTAT de la perméabilité rénale.	MARCHE et durée.	TERMINAISON.	ÉVOLUTION et terminaison de la grossesse.	ÉTAT DE L'ENFANT Viabilité.	ÉTAT DE L'ENFANT Ictère.	ANATOMIE pathologique.	OBSERVATIONS particulières.
Obs. XXXI. (Brouardel) (Th. Decaudin) (1878).	34 ans.	Femme surmenée.	III pare.	»	Grossesse.	Chagrins de toute nature ; reste deux heures sous une pluie battante.	7 mois.	Très brusque le soir du jour où elle a été mouillée.	Douleurs épigastriques et vomissements, coma et attaques d'éclampsie. Dès son entrée : teinte subictérique d'abord inaperçue. 3e jour : coma et ictère généralisé très accusé ; purpura, foie gros. La nuit, accouchement prématuré spontané ; pas de délivrance. Le 4e jour : le-tère diminue ; coma diminue : 5e jour : diminution de l'ictère ; fièvre ; délivrance ; mort dans le calme.	Albumine à flots au début. Urines sont d'abord en quantité normale, puis 500 gr., puis 80 gr. L'albumine disparaît à mesure que s'accuse l'ictère.	Marche rapide. Durée : 5 jours.	M.	Accouchement prématuré spontané la nuit du 3e jour. La délivrance n'a lieu qu'au bout de 18 heures.	?	?	Foie : 1,861 gr. Atrophie partielle. Destruction de nombre de cellules. Reins peu altérés.	Cette observation ne doit pas être considérée comme une éclampsie, mais comme un ictère aux albumines infectieuses. Le foie et les reins ont été simultanément touchés : le foie l'a été surtout.
Obs. XXXII. (A. Robin) (Th. Decaudin) (1878).	32 ans.	Robuste, saine, toujours bien portante, mais nombreux excès et sans doute alcoolisme.	II pare.	1re grossesse suivie d'un avortement provoqué ; depuis excès de tout genre.	Grossesse.	Excès de toute nature.	2e mois.	À la suite de tentative d'avortement, pertes considérables.	Entrée à l'hôpital dans état d'agitation extrême, avec douleurs, fièvre, etc. 2e jour : fièvre, agitation, métrorrhagie, albumine. 4e jour : épistaxis, ictère intense avec alternatives d'accès et de somnolence. Mort.	Quantité d'urines? Albumine.	Marche rapide. Durée : 4 jours.	M.	Tentatives abortives au 2e mois. L'avortement était-il effectué ? On ne le sait trop d'après l'observation.	»	»	Foie : 1,170 gr., couleur jaune lavasse, mou et gros. — Rate : 500 gr. — Reins mous avec dégénérescence graisseuse probable. Rien de noté comme péritonite.	Ici les tentatives abortives ont été sans doute une porte d'entrée à l'infection. Ictère secondaire du sans doute au streptocoque seul ou associé.
Obs. XXXIII. (J. M. Duncan) (1870).	34 ans.	Habitude de tempérance.	II pare.	Un avortement de 2 mois déterminé par une attaque d'ictère plus intense que la seconde.	Grossesse.	»	Dès les premières semaines.	Vomissements, céphalalgie, ictère.	S'alite pendant 3 ou 4 semaines, délire le soir. Entre à l'hôpital : ictère généralisé, délire, rêvasseries. Signes d'embarras gastrique, alternative de délire et de somnolence. On provoque l'avortement. Mort. Hypothermie.	Urines bilieuses troubles. Albumine. Cylindres et cellules épithéliales. Cristaux de leucine : avec 16 grammes.	Marche sub-aiguë. Durée : 3 semaines environ.	M.	La mort a lieu avant l'avortement.	Œuf de 6 semaines environ très décomposé, placenta adhérent.	»	Foie petit. On ne voit pas traces de lobules. Reins, utérus et rate « très emphysémateux ».	Physométrie probable. Au point de vue du traitement obstétrical, cette observation est intéressante, car une intervention plus précoce eut peut-être été efficace.
Obs. XXXIV. Barnes (1880).	30 ans.	?	1 pare.	»	Grossesse.	»	? Près du terme sans doute.	Ictère et troubles digestifs.	Ictère seulement et quelques troubles digestifs.	»	»	M.	Accouchement à terme, spontané et normal, suivi de mort subite. 24 heures après.	Né à terme.	»	»	»
Obs. XXXV. Parish (1881).	19 ans.	»	II pare.	Un avortement de ? l'année précédente.	Grossesse.	Bronchite légère à 6 mois.	7e mois.	Brusque par l'ictère.	Restée souffrante depuis sa bronchite. 4 jours après l'ictère, accouchement prématuré. Céphalalgie violente et délire suivi de coma. Mort.	Pas d'albumine.	Marche rapide. Durée : 3 jours.	M.	Accouchement prématuré à 7 mois siège suivi de l'aggravation des symptômes.	Né vivant. Mort quelques instants après.	»	Foie : atrophie aiguë partielle ayant attaqué certaines parties avec plus d'intensité que les autres. Néphrite catarrhale.	»
Obs. XXXVI. Génas (1882).	20 ans.	»	1 pare.	»	Grossesse.	Graves chagrins et profonde tristesse.	8e mois.	Vomissements et anasarque depuis 3 semaines.	Entre à l'hôpital pour anasarque. Malaise général et inappétence, etc. Brusquement : violent frisson, douleur hépatique, vomissements bilieux, agitation et cris. Le 2e jour : ictère et céphalalgie intense, respiration lente et stertoreuse, épistaxis, dureté ligneuse de l'utérus. Coma, puis mort.	Urines troubles sédimenteuses. Notable quantité d'albumine.	Marche en 2 temps : d'abord subaiguë (3 semaines), puis 4 jours de plus aiguë.	M.	La mort a lieu au moment ou l'on se préparait à faire une césarienne.	Mort et macéré.	Non ictérique.	Nombreuses ecchymoses de la cavité abdominale et des viscères. — Foie : 2,100 gr., bouillie hépatique. Cellules troubles et granuleuses mais pas complètement détruites. — Reins : Néphrite mixte granuleuse.	»

N°s D'ORDRE et sources des observations.	ÂGE.	ANTÉCÉDENTS.	PARITÉ.	GROSSESSES antérieures.	CAUSES Prédisposantes.	CAUSES Occasionnelles.	ÉPOQUE d'apparition de l'ictère.	MODE de début.	PRINCIPAUX SYMPTOMES.	ÉTAT de la perméabilité rénale.	MARCHE et durée.	TERMINAISON.	ÉVOLUTION et terminaison de la grossesse.	ÉTAT DE L'ENFANT Viabilité.	ÉTAT DE L'ENFANT Ictère.	ANATOMIE pathologique.	OBSERVATIONS particulières.
Obs. XXXVII. Harley (1890).	17 ans.	?	1 pare probablement.	-	Grossesse.	Violente querelle de ménage.	3e mois.	Par l'ictère.	Avait quelques symptômes fébriles et des vomissements. À la suite de la querelle, ictère, puis, 2 jours après : délire et accès convulsifs. Respiration stertoreuse. Avortement suivi de forte hémorrhagie. Mort.	Anurie pendant 24 heures. Par cathétérisme on retire 350 grammes d'urine. Leucine et tyrosine.	Marche rapide en 6 jours.	M.	L'avortement de 3 mois est suivi d'une forte hémorrhagie et de la mort.	?	?	Foie : 730 gr. Atrophie aiguë. Destruction cellulaire complète et état graisseux. Reins ?	-
Obs. XXXVIII. Pinard 1894 (inédit).	30 ans.	Mère morte de tuberculose à 28 ans, obèse et arthritique. Morphinomane.	IV pare.	1re *grossesse*, précédée d'une crise d'ictère. Évolution normale. 2e *grossesse*, ictère au 3e mois. Avortement à 3 mois 1/2. 3e *grossesse* : accouchement à terme grâce au traitement.	Crises d'ictère antérieures. Grossesse.	.	3 mois 1/2.	Par l'ictère.	3 jours après le début de l'ictère (très intense, sub-délirium, 39°.5, etc. Diagnostic : angiocholite infectieuse. 8 jours après : avortement, 39°,5 et 40°. Mort 5 jours après, avec phénomènes bulbaires.	Urines très colorées, rares et très fétides; deviennent plus abondantes à la fin.	Durée : 13 jours.	M.	Avortement, délivrance sans hémorrhagie.	Mort.	Non ictérique.	.	Importance du traitement lors de la 3e grossesse.
Obs. XXXIX. Personnelle (1890) (inédit).	33 ans.	Père alcoolique, mère est morte de l'ictère à 55 ans. Rachitisme dans l'enfance, maux d'estomac continus dans l'enfance, alcoolisme avéré.	1 pare.	.	Alcoolisme. Grossesse.	.	9e mois.	Troubles gastriques de vieille date. Épistaxis le soir.	Vomissements abondants et bilieux fréquents pendant la grossesse, sauf une période intercalaire de répit relatif. Épistaxis abondante le soir. Apparition brusque de l'ictère. Somnolence, mort après l'accouchement.	Quantité d'urine : 1,000 gr. 0,20 centigr. d'albumine, etc.	Marche très rapide après l'apparition de l'ictère. Durée : 3 jours.	M.	Accouchement au 9e mois. Application de forceps et délivrance artificielle immédiate.	Mort très récemment, 3,100 gr.	Non ictérique.	Lésions très accusées du foie et en même temps variées. Reins presque complètement sains.	Importance de cette observation au point de vue de la subordination de l'insuffisance rénale à l'insuffisance hépatique.

TABLEAU B. — ICTÈRES PENDANT LES SUITES DE COUCHES (13 cas).

N°s D'ORDRE et sources des observations.	ÂGE.	ANTÉCÉDENTS.	PARITÉ.	GROSSESSES antérieures.	CAUSES Prédisposantes.	CAUSES Occasionnelles.	ÉPOQUE d'apparition de l'ictère.	MODE de début.	PRINCIPAUX SYMPTOMES.	ÉTAT de la perméabilité rénale.	MARCHE et durée.	TERMINAISON.	ÉVOLUTION et terminaison de la grossesse.	ÉTAT DE L'ENFANT Viabilité.	ÉTAT DE L'ENFANT Ictère.	ANATOMIE pathologique.	OBSERVATIONS particulières.
Obs. XL. (Hervieux) (1867).	34 ans.	Fièvre typhoïde.	Multipare.	?	État puerpéral.	Péritonite.	5 jours après l'accouchement (à terme).	.	Accouchement naturel suivi d'infection puerpérale. 5 jours après, ictère bientôt généralisé. Mort le 8e jour.	?	Durée : 8 jours.	M.	L'accouchement avait eu lieu à terme. Normal.	.	.	Péritonite généralisée. — *Foie* ramolli, infiltré de graisse et de pigment biliaire. — *Reins* ictériques. — *Rate* ramollie.	Ictère longtemps cru anatomique.
Obs. XLI. (Hervieux) (1867).	28 ans.	Cuisinière. Bonne santé habituelle. Grossesse normale.	1 pare.	.	État puerpéral.	.	8 jours après l'accouchement (prématuré).	.	8 jours après l'accouchement apparaissent fièvre, douleurs abdominales. Diarrhée et ictère. 3 jours après : ictère intense dont les symptômes dominent le tableau de l'infection puerpérale. Épistaxis abondantes. Prostration. Mort le 7e jour.	Urines ictériques.	Durée : 7 jours.	M.	L'accouchement avait été prématuré à 8 mois.	.	.	Péritonite localisée à utérus et annexes et intestin voisin. — *Foie* de volume normal, ardoisé et avec taches jaunes rougeâtres. — *Reins* ictériques et anémiés.	.

N°s D'ORDRE et sources des observations.	AGE.	ANTÉCÉDENTS.	PARITÉ.	GROSSESSES antérieures.	CAUSES Prédisposantes.	CAUSES Occasionnelles.	ÉPOQUE d'apparition de l'ictère.	MODE de début.	PRINCIPAUX SYMPTÔMES.	ÉTAT de la perméabilité rénale.	MARCHE et durée.	TERMINAISON.	ÉVOLUTION et terminaison de la grossesse.	ÉTAT DE L'ENFANT Viabilité.	ÉTAT DE L'ENFANT Ictère.	ANATOMIE pathologique.	OBSERVATIONS particulières.
Obs. XLII. (Hervieux 1807).	28 ans.	Cuisinière. Pas de maladies antérieures.	I pare.	Bonne grossesse.	État puerpéral.	Péritonite.	18 jours après l'accouchement.	»	Accouchement naturel. Le 6e jour, début d'infection puerpérale, péritonite). Le 12e jour, les symptômes s'accusent, puis subictère. Le 18e jour, ictère franc. Mort le soir.	Urines ictériques.	Durée : 7 jours.	M.	L'accouchement avait été naturel.	»	»	Péritonite généralisée. — *Foie* de volume normal rempli, infiltré de bile. — *Rate normale.* — *Reins?*	»
Obs. XLIII. Andral. Cité par Hervieux (1807).	29 ans.	»	?	»	État puerpéral.	Péritonite.	5 jours après l'accouchement.	»	Début de la péritonite le 4e jour. Le 5e, ictère, plus accusé le 6e. Mort le 6e jour.	?	Durée : 3 jours.	M.	L'accouchement avait été à terme, facile et rapide, suivi de perte abondante immédiatement arrêtée.	»	»	Péritonite et duodénite. Pas d'altération appréciable du foie.	»
Obs. XLIV. Quinquaud. Cité par Lavoix (1872).	35 ans.	Bien constituée.	I pare.	»	État puerpéral.	Infection consécutive à application de forceps et déchirure périnéale.	4 jours après l'accouchement.	»	3 jours après l'application de forceps, douleur abdominale à la pression; le 4e jour, ictère. Jusqu'au 8e jour, accentuation des phénomènes de péritonite.	Rétention d'urine.	Durée : 5 jours.	M.	Travail durant depuis 2 jours. Application de forceps et déchirure du périnée.	»	»	Péritonite étendue. — *Foie* hypertrophié. Hépatite dégénérative disséminée par flots (Quinquaud). — *Rate* hypertrophiée.— *Reins* normaux.	Noter ici l'intégrité des reins.
Obs. XLV. Gerull. Cité par Lavoix (1872).	20 ans.	Domestique bien constituée.	I pare.	»	État puerpéral.	Infection. Péritonite.	11 jours après l'accouchement.	»	7 jours après l'accouchement et pendant 4 jours infection puerpérale généralisée, véritable pyohémie. 4e jour, ictère léger terminal.	?	Durée : 11 jours.	M.	Accouchement à terme, mais après un travail de 88 heures.	»	»	Pyohémie. — *Foie* gras infiltré de pigment biliaire. — *Reins* peu malades.	»
Obs. XLVI. (Nelson Sizer) (1871).	27 ans.	Vigoureuse et bien bâtie.	I pare.	Grossesse gémellaire.	État puerpéral.	Infection.	6 jours après l'accouchement.	»	Le 2e jour, début d'infection qui s'atténuait, quand, le 4e jour, un ictère très marqué apparaît. Délire, ecchymoses, coma. Mort le 9e jour.	»	Durée : 7 jours.	M.	Accouchement gémellaire au 9e mois.	»	»	Pus dans la cavité pelvienne baignant le fond de l'utérus et les anses intestinales voisines. Lésions hépatiques comparatives étendues.	Observation intéressante au point de vue des relations existant entre l'ictère puerpéral et l'ictère.
Obs. XLVII. Frerichs. Édition de 1877.	38 ans.	?	XII pare.	»	État puerpéral.	Infection légère.	10 jours après l'accouchement.	»	Symptômes latents de péritonite le lendemain de l'accouchement et les jours suivants. 10e jour : ictère de plus en plus accusé, aspect typhoïde, vomissements réitérés. Mort.	Urines bilieuses.	Durée : 11 jours.	M.	Accouchement difficile.	»	»	Lésions de péritonite. — *Foie* 2.500 gr. avec nombreux épanchements sanguins. — *Reins* normaux.	»
Obs. XLVIII. Girode (1891).	38 ans.	Bonne constitution, santé habituelle parfaite.	I pare.	1re grossesse normale.	Grossesse et état puerpéral.	»	Le lendemain de l'avortement, mais le début initial était avant l'avortement.	Par fièvre, frissons répétés, etc.	Ce début fébrile existait 3 jours avant l'avortement. Le lendemain, subictère avec état typhoïde. État infectieux. 40°,1. Hématémèse et plusieurs épistaxis. Progression des symptômes. Coma complet. Anurie. Ictère moins accusé. Mort.	Urines rares, fétides et très albumineuses.	Durée : 7 jours.	M.	Avortement de 3 mois 1.2.	»	»	*Foie* : 1.901 gr. *Rate* hypertrophiée et molle. *Reins* gras et nous.	Foie gras, intestinaux et infection causée par le staphylocoque pyogène (obs. Girode).
Obs. XLIX. Girode (1891).	30 ans.	»	?	Grossesse gémellaire.	État puerpéral.	»	Le 3e jour après l'accouchement.	»	Début d'infection puerpérale le lendemain de l'accouchement. Le 3e jour, ictère généralisé. État infectieux se continue et se généralise. Mort le 11e jour.	Urines ictériques rares et fortement albumineuses.	Durée : 11 jours.	M.	Accouchement gémellaire près du terme.	»	»	Pas d'autopsie. Injection à streptocoques. Examen bactériologique.	»

Nos D'ORDRE et sources des observations.	AGE.	ANTÉCÉDENTS.	PARITÉ.	GROSSESSES antérieures.	CAUSES Prédisposantes.	CAUSES Occasionnelles.	ÉPOQUE d'apparition de l'ictère.	MODE de début.	PRINCIPAUX SYMPTÔMES.	ÉTAT de la perméabilité rénale.	MARCHE et durée.	TERMINAISON.	ÉVOLUTION et terminaison de la grossesse.	ÉTAT DE L'ENFANT — Viabilité.	Ictère.	ANATOMIE pathologique.	OBSERVATIONS particulières.
Obs. L. Quinquaud (cité par Lavoix) (1872).	19 ans.	»	I pare.	»	État puerpéral.	Érysipèle de la face.	Le 3e jour après l'accouchement.	»	Érysipèle de la face le lendemain de l'accouchement. Le 3e jour : apparition d'un ictère qui persiste toute la durée de l'érysipèle.	?	?	G.	Accouchement à terme.	»	»	»	»
Obs. LI. Champetier de Ribes (1895).	38 ans.	Faible constitution. Jamais de maladies graves mais surmenée par ses 10 grossesses. Certain degré d'éthylisme.	X pare.	»	Grossesses successives, éthylisme aussi.	Injection intra-utérine de lysol au 100e.	24 heures après l'injection.	»	Accouchement prématuré à 6 mois 1/2. Ébauche d'infection. Injection intra-utérine de lysol, suivie de phénomènes généraux d'intoxication et le lendemain d'ictère généralisé. Longue évolution de symptômes. Guérison.	Oligurie, anurie. Albumine dans les urines.	Durée : 31 jours.	G.	Accouchement prématuré à 6 mois 1/2.	»	»	»	Observation très importante à cause de la subordination de l'insuffisance rénale à l'insuffisance hépatique. Voir détails.
Obs. LII. Potocki (1898).	21 ans.	Bien portante jusqu'au 7e mois de sa grossesse.	I pare.	»	État puerpéral.	Accès éclamptiques.	Le 2e jour après l'accouchement prématuré.	»	Accès éclamptiques avec albuminurie à 7 mois 1/2. Travail et extraction au forceps d'un fœtus mort et macéré. 2 jours après ictère qui s'accroît pendant 2 jours et disparaît le 7e.	Albumine.	Durée : 7 jours de l'ictère, 1 mois 1/2 au total.	G.	Accouchement prématuré à 7 mois 1/2.	»	»	»	»

TABLEAU C. — COLIQUES HÉPATIQUES (3 cas).

Nos D'ORDRE et sources des observations.	AGE.	ANTÉCÉDENTS.	PARITÉ.	GROSSESSES antérieures.	CAUSES Prédisposantes.	CAUSES Occasionnelles.	ÉPOQUE d'apparition de l'ictère.	MODE de début.	PRINCIPAUX SYMPTÔMES.	ÉTAT de la perméabilité rénale.	MARCHE et durée.	TERMINAISON.	ÉVOLUTION et terminaison de la grossesse.	ÉTAT DE L'ENFANT — Viabilité.	Ictère.	ANATOMIE pathologique.	OBSERVATIONS particulières.
Obs. LIII. Lepage (1896).	30 ans.	Arthritisme.	III pare.	1 avortement de 3 mois avait 2 à 3 fausses couches de 6 à 8 semaines. 1 accouchement prématuré à 7 mois.	Grossesse.	»	Subictère lors de cette première crise.	»	Accès de coliques hépatiques à la suite de l'accouchement prématuré. Petites crises successives. — Redevient enceinte, suit un traitement très énergique, accouche près du terme et allaite son enfant sans crises nouvelles.	»	»	»	Accouchement tout près du terme.	Vivant.	»	»	Influence du traitement.
Obs. LIV. Dieulafoy (1898).	28 ans.	A 16 ans, 1re crise de colique hépatique : se sont succédé depuis à la suite de chaque grossesse.	»	Au début de chaque grossesse, grands vomissements bilieux (7 à 8 jours).	Grossesse.	»	Ictère franc lors de la dernière crise.	»	La dernière crise a été plus violente que toutes les autres et a duré 7 semaines, elle a empêché la malade de continuer l'allaitement. C'était aussi la 1re fois qu'il y avait de l'ictère.	»	»	»	Accouchement à terme.	Vivant.	»	»	A noter dans cette observation l'importance des vomissements du début de chaque grossesse.
Obs. LV. Personnelle (1898).	30 ans.	Pas d'antécédents héréditaires. Pas d'arthritisme.	V pare.	Vomissements presque incoercibles à la 1re grossesse ; 2e grossesse, état général mauvais (avortement) ; 3e grossesse, deux crises de colique hépatique ; 4e grossesse, crise unique avec ictère.	Grossesse.	»	Ictère lors de la crise de la 4e grossesse.	»	Lors de sa 5e grossesse, crises légères qui cèdent au traitement.	»	»	»	Accouchement à terme.	Vivant.	»	»	État particulier des 4 premières grossesses. Lieu de parenté entre ces états et la colique hépatique.

INDEX BIBLIOGRAPHIQUE

Bar et **Guyesse**. — *Presse méd.* 28 avril 1897.

Bardinet (de Limoges). — *De l'ictère épidémique chez les femmes enceintes, de son influence comme cause d'avortement et de mort.* — *Union méd.*, 1863, t. XX, p. 242-260, et *Rev. médic. de Limoges*, 1868, 1re année, nos 10, 11, 12, et 2e année, nos 1, 2, 3.

Barnes. — *The Clinical import of icterus in pregnancy. British med. Journ.* London, 1880, t. I, p. 127.

E. Baudron. — *De l'hystérectomie vaginale appliquée au traitement chirurgical des lésions bilatérales des annexes de l'utérus* (opération de Péan). — Th. Paris, 1894. — Obs. 122, p. 295.

Bax (de Corbie). — *Considérations sur les cas de coliques hépatiques.* — *Union méd. et scientif. du Nord-Est,* 1879, 3e année, p. 327.

Berline-Hering (Me). — *Contribution à l'étude de la lithiase biliaire dans ses rapports avec la grossesse et l'accouchement.* — Th. Paris, 1883.

Bernheim. — *Dict. encyclopéd. des sciences méd.* Article *Ictère,* p. 878.

Ch. Bidan. — *De l'insuffisance hépatique.* — Th. Paris. 1896.

Blot. — *Bull. de la Société de biolog.* 1856, p. 209 et suiv.

— *Bull. Acad. méd.* 1864-1865, t. XXX, p. 55.

Bouchard. — *Maladies par ralentissement de la nutrition.* — Paris, 1885, p. 86.

— *Traité de pathologie générale,* 1895, t. I, p. 800.

— *Leçons sur les auto-intoxications.* — Paris, 1887.

G. Bouffe de Saint-Blaise. — *Lésions anatomiques que l'on trouve dans l'éclampsie puerpérale.* — Th. Paris, 1891.

A. Brault et **A. Riche.** — *Note sur les lésions du foie et du rein dans l'éclampsie et en particulier dans la nécrose fibrinoïde des lobules hépatiques.* — *Bull. de la Société anat. de Paris* (janvier-février) 1898, n° 5, p. 183-186.

L. Caradec. — *De l'ictère grave chez les femmes enceintes* (Mémoire lu à la Société de méd. prat. de Paris). — *Arch. génér. de méd.,* 1863, t. I, p. 289-300.

Carpentier (de Roubaix). — *Du danger de l'ictère chez les femmes enceintes.* — *Rev. médico-chirurg. de Paris,* 1854, t. XV, p. 268.

Cénas. — *Ann. Soc. de méd. de Saint-Étienne et de la Loire.* 1881-1882, t. VIII, p. 23-27.

Chamberlain. — *Supposed acute yellow atrophy of the liver with pregnancy. Americ Journ. of obst.* — New-York, 1884, t. XVII, p. 856.

A. Charrin. — *Influence des malades du foie sur la pathologie du rein et les modifications de l'urine.* — *Sem. méd.,* 14 février 1894, p. 73.

— *Poisons de l'urine.* — *Encycl. scient. des aides-mémoires* (Léauté).

A. Chauffard. — *Traité de médecine,* t. III, p. 663.

— *La perméabilité rénale au cours des ictères infectieux.* — *Presse méd.,* 8 janvier 1898, p. 13.

L. Cheinisse. — *Théories pathogéniques de l'éclampsie.* — *Sem. méd.,* 4 juin 1898, p. 252.

J. Cyr. — *Rapports des coliques hépatiques avec la grossesse et l'accouchement.* — *Ann. de gynéc.,* 1883, t. XIX, p. 241.

E. Decaudin. — *Concomitance des maladies du foie et des reins; et en particulier des reins dans l'ictère. Contribution à l'étude de l'anatomie et de la physiologie pathologiques de l'ictère grave* (théorie rénale). — Th. Paris, 1878.

Delezenne (de Montpellier). — *A propos de l'action coagulante du foie, voir diverses communications dans les comptes rendus hebdomadaires de la Soc. de biolog.* de 1895 à 1898.

Deleurye. — *Traité des accouchements en faveur des élèves.* 1770, p. 108.

F. Dessoliès. — *De l'ictère grave.* — Th. Paris, 1870, p. 17.

Dieulafoy. — *Manuel de pathologie interne.* 10ᵉ édit.

L. Dreyfus-Brisac. — *Des relations de la lithiase biliaire avec la grossesse et l'accouchement.* — *Gaz. hebdom. de méd. et de chirurg.,* 1883, t. XX, nᵒ 50, p. 817.

Duncan (J. Matthews). — *Clinical lecture on hepatic diseases Gynecolog. and obstet. med. times and gaz.* — London, 18 janvier 1879.

Duplain et **Bergeret.** — *Ann. de la Soc. de méd. de Saint-Étienne et de la Loire* (1872-75), 1876, t. V, 120-125.

Durand-Fardel (Max). — *Traité pratique des maladies chroniques.* — Paris, 1868, t. II, p. 273.

Freeman. — *Jaundice in parturition. Transact. med. Soc. country Albany.* 1865, p. 162-164.

Frerichs (Fr.-Théodore). — *Traité pratique des maladies du foie, des vaisseaux hépatiques et des voies biliaires. Trad. de l'allemand par les docteurs L. Duménil et J. Pellagot.* — Paris, 1877, 3ᵉ édit.

A. Gilbert et **L. Fournier.** — *Pathogénie de la lithiase biliaire.* — *Presse méd.,* 1898, nᵒˢ 41 et 43, p. 259 et 275.

Girode. — *Quelques faits d'ictère infectieux.* — *Arch. génér. méd.*, 1891, t. XXVII, p. 26 et 169.

A. Gouget. — *De l'influence des maladies du foie sur l'état des reins.* — Th. Paris, 1895.

Green (James S.). — *History of fatal case of icterus gravidarum. The Amer. journ. of obst.* 1876, p. 644.

H. Hallopeau. — *Traité élémentaire de pathologie générale.* — 5e édit. Paris, 1898, p. 506.

V. Hanot. — *Rapports de l'intestin et du foie en pathologie.* — Rapport présenté au congrès français de médecine, 2e sess. Bordeaux, 1895.

— *Considérations générales sur l'ictère grave.* — *Sem. méd.*, 5 avril 1895, n° 47, p. 373.

G. Harley. — *Traité des maladies de foie.* — Traduit de l'anglais par le docteur Paul Rodet. — Paris, 1890, p. 110 et 111.

H. Hartmann. — *Pathogénie de la lithiase.* — *Presse méd.*, 2 mars 1898, n° 19, p. 111.

J. Hébert. — *Essai sur l'ictère grave dans la grossesse.* — Th. Paris, 1878.

E. Hervieux. — *Ictère puerpéral.* — *Gaz. méd. de Paris*, 1867, 3e série, t. XXII, p. 217 et suiv.

Huchard. — *Coliques hépatiques et coliques néphrétiques de la grossesse et de l'accouchement.* — *Union méd.*, 1882, 3e sér., t. XXXIII, n°s 52 et 55.

Kastagree (A.-C.). — *Biliary coma in the sixth month of pregnancy. Indian med. Gazet.* 1866, t. I, p. 365.

Kerksig. — *Journal d'Hufeland*, 1799, t. VII, p. 94.

A.-L. Lavoix. — *De l'ictère grave pendant l'état puerpéral.* — Th. Paris, 1872.

Le Duc (de Versailles). — *Union méd.*, 1872, 3e sér., t. XIV, p. 430-432.

Léopold-Lévi. — *Troubles nerveux d'origine hépatique (hépatotoxémie nerveuse).* — Th. Paris, 1896.

Mauriceau. — *Traité des maladies des femmes grosses.* — Paris, 1681.

J. Meunier. — *Essai critique sur l'ictère des femmes enceintes à propos de l'épidémie de Paris, 1871-1872.* — Th. Paris, 1872.

H. Mollière. — *Les néphrites aiguës et chroniques par insuffisance hépatique.* — *Lyon médic.*, 25 février 1894, n° 8, p. 249.

A. Mossé. — *Étude sur l'ictère grave.* — Th. Paris, 1879.

Nelson (R.-B.). — *The dangers of jaundice occurring during utero-gestation.* — *Richmond. Med. Journ.*, 1867, vol. IV, n° 5, p. 385.

Aug. Ollivier. — *Étude sur les maladies chroniques d'origine puerpérale.* — *Arch. génér. de méd.*, 1873, t. XXI, § III, p. 567.

A. Ozanam. — *De la forme grave de l'ictère essentiel.* — Th. Paris, 1849.

Parish. — *Jaundice in pregnancy. Amer. journ. of. Obst.* XIV, 1881, p. 688.

A. Petit. — *De l'ictère grave pendant l'état puerpéral.* — Th. Paris, 1864.

Peter. — *Leçons de clinique médicale.* — Paris, 1879, t. II, p. 601.

A. Pouchet. — *Quelques considérations sur l'ictère des femmes enceintes.* — Th. Paris, 1872.

Puzos. — *Traité des accouchements.* — Paris, 1759, p. 80.

Queirel. — *Ictère de la grossesse.* — Arch. de tocolog., 1884, p. 46.

Raymond. — *De la puerpéralité.* — Th. agrégat. Paris, 1880, p. 74.

J. Renault. — *Manuel de médecine* (Debove et Achard), t. VI, p. 10.

H. Rendu. — *Dict. encylopéd. des sciences méd.* — Paris, 1878 (art. Foie), 4° sér., t. II, p. 660.

— *Ictères toxiques liés à des maladies infectieuses.* — Bull. méd., 28 mai 1893, n° 42, p. 491.

A. Ribemont-Dessaignes et **Lepage**. — *Précis d'obstétrique*, 1897.

H. Roger. — *Action du foie sur les poisons.* — Th. Paris, 1887, p. 222.

— *Sur le rôle du foie dans les auto-intoxications.* — Rev. génér. des sciences pures et appliquées, 15 fév. 1894, n° 3.

— *Les organes protecteurs contre les infections.* — Presse méd., 15 juin 1898, n° 50, p. 317.

O. Saint-Vel. — *Note sur une forme d'ictère grave chez les femmes enceintes.* — Gaz. Hôp., 1862, t. XXXV, p. 538.

Carl Schrœder. — *Manuel d'accouchements.* — Trad. de Charpentier. — Paris, 1875, p. 342.

Schwab. — *De l'auto-intoxication gravidique et de ses conséquences* (*Revue critique*). — Arch. génér. méd., décembre 1897, p. 720-738.

De Sinety. — *De l'état du foie chez les femelles en lactation.* — Th. Paris, 1873.

Sizer (Nelson B.). — *Case of puerperal peritonitis complicated with acute yellow atrophy of the liver with remarks.* — Amer. Journ. of obst. — N.-Y., 1874-75, t. VII, p. 342.

Ch.-F. Smith. — *Vue générale sur dix cas d'ictère survenus chez des femmes enceintes. Northwestern med. and surj. journ. minn.*, 1873-74, vol. IV, p. 436-440.

Tarnier et **Budin**. — *Traité de l'art des accouchements.* — Paris, 1886, t. II.

Tarnier. — *Note sur l'état graisseux du foie dans la fièvre puerpérale.* — Bull. de la Soc. de biolog., 1856, p. 209 et suiv.

— *Recherches sur l'état puerpéral et sur les maladies des femmes en couches.* — Th. Paris, 1857.

A Trousseau. — *Clin. méd. de l'Hôtel-Dieu de Paris*, 3ᵉ éd., 1868, t. III, p. 288.

Viault et **Jolyet**. — *Traité élémentaire de physiologie humaine*, 2ᵉ éd., p. 507 et suiv.

Ch. Vinay. — *Traité des maladies de la grossesse et des suites de couches*, 1894, p. 247.

Willemin. — *Les coliques hépatiques et leur traitement par les eaux de Vichy*. — Paris, 1886, 4ᵉ éd., p. 30 et suiv.

TABLE DES MATIÈRES

DEUXIÈME PARTIE

PIÈCES JUSTIFICATIVES.

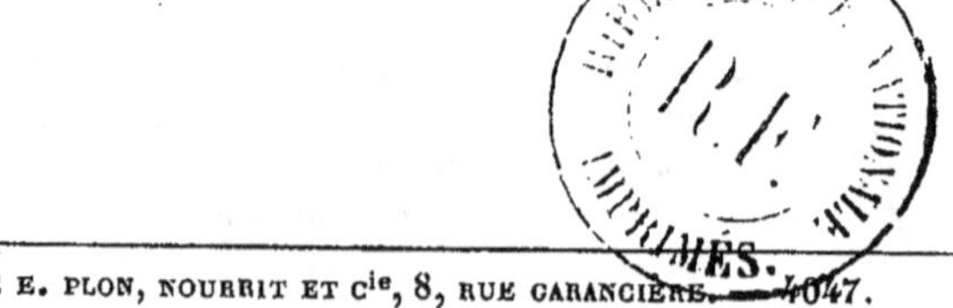

PARIS. TYP. DE E. PLON, NOURRIT ET Cie, 8, RUE GARANCIÈRE. — 4047.

PARIS

TYPOGRAPHIE DE E. PLON, NOURRIT ET Cie

Rue Garancière, 8.